Susanne Bender

Grundlagen der Tanztherapie

Forum Körperpsychotherapie · Band 9

Susanne Bender

Grundlagen der Tanztherapie

Geschichte, Menschenbild, Methoden

Psychosozial-Verlag

Bibliografische Information der Deutschen Nationalbibliothek
Die Deutsche Nationalbibliothek verzeichnet diese Publikation
in der Deutschen Nationalbibliografie; detaillierte bibliografische Daten
sind im Internet über http://dnb.d-nb.de abrufbar.

Originalausgabe

E-Mail: info@psychosozial-verlag.de
www.psychosozial-verlag.de

Umschlagabbildung: Fotoausschnitt von tanzenden Menschen (Fotograf: Frank Post)

Umschlaggestaltung & Innenlayout nach Entwürfen von Hanspeter Ludwig, Wetzlar
Satz: metiTec-Software, me-ti GmbH, Berlin
www.me-ti.de
ISBN 978-3-8379-2765-8 (Print)
ISBN 978-3-8379-7383-9 (E-Book-PDF)
ISSN 2567-5745

Inhalt

	Vorwort	11
1	**Einführung**	13
2	**Die historische Entwicklung der Tanztherapie**	15
2.1	Der Tanz der Naturvölker	17
2.2	Der Tanz im alten Griechenland	19
2.3	Der Tanz im Mittelalter	22
2.4	Der Tanz in der Neuzeit	24
2.4.1	Der Ausdruckstanz	26
	Mary Wigman (1886–1973)	26
	Isadora Duncan (1877–1927)	28
2.4.2	Modern Dance	29
	Martha Graham (1884–1991)	30
	Merce Cunningham (1919–2009)	30
3	**Die Begründerinnen der Tanztherapie**	33
3.1	Marian Chace (1896–1970)	33
3.2	Trudi Schoop (1903–1999)	37
3.3	Mary Starks Whitehouse (1911–1979)	41
3.4	Liljan Espenak (1905–1988)	43
3.5	Blanche Evan (1902–1982)	46
3.6	Alma Hawkins (1904–1998)	48
3.7	Franziska Boas (1902–1988)	49
3.8	Gemeinsamkeiten und Unterschiede der Pionierinnen	50

4	**Die zweite Tanztherapie-Generation in den USA**	55
4.1	Elisabeth Queyquep White (1928–2015) und Claire Schmais (1924–2015)	56
4.2	Sharon Chaiklin (*1934)	56
4.3	Janet Adler (*1941)	57
4.4	Joan Chodorow (*1937)	58
4.5	Elaine V. Siegel (1928–2013)	59
4.6	Penny Lewis (1946–2003) und Susan Loman (*1952)	59
4.7	Miriam Berger (*1934)	60
5	**Die BegründerInnen der Bewegungsanalyse**	61
5.1	Rudolph von Laban (1879–1958)	61
5.2	Warren Lamb (1923–2014)	64
5.3	Judith Kestenberg (1910–1999)	65
5.4	Irmgard Bartenieff (1900–1981)	68
6	**Die Entwicklung in den USA**	71
7	**Die Entwicklung in Deutschland**	73
8	**Die Entwicklung in Europa**	77
9	**Die Philosophische Anthropologie der Tanztherapie**	79
9.1	Die Historie des Körper-Seele-Konflikts	82
9.2	Der Körper	97
9.3	Die Emotionen	103
9.4	Seele-Geist-Bewusstsein	106
9.5	Der Andere	113
9.6	In-der-Welt-Sein	120
9.7	Der »menschliche« Tanz	122
9.8	Zur Problematik der Ganzheit	125
10	**Grundlagen der Tanztherapie**	129
10.1	Wirkfaktoren der Tanztherapie	136
10.2	Das Erstgespräch	144
10.3	Therapeutische Beziehung	149
10.3.1	Arbeitsbündnis, Rahmenbedingungen, Therapieauftrag	150
10.3.2	Positive Wertschätzung	151
10.3.3	Professionelle Authentizität	151

10.3.4 Reparenting 152
10.3.5 Lernen am Modell des Therapeuten 153
10.3.6 Kinästhetische Empathie 154
10.4 Spiegeln 155
10.4.1 Spiegelneuronen 155
10.4.2 Spiegelung in der menschlichen Entwicklung 157
10.4.3 Theory of Mind 159
10.5 Kreativität 160
10.6 Embodiment 164
10.7 Einsatz von Musik 167
10.7.1 Die körperliche Wirkung von Klang 167
10.7.2 Musik und Emotion 170
10.7.3 Musik und Gemeinschaft 172
10.7.4 Musik als zeitlicher Begrenzer 172
10.8 Berührung 173
10.8.1 Funktionale Berührung 175
10.8.2 Kommunikative Berührung 176
10.8.3 Berührung und therapeutische Intention 177
10.8.4 Haltende Berührungsinterventionen 178
10.8.5 Ethik der Berührung 179
10.9 Verbale Interventionen 180
10.9.1 Fragen 181
10.9.2 Hypothese 185
10.9.3 Feedback 186
10.9.4 Therapeutische Erklärungen 187
10.9.5 Umdeutungen 189
10.9.6 Anleitung von Bewegungsinterventionen 190

11 Methoden, Techniken und Interventionen in der Tanztherapie 195
11.1 Bewegungsanalyse 198
11.1.1 Bewegungs- oder Spannungsfluss 200
11.1.2 Spannungsflusseigenschaften 200
11.1.3 Spannungsflussrhythmen 202
11.1.4 Vorantriebe 204
11.1.5 Antriebe 206
11.1.6 Raum und Kinesphäre 208
11.1.7 Formfluss 209

11.1.8 Richtungsbewegungen 211
11.1.9 Formen 212
11.2 Spiegelungsvorgänge in der Tanztherapie 214
11.2.1 Initiieren 215
11.2.2 Ozeanisches Spiegeln 215
11.2.3 Konkordantes Spiegeln 216
11.2.4 Transmodales Spiegeln 217
11.2.5 Positionierung in der Spiegelung 218
11.2.6 Gegengleiches Spiegeln 219
11.2.7 Nachahmen 220
11.2.8 Spiegeln der Spannungsflusseigenschaften 221
11.2.9 Spiegeln der Spannungsflussrhythmen 222
11.2.10 Spiegeln der Antriebe 223
11.2.11 Spiegeln des Formflusses 224
11.2.12 Spiegeln der Richtungsbewegungen 224
11.2.13 Spiegeln des Formens 226
11.2.14 Kontraindikationen des Spiegelns 227
11.3 Improvisation 227
11.3.1 Thematische Improvisation 229
11.3.2 Strukturierte Improvisation 230
11.3.3 Freie Improvisation 231
11.4 Struktur 232
11.4.1 Raum 234
11.4.2 Rhythmus 235
11.4.3 Formation 235
11.4.4 Der Körper 238
11.4.5 Choreografie 239
11.5 Einsatz von Medien 241
11.5.1 Tuch 245
11.5.2 Bälle 246
11.5.3 Filzseile 248
11.5.4 Stock 251
11.5.5 Zeitung 252
11.5.6 Schwungtuch 253
11.5.7 Gummiband 255
11.6 Raum und Verraumung 257
11.6.1 Kinesphäre 257
11.6.2 Verraumung 260

11.7	**Die Chace-Methode**	262
11.7.1	Theoretisches Modell	264
11.7.2	Tanz als Kommunikationsmittel	265
11.7.3	Körperaktion	266
11.7.4	Symbolbildung	267
11.7.5	Therapeutische Bewegungsbeziehung	267
11.7.6	Rhythmische Aktivität	269
11.7.7	Der Kreis	270
11.7.8	Therapeut-Klient-Beziehung	270
11.7.9	Das Spiegeln	271
11.7.10	Entwickelung eines expressiven Bewegungspotenzials	272
11.7.11	Bilder und Assoziationen	275
11.7.12	Abschluss (Trennung)	278
11.7.13	Die Bedeutung der Musik	279
11.7.14	Aufbau einer tanztherapeutischen Sitzung	279
11.8	**Authentische Bewegung**	281
11.8.1	Authentizität	284
11.8.2	Aktive Imagination	285
11.8.3	Die Zeugin	286
11.8.4	Grundform	288
11.8.5	Long Circle	291
11.8.6	Authentische Bewegung als Weg	294
11.8.7	Klientel	297
11.8.8	Authentische Bewegung und Lebenszufriedenheit	299
12	**Tanztherapeutische Forschung**	301
13	**Tanztherapie-Stammbäume**	309
	Literatur	315

Vorwort

Während meiner fast 40-jährigen Tätigkeit als Tanztherapeutin in Deutschland, Europa und auch China konnte ich die Etablierung der Tanztherapie in der psychotherapeutischen Versorgung miterleben und mitgestalten. Als ich Anfang der 1980er Jahre mit einem Master of Arts in Tanztherapie aus Amerika heimkehrte, stellte ich mich in einer psychosomatischen Klinik vor, in der ich gerne gearbeitet hätte. Der Chefarzt hätte mich auch gerne genommen, aber er sah sich außerstande, ein solches Therapieverfahren in seiner Klinik zu etablieren. Es war eine Zeit, in der das Personal noch misstrauisch schaute, wenn er die Tür für ein vertrauliches Gespräch mit dem Patienten[1] schloss. Seit vielen Jahren arbeiten inzwischen TanztherapeutInnen an dieser Klinik wie auch an vielen anderen psychosomatischen und psychiatrischen Einrichtungen.

Da die Begründerinnen der Tanztherapie sich verschiedener psychotherapeutischer Schulen anschlossen, wurde viele Jahre behauptet, es gebe *die* Tanztherapie nicht. Diese Aussage muss heute revidiert werden. Es gibt *die* Tanztherapie. Es ist das kreativ-psychotherapeutische Verfahren, das auf den Ansätzen dieser Begründerinnen basiert. Auf dieser Grundlage haben TanztherapeutInnen auf der ganzen Welt ein gemeinsames Verständnis von Tanztherapie, auch wenn sie aufgrund kultureller und juristischer Unterschiede in den einzelnen Ländern andere Schwerpunkte setzen müssen.

Da es zurzeit in Deutschland noch nicht möglich ist, den Begriff Tanz-

1 Damit die LeserInnen immer wieder daran erinnert werden, dass es Therapeutinnen und Therapeuten, Klientinnen und Klienten sowie Patientinnen und Patienten gibt, wird im Text zwischen der weiblichen und männlichen Singularform gewechselt. Im Plural wird die Binnen-I-Form zum Gendern verwendet.

therapie genau auf seine eigentliche Bedeutung hin zu schützen, finden sich immer wieder sowohl Ausbildungen, die den Namen Tanztherapie tragen, als auch Personen, die sich TanztherapeutInnen nennen, ohne von diesen Wurzeln des Begriffs Kenntnis zu haben, und daher gar nicht in der Lage sind, sie zu lehren oder anzuwenden. Interessierte KlientInnen und AusbildungskandidatInnen sind auf ihr kritisches Verbraucherverhalten angewiesen, um qualifizierte TanztherapeutInnen und Ausbildungsinstitute zu finden. Der Berufsverband der TanztherapeutInnen Deutschlands e. V. (BTD) kann ihnen dabei behilflich sein.

In diesem Buch gebe ich einen Einblick in die Entstehung, Entwicklung, Methoden und Techniken der Tanztherapie mit den wichtigsten theoretisch-praktischen Grundlagen. Mit diesem Grundlagenwerk fülle ich auch eine Lücke in der theoretischen Auseinandersetzung, die bisher nicht erfolgt ist: die Diskussion um das Menschenbild in der Tanztherapie. Jedes therapeutische Handeln basiert auf einem Menschenbild, das sich der therapeutisch Handelnde mehr oder weniger bewusst macht. Das Menschenbild manifestiert sich in Worten und Taten und muss deswegen von jedem Therapeuten reflektiert werden.

1 Einführung

> »Tanztherapie ist künstlerische und körperorientierte Psychotherapie. Sie beruht auf dem Prinzip der Einheit und Wechselwirkung körperlicher, emotionaler, psychischer, kognitiver und sozialer Prozesse.«
>
> *BTD*[2]

Es wird in der Tanztherapie davon ausgegangen, dass explorierende, kommunikative Bewegungen etwas über den psychophysischen Zustand des Menschen aussagen. Genauso wie das Humpeln einen Hinweis auf eine Beinverletzung geben kann, so kann ein starr gehaltener Oberkörper darauf hindeuten, dass Angst, den natürlichen Ausdruck bremst. In der Tanztherapie wird der Menschen nicht nur auf der kognitiven und emotionalen Ebene erfasst, sondern in der Ganzheit seines menschlichen Seins. Auf dieser Grundlage erscheint es nur logisch, die expressive Bedeutung des Tanzes und der Bewegung für den therapeutischen Reifungs- und Heilungsprozess zu nutzen.

Die Tanztherapie ist eine Therapieform, in der sowohl die Therapeutin als auch der Klient aktiv werden. Damit diese Aktivitäten aber nicht allein von den intuitiv-kreativen Einfällen der Therapeutin geleitet sind, braucht es einen soliden theoretischen Unterbau. Ansonsten ist es keine auf Wirksamkeit ausgerichtete Psychotherapie, sondern im besten Falle eine Beschäftigungstherapie, die irgendwie guttut.

Eine Tanztherapeutin ist in der Therapie auf verschiedenen Ebenen gefordert, sodass es notwendig ist, die theoretischen Grundlagen jederzeit als Konzept präsent zu haben.

---

2 BTD (Berufsverband der TanztherapeutInnen Deutschlands e. V.). Tanztherapie. https://www.btd-tanztherapie.de/index.php?cid=347&pid=347 (01.01.2018).

2 Die historische Entwicklung der Tanztherapie

Auch wenn einige AutorInnen (Lange, 1975; Buytendijk, 1956) dem Tier ebenfalls tänzerische Bewegungen zuschreiben, so ist letztendlich kein Tier in der Lage, sich sich selbst zuzuwenden. Das Sichzuwenden der eigenen Person setzt ein Bewusstsein seiner selbst voraus. Tanzähnliche Bewegungen (der Tanz der Mücken u.a.) entstammen einer funktionalen und instinktmäßig gebundenen und gerichteten Getrieben- und Gelenktheit. »Der Mensch dagegen ist das Wesen, das sich in seinem Menschsein sich selbst zuwenden kann und dadurch von aller übrigen Welt und Naturwirklichkeit abheben und sich ihr entgegenstellen und gegenüberstellen kann« (Drechsler, 1965, S. 89).

Nur der Mensch kann sich seinem körperlichen Sein zuwenden, denn er kann sich in seiner Körperlichkeit, seiner Gestaltungs- und Bewegungsfähigkeit wahrnehmen und erfassen und zu sich selbst in seinem Körper und seinen Bewegungen Stellung nehmen (ebd.). Dieses Zu-sich-Stellung-Nehmen, das heißt die Wahrnehmung des eigenen Selbst im Körper, ist es letztendlich, was den Tanz des Menschen von den tanzähnlichen Bewegungen der Tiere und von alltäglichen Funktionsbewegungen des Menschen unterscheidet. Es ist somit nicht entscheidend, welche Bewegungen ein Mensch macht, damit es ein Tanz wird, sondern ob er durch die Bewegung zu sich Stellung nimmt. Somit ist jede Bewegung des Alltags, die diese Stellungnahme beinhaltet, ein Tanz:

1) die Mitarbeiterin, die ihre Qualitäten vor ihrem Chef ausbreitet, um eine Gehaltserhöhung zu erreichen
2) der Teenager, der sich durchs Haar streicht, weil er ein attraktives Mädchen gesehen hat und überlegt, wie er sie kennenlernen kann
3) das neue Gruppenmitglied, das unsicher den Raum betritt und erst einmal am Rand stehen bleibt

4) das Schulkind, das den Lehrer nicht anschaut, weil es glaubt, dann nicht ausgefragt zu werden
5) das Kindergartenkind, das stolz seine Brotzeittasche auf der Brust wippen lässt
6) der Vorstandsvorsitzende, der in einem Interview einen glaubhaften Eindruck hinterlassen möchte

All diese Choreografien des Lebens beinhalten eine Stellungnahme zu sich selbst und zeigen somit in hohem Maße einen tänzerischen Ausdruck. Die Fähigkeiten des Menschen, sich im Körper selbst zu erfassen und sich ganzheitlich zu reproduzieren, werden in der Tanztherapie genutzt.

Die Bedeutung des Tanzes für den Menschen und damit die Möglichkeit der Therapie durch Tanz lässt sich in einem historischen Rückblick deutlich aufzeigen. Wichtig ist dies vor allem deshalb, weil in unserer heutigen technisierten Gesellschaft dem Tanz nicht die eingebettete Stellung zukommt, die er ursprünglich in der Menschheitsgeschichte aufweist. »Menschliche Ausdrucksformen wie Tanz, Musik und Sprache in einer ursprünglichen Gestalt umschließend treffen wir am reinsten beim Kind und bei primitiven Völkern« (Haselbach, 1978, S. 18).

Der therapeutische Einsatz des Tanzes lässt sich durch einen Blick auf den Tanz bei primitiven Völkern besser verstehen. Wenn man bedenkt, dass der Mensch in seiner Ontogenese die Phylogenese der Menschheitsgeschichte durchläuft, ist es wichtig, die Entwicklung des Tanzes bis hin zu unseren heutigen Formen aufzuzeigen, da sich nur daraus die therapeutischen Elemente des Tanzes synthetisieren lassen.

Betrachtet man die Geschichte des Tanzes in einem Überblick, so erscheint es, als schließe sich ein Kreis: Für die Primitivvölker war Tanz keine Kunstform, sondern ein integrierter Bestandteil des alltäglichen Lebens und Ausdrucksform jeder Lebensbefindlichkeit. Im Laufe des Mittelalters spaltete sich der Tanz in volkstümliches und höfisches Tanzen, bei dem es zum ersten Mal auch inaktive ZuschauerInnen gab. Hier verlor der Tanz seine eigentliche Bedeutung des »Zu-sich-selbst-Stellung-Nehmens«. Man kann sogar behaupten, dass Tanzformen, denen diese Stellungnahme fehlt, im eigentlichen Sinne gar kein Tanz mehr sind.

Mit Beginn des 20. Jahrhunderts besann man sich auf die Selbstdarstellung im Tanz und versuchte eine Emanzipation von der stilisierten Tanzform des Balletts. Diese Emanzipationsschritte waren getragen von einem Gedankengut der Verbundenheit des Menschen mit der Natur und damit der Rückbesinnung auf die uralte, integrative Kraft des Tanzes für das menschliche Leben.

2.1 Der Tanz der Naturvölker

Die Tänze der von der Zivilisation unberührten Naturvölker können uns heute Auskunft über die Entstehung des Tanzes in der Menschheitsgeschichte gegeben (Sachs, 1933). Das Problem einer Erforschung des Ursprungs des Tanzes liegt darin begründet, dass der Tanz vermutlich seit Anbeginn der Menschheit existiert. Erst wesentlich später erwarb der Mensch andere Ausdrucksformen, wie zum Beispiel das Zeichnen, die uns auch heute noch verfügbar sind. Aber man kann davon ausgehen, dass bei den primitiven Kulturen der Tanz gleichbedeutend war mit den drei wichtigsten Aspekten des täglichen Lebens: der Arbeit, der Liebe und dem Ritual.

Bei diesen Menschen liegt die Freiheit der Bewegung in sich selbst begründet, selbst im Zustand der Angst entspringt ihr Tanz niemals der Verzweiflung oder einem Gefühl des Versagens. Das Tanzen ist immer eine ernsthafte religiöse Selbstaussage im Sinne einer Mitteilung. Gleichzeitig festigt es die Stammes- oder Sippenzugehörigkeit, weil der Tanz Teil des kollektiven Lebens ist. Tanzen ist nie ein oberflächliches Vergnügen; es kommt zwar spontan, ist aber niemals ohne Anlass. »Es ist nicht ›eine Sache, die man tut‹, sondern ›die Sache‹ selbst« (Sorell, 1969, S. 10). Für die Menschen in primitiven Gesellschaften sind und waren Leben und Religion untrennbar miteinander verbunden.

In den abstrakten Tänzen der Urvölker finden sich die eigentlichen elementaren Urformen des Tanzes. Sie entstehen aus dem Bedürfnis, starke Gemütsbewegungen in rhythmische Körperbewegungen umzusetzen. Diese Form findet stets in der Gruppe statt und ist auf die Gruppe bezogen (Schikowski, 1926).

Daneben existieren aber auch noch Tanzformen der Nachahmung. Hierbei werden hauptsächlich Naturgestalten und -ereignisse in tänzerische Bewegungen umgesetzt. Es gibt bei den australischen Eingeborenen zahlreiche Tiertänze wie den Froschtanz, den Schmetterlingstanz, den Emutanz oder den Kängurutanz. Die Tänzer versuchen durch entsprechende Masken, Felle, Federn usw. das Äußere der betreffenden Tiere vorzutäuschen, um dann deren charakteristische Bewegungen im Tanzrhythmus nachzuahmen (ebd.). Der Mensch stellte also seine Umwelt direkt im Tanz dar. (Genau das gleiche Phänomen lässt sich beim Kind beobachten.)

Ebenso bedeutungsvoll sind Liebes- und Kriegstänze sowie die Auseinandersetzung mit dem Tod im Tanz. Hier finden sich ähnliche Formen wie sie auch später noch im Mittelalter ausgeübt worden sind.

Es wurde niemals um des Tanzens willen getanzt, sondern der Tanz hatte immer eine Funktion, zum Beispiel die Festigung des Gemeinschaftsgefühls des

Stammes. Auch diese Einstellung findet sich in der Tanztherapie wieder. Es ist zwar schön, einfach mal »abzutanzen«, aber für einen tanztherapeutischen Kontext bedarf es einer genauen Funktions- und Sinngebung.

Im Stampfen, das in primitiven Tänzen, aber auch in vielen Volkstänzen recht häufig vorkommt, erkennt man den Zusammenhang zwischen kindlichen Bewegungen und den Tänzen primitiver Völker:

> »Allgemein gesprochen ist das Stampfen ein motorischer Ausdruck von besonders starker Eindringlichkeit: Den primitiven Menschen beherrscht dabei die Vorstellung, dass er die Erde unter seinen Füßen beben macht [...] er ergreift symbolisch vom Boden Besitz, und zugleich können wir in diesem Stampfen eine Selbstbestätigung sehen« (Sorell, 1969, S. 17).

Krankheit wird bei vielen Naturvölkern als etwas Fremdbestimmtes angesehen. Die Krankheit ist ein Zeichen dafür, dass ein fremder Geist im Körper wohnt, durch den der Mensch seine Integrität verloren hat. Die Priester bzw. Medizinmänner, die in primitiven Gesellschaften ekstatische Heilungsrituale vornehmen, sind häufig selbst ehemalige »Besessene«. Durch ihre eigene heftige Erfahrung verstehen sie es, diesem anderen Wesen eine Gestalt und eine Ausdrucksmöglichkeit zu geben, um es somit zu beruhigen (Schott-Billmann, 1989).

Auch wenn wir keine Gottheiten als Ursache einer Krankheit ansehen, so ist es doch interessant, dass ein Körper immer nur dann als fremd erlebt wird, wenn er krank ist:

> »Wir sind uns unseres Leibes nicht gewahr im Alltag. Er ist unserem In-der-Welt-Sein das, als was Sartre ihn bezeichnete, ›le négligé le passé sous silence‹ [der Vernachlässigte, der Verschwiegene], man spricht kaum von ihm, denkt seiner nicht. [...] Wir sind unser Körper, wir haben ihn nicht. Er ist [...] das Andere, ist Außenwelt, gewiß. Ebenso gewiß wird er uns als Fremdkörper erst dann bewußt, wenn wir ihn mit den Augen des Anderen sehen« (Améry, 1976, S. 71).

Dieses Sehen durch die Augen eines anderen geschieht meist im Krankheitszustand, weil ein Körperbereich plötzlich anders als sonst wahrgenommen wird.

Bei der Heilung in primitiven Kulturen wird niemals nur der erkrankte Teil des Körpers gesehen, sondern das Symptom ist Teil eines komplexen Ganzen. Nicht nur der ganze Körper des Kranken wird berücksichtigt, sondern auch die ganze Gemeinschaft wird in den Heilungsprozess integriert. Dies zeigt, dass der ursprüngliche Einsatz von Tanz als Heilmittel ein systemischer Ansatz war.

2.2 Der Tanz im alten Griechenland

»Die Götter haben uns Zeiten eingesetzt, daran wir ausruhen sollen von unseren Mühsalen. Dies ist der Kreis der Feste für die Götter. [...] Diese haben uns dann jenen mit Lust verbundenen Sinn für Rhythmus und Harmonie gegeben, insofern sie uns in Bewegung setzen und unsere Reigen anführen, indem sie uns durch Gesänge und Tänze zusammenreihen [...] (Platon, Gesetze 653C).«

Maria-Gabriele Wosien (2004, S. 44)

Der Tanz und die Musik waren im antiken Griechenland von Geburt bis über den Tod hinaus präsent. Sie waren nicht nur ein fester Bestandteil im Alltag, in der Erziehung, Bildung, Wehrertüchtigung, im Glauben, in Zeiten des Leidens und der Not, sondern gehörten auch zu Festivitäten und sozialen Ereignissen und sorgten für einen körperlichen und psychischen Ausgleich. Der Tanz fungierte als Expression aller Gefühle, verführte das Herz zum Abreagieren, zu einem Pathos (Leidenschaft). Der Tanz gehörte zum Leben des Menschen, und der Mensch tanzte sein Leben. Für die alten Griechen war der Tanz eine ganzheitliche Lebensmethode. Sie sammelten in ihm Erfahrungen, Fähigkeiten und Kenntnisse und waren dadurch mit Kunst und Religion verbunden. Sie hofften also, ihre Ängste durch den Tanz zu überwinden, Naturgewalten und böse Geister zu bezwingen, ein gutes Karma zu erreichen, die Götter für sich zu gewinnen und ihre Feinde zu besiegen. Alle Aspekte des Lebens wurden betanzt und besungen (Kaltsidas, o.J.; Lykesas, 1993).

Für die antiken Griechen konnte der Mensch nur dann seine Bestimmung erreichen, wenn er seine Physis nicht außer Acht ließ. Die Ausbildung des Körpers wurde mithilfe gymnastischer Methoden gefördert und physikalische Erziehung genannt. Der Lehrer bediente sich der Bewegungen des Tanzes, des Kampfes und der Arbeit. Diese bestanden aus Rhythmus und Bewegung, vor allem harmonischer Bewegung, welche die menschlichen Gefühle ausdrückt. Die noch unförmigen, unkoordinierten, arhythmischen Bewegungen wurden so lange wiederholt, bis sie rhythmisch und ordentlich wurden. Die Griechen perfektionierten und erweiterten die menschlichen Fähigkeiten. Alle Lakonier führten ihre Übungen mit musikalischer Begleitung aus. Während die Jünglinge sich in kampfähnlichen Bewegungen übten, wurden sie von Flötenspielern begleitet. Sie bildeten Formationen und machten Bewegungen, die für den kämpferischen Einsatz notwendig waren. Sie trainierten ihre physischen Kräfte, ihre Flexibilität und ihre Ausdauer. Somit schufen sie eine Methode, um ihre Jünglinge auf spielerische Art und Weise auf Kampfsituationen vorzubereiten. Schon damals erkannten sie, dass nur durch eine psychophysische Balance der Kampf gewonnen werden konnte. Die harte Vorbereitungszeit begann in Sparta bereits im Kleinkindalter. Hier nahm der Tanz und die Musik während der Kampfübungen eine andere Rolle ein: Die Jünglinge konnten dadurch ihre Psyche beruhigen, ihre Angst und ihren Zorn ablegen und fühlten sich von ihrem Gott im Kampf unterstützt und begleitet (Durant, 1985).

Aus diesem Grund waren für Sokrates die Männer, die am besten tanzten, auch die besten Krieger (Weege, 1976). »Für Platon galt ein im Chortanz ungeübter Mensch unerzogen, während der Erzogene als hinlänglich im Chortanz geübt angesehen wurde« (Mouratidou, 1995, S. 27).

Der Tanz hatte seit Menschengedenken religiöse Beweggründe. Durch das ekstatische Gefühl der Massenteilnahme verschmolz das eigene Selbst mit dem der anderen. Die rhythmische Bewegung in der gemeinsamen Ekstase der Massensuggestion wurde zur Heilung von Krankheiten angewendet. All diese Tänze sind friedlicher und ernster Natur, befreit von jeglicher kriegerischeren Darbietung. Sie werden von Männern und Frauen rund um den Altar in Begleitung von bestimmten Liedern und Hymnen ausgeführt (Tsilimigra, 1999; Meerloo, 1959).

AnhängerInnen des Dionysoskultes tanzten bis zur Raserei, um so in einen Zustand des dionysischen Taumels, des Sichbefreiens bis hin zum Außer-sich-Werdens zu geraten. Die psychophysische Funktion des dionysischen Gottesdienstes war rein kathartisch. Selbst Platon glaubte, dass Rituale mit aggressiven körperlichen Bewegungen unruhige Menschen aus ihrer inneren Spannung und ihrem Wahnsinn befreien und ihnen Seelenruhe schenken könnten, weil eine tiefe Umwandlung der Persönlichkeit stattfinde. Auch die Korybanten setzen den Tanz zur Heilung von Epileptikern und Nervenkranken ein. Der Kult des Dionysos und der Korybanten sind durch aufbrausende Tänze gekennzeichnet, die von heftiger Flöten- und Trommelmusik begleitet werden und zur Katharsis führen. Welche Reaktionen diese Tänze verursachen, ist nicht genau bekannt. Platon erwähnt, dass typische Anzeichen hysterisches Weinen und wildes Herzschlagen seien (Mouratidou, 1995).

Es gab viele reine Frauentänze, wie zum Beispiel die Anthea, die Partheneia, den Karyatidentanz oder Choros tis kalathiskou, den die Frauen zu Ehren der jeweiligen Gottheit tanzten (Kaltsidas, o.J.).

Antike Bildwerke zeigen Tänze bei Gelagen und Gastmählern. Ein antikes Gastmahl ist ohne Tanz und Gesang nicht vorstellbar, da beides schon laut Homer eng miteinander verbunden sei. Tanzvergnügen sowohl von professionellen TänzerInnen als auch den Gästen selbst bei Tisch und am Ende des Gastmahls waren schon früh allgemeiner Brauch. Sogar beim Aufbruch und noch auf dem Heimweg wurde auf der Straße getanzt (Weege, 1976).

Mit Nachahmungstänzen, auch mimetische Tänze genannt, stellte man dramaturgisch ein Geschehen nach – hieraus entstand später das griechische Schauspiel (Harder, 1962).

Tänze, die bei Begräbnissen aufgeführt wurden, hatten entsprechend ihrem religiösen Charakter etwas Prozessionsartiges. Beisetzungsbilder auf Dipylonvasen zeigen Reihen von Männern und Frauen, die heftig gestikulierend in Begleitung von Trauergesängen einmarschieren. Das Bild von Frauen, die sich die Haare raufen, ist allmählich eine übliche Darstellung von Leichenprozessionen. Alle Trauertänze verliefen in einem langsamen, rhythmischen Gang. Während die TänzerInnen der Leichenprozession klagend folgten, fassten sie sich mit der einen Hand an den Kopf und hielten die andere in den Himmel empor (Weege, 1976; Kaltsidas, o.J.).

Die musische Bildung war eine ganzheitliche, umfassende, allseitige Bildung *(enkyklo-peideia)*, die die Gesetzmäßigkeiten eines sich ständig wandelnden Lebens ganz konkret zu vermitteln wusste. Für Platon erfolgte Bildung *(peideia)* dadurch, dass der Lehrende und die Musiker in der Mitte des Tanzkreises aktiv mitwirken und der Chorreigen erst passiv lauscht, bevor er dem Impuls aus dem Zentrum in kreisender Bewegung singend und tanzend folgt (Wosien, 2004).

Auch Sokrates glaubte, dass der Tanz, im Gegensatz zu anderen Sportarten, wie zum Beispiel dem Dauerlauf, den ganzen Körper durchflute und alles ins Gleichgewicht bringe. In der Kindererziehung stellte der Tanzunterricht den Ausgangspunkt des Bemühens dar, die völlige Harmonie von Körper und Psyche zu erreichen. Der Tanz sollte den Körper harmonisch ausbilden und ästhetische Bewegungsabläufe schulen. Durch den Kreistanz und seine rhythmische Erziehung *(a-metria)* wird der Mensch zur *eu-rhythmia*, das heißt zur Ordnung der Bewegungen des Körpers und der Seele, geführt, von einer schlechten Haltung *(a-schemosyne)* zur *eu-schemosyne*, das heißt zur schönen, edlen Haltung des Körpers und der Seele (Wosien, 2004; Mouratidou, 1995; Liechtenhan, 1993).

Für die Griechen ist damit die Kenntnis von Versmaßen und Rhythmen eine Grundvoraussetzung für ihre Bildung und der Tanz das Ausdrucksmittel für das Selbstbewusstsein der BürgerInnen (Calendoli, 1986).

2.3 Der Tanz im Mittelalter

Für die westlichen Kulturen versteht sich der Zusammenhang zwischen Tanz und Religion keineswegs von selbst; durch den Einfluss der Kirchen ist dieser Zusammenhang nicht nur verloren gegangen, sondern der Tanz wird nicht selten als Verrat an der Religion gesehen. Durch den Einfluss der Kirche (in Verbindung mit dem römischen Gedankengut), die den menschlichen Wert nur in der »Seele« und das »Böse« im Körper manifestierte, ist es für unsere Kulturkreise schwer verständlich, dass der Tanz ursprünglich religiösen Charakter besaß. Um die Verarmung der allumfassenden Bedeutung des Tanzes im Leben des Menschen in unserer heutigen Zeit verstehen zu können und gleichzeitig sich der vergessenen Kraft des Tanzes zu erinnern, muss ein Blick auf die geschichtliche Entwicklung des Mittelalters geworfen werden.

Das Mittelalter war gekennzeichnet durch den Kampf zwischen Kirche und Staat, es ging sowohl um staatliche als auch um moralische Macht. Die Kirche sah in allem Körperlichen das Böse und somit musste sie auch den Tanz verneinen. Zu Beginn der christlichen Ära war aber der Tanz ein fester Bestandteil im Leben des Menschen, was vielen Textpassagen des Alten und Neuen Testaments zu entnehmen ist. Gerade in den Psalmen finden sich immer wieder Hinweise auf einen leibseelischen Vollzug des Dankens und der Hingabe gegenüber Gott als dem Schöpfer und Bewahrer allen Lebens. Es gibt den Tanz

1) *als Siegestanz:* »[D]a nahm die Prophetin Mirjam, die Schwester Aarons, die Pauke zur Hand, und alle Frauen zogen mit Pauken und im Reigen hinter ihr drein. Und Mirjam sang ihnen vor: Singet Jahwe, denn er ist hocherhaben, Ross und Reiter warf er ins Meer« (Ex 15,20–21). Und: »Es geschah aber bei ihrem Einzug, als nämlich David [...] heimkehrte, da gingen aus allen Städten Israels die Frauen singend und tanzend dem König Saul entgegen mit Pauken, Jubelgesang und Zimbeln« (1 Sam 18,6).
2) *als Begrüßungstanz:* »Als Jiphtach nach Mizpe in sein Haus kam, siehe, da trat seine Tochter heraus, ihm entgegen, und tanzte zum Paukenklang« (Ri 11,34).
3) *als Tanz des Lobens und Dankens:* »Du hast meine Klage verwandelt in Reigenlied,/abgenommen mein Bußgewand und mich gegürtet mit Freude« (Ps 30,12).
4) *als Reigentanz:* »Lobet ihn mit Pauken und Reigen/lobet ihn mit Flöten und Saitenspiel!« (Ps 150,4)
5) *als Ausdruck der Verheißung der eschatologischen Zukunft:* »Da freut sich die Jungfrau wiederum am Tanz, und jung und alt sind fröhlich. Ich wand-

le ihre Trauer in Jubel und spende ihnen Trost und Freude nach all ihrem Leid« (Jer 31,13).

6) *als weisheitliche Erkenntnis, dass Tanz ein Teil des Lebens ist:* »Eine Zeit, zu weinen, und eine Zeit, zu lachen; eine Zeit, zu klagen, und eine Zeit, zu tanzen« (Pred 3,4).
7) *als Vergleichsbild für die Einladung zum Reich Gottes:* »Wir haben euch aufgespielt, und ihr habt nicht getanzt, wir haben Klagelieder gesungen, und ihr habt nicht geweint« (Lk 7,31).

Darüber hinaus gab es aber auch eine eindeutige Ablehnung von Tanz ekstatisch-naturreligiöser Prägung, wie er in den Kulturen der Völker, die im Umfeld des Volkes Israel lebten, verankert war. Tanz wurde in solchen Fällen in Zusammenhang mit der Verehrung fremder Gottheiten gebracht und verurteilt. Dies spiegelt sich deutlich in den Worten und der Reaktion Moses wider, als er mit den Zehn Geboten vom Berg Sinai hinabsteigt:

> »›Das ist weder Siegesjubel noch das Schreien der Unterlegenen; ich höre lautes Singen.‹ Als er nun in die Nähe des Lagers kam und das Kalb und die Reigentänze sah, da entbrannte der Zorn des Mose; er warf die Tafeln aus seinen Händen und zerschmetterte sie am Fuß des Berges« (Ex 32,18–19).

Diese Auseinandersetzung mit heidnischen Kulten, die häufig Formen ekstatischen Tanzes praktizierten, begleitete auch noch die alten Kirchenväter. Spätestens seit dem Mittelalter lehnt die Kirche den Tanz vollständig ab. So lässt sich vermuten, dass es zwar eine christliche Tanzkultur gab, aber eher in Form einer Subkultur, die jedoch an den Rand gedrängt werden sollte. Trotz des Versuches der Kirche, den Tanz zu unterbinden, waren gerade die Tanzekstasen, unter die sich der Totentanz, Tarantismus, Veitstanz und ähnliche subsummieren lassen, kennzeichnend für das Mittelalter.

Da der Tod durch die Pestseuchen zu dieser Zeit ein fester Bestandteil des alltäglichen Lebens war, passierte es immer wieder, dass Menschen sich zu ekstatischen Tänzen auf den Friedhöfen versammelten. Man versuchte, den Tod mit dem Beelzebub auszutreiben.

> »Gewöhnlich begann es mit beschwingtem Tanzen, bis plötzlich jemand sich zur Erde fallen ließ und sich tot stellte, während die anderen ihn mit Gesten gespielter Trauer umkreisten. War es ein Mann, so wurde er von den Mädchen ins Leben zurückgeküsst, worauf ein Rundtanz folgte. Dann spielte ein Mädchen die Tote, und

> die Burschen erweckten sie mit Küssen. Dieses Wechselspiel von Tod und Wiedererwachen unterstrich die Lust am Leben« (Sorell, 1969, S. 40).

Diese Formen des szenischen Tanzens bot die Möglichkeit, ein Stück Angst zu verarbeiten und den Glauben an ein Leben nach dem Tod zu festigen. Da sich der Mensch im Mittelalter entgegen allen Warnungen der Kirche doch immer wieder zu solchen ekstatischen Tanzformen hingezogen fühlte, muss dem Tanzen eine besondere Kraft der Konfliktverarbeitung zugestanden werden.

Tanzbesessenheit gab es zu allen Zeiten. Offenbar wird sie von katastrophalen Ereignissen wie Krieg, Hungersnot oder Pest heraufbeschworen (ebd.). Es ist also niemals ganz gelungen, die rituelle Einbettung des Tanzes bei den Menschen zu verdrängen. Er hat seine rituellen Wurzeln nicht einmal in einer so stilisierten Form wie dem Ballett verloren. Die TänzerInnen von heute haben die Bindung an den Urbeginn der Menschheit vielleicht vergessen, aber jede Jugend erlebt mit neuer Musik wieder denselben Ritus der Gruppenzugehörigkeit und des Übergangs in die Erwachsenenwelt.

Mit dem auslaufenden Mittelalter (12. bis 14. Jahrhundert) teilten sich die Tanzformen in zwei extreme Erscheinungen: Die Masse des Volkes tanzte improvisierend in ringförmigen Reigen mit ausgelassener Freude, wobei die Teilnehmer selbst sangen. Der Adel unterdrückte diese ursprünglichen Impulse und ersetzte sie durch einstudierte, ausdrucksvoll verhaltene Formen in Figuren, die hauptsächlich im Paartanz oder im Solo mit Instrumentalbegleitung zu finden waren. Hieraus entwickelte sich etwa ab dem 15. Jahrhundert das Ballett. Zwar herrschte der Perfektionismus des heutigen Balletts noch nicht vor, sondern Masken und Kostüme waren die Mittel, mit denen die meist mythologischen Themen ausgedrückt wurden, aber nach und nach wurden die Bewegungen verfeinert, bis schließlich alles, was das Ballett am Ende des 19. Jahrhunderts vorzuweisen hatte, *»die Verherrlichung der Ballerina, die virtuose Technik, die inhaltslose Geste abgestempelter Schönheiten«* (ebd., S. 158; Hervorh. im Orig.) war.

2.4 Der Tanz in der Neuzeit

Auch wenn dem modernen Menschen viel von der ursprünglichen Bedeutung des Tanzes verloren gegangen ist, so ist der Tanz dennoch nicht aus dem Leben der Menschen verschwunden. Eine Hochzeit ohne einen Eröffnungswalzer und anschließendem Tanz wird sicherlich als unvollständiges Ritual erlebt. In der frühen Phase der Paarbildung im Jugend- und jungen Erwachsenenalter bildet das gemeinsame Tanzen oder das Beobachten der tanzenden Frau immer noch eine wichtige Hilfestellung, um sich zu finden, denn nur, wer einen gemeinsamen Rhythmus findet, findet auch zueinander. Der Rapper versucht durch seinen Sprechgesang und abgehackten Tanz sein Lebensgefühl auszudrücken.

Der Tanz ist allerdings aus unserem Alltag verschwunden, was dazu führt, dass viele Menschen glauben, nicht tanzen zu können. Dass Tanzen aber etwas ist, was man nicht lernen muss, sondern etwas, das man sich nur im Laufe des Lebens nicht mehr traut, sieht man an kleinen Kindern, die sich sofort spontan und freudig zur Musik rhythmisch bewegen, sobald diese erklingt. Dem Menschen ist das Urwissen über den Tanz also nicht abhandengekommen, es ist der Menschheit nur nicht gelungen, es in die technisierte Welt zu transformieren.

Vom frühen Mittelalter bis zu den Anfängen des 20. Jahrhunderts setzte in den westlichen Kulturen eine zunehmende Formalisierung des Tanzes ein. Dabei wechselte der Fokus vom religiös-gesellschaftlichen Kultausdruck hin zur Technisierung, Normierung und Perfektion. Tanz war immer weniger in das Alltagsgeschehen integriert und wurde zunehmend zur Kunstform. Aus dieser Begrenzung und anderen allgemeingesellschaftlichen Einengungen versuchten sich die Menschen, zu Beginn des 20. Jahrhunderts zu befreien. In dieser Zeit gab es zahlreiche Reformbewegungen in der Landwirtschaft, im Bereich Ernährung, Lebenskultur und Kunst. Berlin bildete dabei einen wichtigen gesellschaftlichen und kulturellen Umbruchort. Von dort kam die Wandervogelbewegung, die mit lockerer Kleidung ein neues Körper- und Selbsterleben ermöglichen wollte. 1898 entstand in Essen der erste FKK-Verein, 1901 eröffnete am Halensee das erste deutsche Nacktbad und 1920 der erste offizielle Nacktbadestrand auf Sylt. 1905 befreiten sich die Frauen mit einem neuen Kleidungsstil aus dem Schnürkorsett, aus der Bewegungslosigkeit (Geuter, 2004).[3]

Die formalisierten Tanzschritte sollten durch expressive Bewegungen ersetzt werden und so an die ursprüngliche Bedeutung des Tanzes anknüpfen, den Ausdruck innerer Befindlichkeit. Elsa Gindler (1885–1961), eine Gymnastiklehrerin in Berlin, bemühte sich in ihrem Seminar für Harmonische Körperausbildung, den SchülerInnen zu vermitteln, wie sie sich ihres Körpers durch Haltung und Bewegung von innen heraus gewahr werden.

Ohne diese aufbrechende nach geistiger und körperlicher Befreiung ringende Generation wäre die Entwicklung der Tanztherapie nicht denkbar gewesen. Auch ohne den Einfluss von Mary Wigman, ihrem Lehrer Rudolph von La-

3 Freikörperkultur [Wikipedia-Artikel]. https://de.wikipedia.org/wiki/Freik%C3%B6rperkultur (23.03.2013).

ban und Isadora Duncan, bei denen einige der Gründerinnen der Tanztherapie studiert haben, wäre die Entstehung der Tanztherapie nicht möglich gewesen. Obwohl sich die Tanztherapie in den 1940er Jahren in Amerika begründet hat, lassen sich ihre Wurzeln doch im europäischen Raum finden, wenngleich sich die zahlreichen TänzerInnen durch die Reisen, Studien und Tourneen gegenseitig so beeinflusst haben, dass eine klare Grenze nicht mehr zu ziehen ist.

Jede Therapieform entwickelt sich in einem historischen Kontext und wird geprägt von ein oder mehreren GründerInnen. Während sich die Psychoanalyse und die Grundlagen der Körperpsychotherapie aus der Medizin entwickelt haben, beruhen die Ursprünge der Tanztherapie auf dem integralen Bestandteil des menschlichen Körpers und seiner Bewegung in einer gesellschaftlichen Ordnung.

2.4.1 Der Ausdruckstanz

Mary Wigman (1886–1973)

Mary Wigman (ihr bürgerlicher Name ist Karoline Sophie Marie Wiegmann) wurde am 13. November 1886 in Hannover geboren. Ab Herbst 1910 studierte sie bei dem Schweizer Musikpädagogen Émile Jaques-Dalcroze (1865–1950), der in Dresden-Hellerau eine Bildungsanstalt für Rhythmische Gymnastik gegründet hatte. Die in der Schule gepflegte Dominanz der Musik sagte ihr nicht zu und sie begann, mit Tanzbewegungen ohne Musik zu experimentieren (eine Methode, die in der Authentischen Bewegung in der Tanztherapie ihren Niederschlag findet). Im Frühsommer 1912 schloss Marie Wiegmann ihr Studium mit einem Diplom als Rhythmik-Lehrerin ab (Kant, 1995). Im darauffolgenden Sommer 1913 bot ihr Jaques-Dalcroze an, ihre Methode bei einer Werkbundausstellung in Köln vorzustellen.

Als sie im selben Sommer die Schule für Kunst von Rudolph von Laban auf dem Monte Verità bei Ascona am Lago Maggiore besuchte, erkannte sie, dass sein Konzept des Ausdruckstanzes ohne Musik und der Nutzung des Raumes ihren Vorstellungen mehr entsprach (Kant, 1995; Laban, 1988). Im Winter folgte sie Laban nach München und als er erkrankte, übernahm sie seinen Unterricht. Am 11. Februar 1914 hatte sie ihren ersten Soloauftritt mit *Hexentanz* und *Lento* im Museum des Palais Porzia in München. Im Frühsommer arbeitete sie wieder in der Schule für Kunst auf dem Monte Verità mit und im Winter, nach Ausbruch des Ersten Weltkrieges, emigrierte sie in die Schweiz und unterrichtete in der Laban-Schule in Zürich. Mary Wigman – wie sie sich ab 1918 nannte – trat im Frühjahr 1919 in mehreren Schweizer Städten auf. Im September 1919 startete sie in München mit ihrer Deutschlandtournee, aber erst in Hamburg zeigte das Publikum Verständnis für ihre Art zu tanzen. Kurz vor ihrem 33. Geburtstag gelang Wigman am 7. November 1919 der Durchbruch in Dresden.

1920 musste sie nach Deutschland zurückkehren, weil ihr die Schweiz ein Dauervisum verweigerte. In ihrer neugegründeten Wigman-Schule in Dresden studierten Mitte der 1920er Jahre 360 junge Frauen. Zu den berühmtesten SchülerInnen zählen Harald Kreutzberg (1902–1968) und Gret Palucca (1902–1993).

Auf ihrer Amerikatournee Anfang der 1930er Jahre erlebte sie einen Erfolg nach dem anderen. Im Herbst 1931 richtete Hanya Holm (1893–1992) in New York eine Wigman-Schule ein. Bei ihrer Rückkehr nach Dresden am 16. März 1933 war Adolf Hitler Reichskanzler und die Gleichschaltung hatte begonnen. 1934 übernahm der nationalsozialistische Gymnastiklehrer Hans Huber die pädagogische Leitung der Wigman-Schule in Dresden. Der Ausdruckstanz, den Wigman mitgestaltet hatte, wurde auch »Deutscher Tanz« genannt. Bereits 1933 hatten sich Mary Wigman, Gret Palucca und Berthe Trümpy dem Kampfbund für Deutsche Kultur sowie dem Nationalsozialistischen Lehrerbund angeschlossen. Die Wigman-Tanzgruppe wurde großzügig finanziell unterstützt. Für die Eröffnungsfeier der Olympischen Sommerspiele in Berlin choreografierte Wigman die »Totenklage«, die sie am 1. August 1936 zusammen mit achtzig Tänzerinnen aufführte (Kant, 1995). Kant ist der Auffassung, dass sich Wigman mit dieser Choreografie in die große Inszenierung des Nationalsozialismus einfügte:

> »Und sie hätte dies vermutlich auch bis zum Ende des dritten Reiches getan, wären nicht Machtkämpfe, Intrigen und Animositäten zwischen ihr und anderen Künstlern wie Laban, Palucca, Hanns Hasting, Gretl Curth aufgetreten, die sie vor dem Äußersten, vor der uneingeschränkten Identifikation mit dem Nationalsozialismus bewahrten« (ebd., S. 17).

Joseph Goebbels war von ihrer künstlerischen Richtung weniger angetan. Ihre Schulen wurden schließlich nicht weiter subventioniert und 1942 erhielt sie sogar ein Auftrittsverbot. Sie musste daher im selben Jahr ihre Schule verkaufen.

Am Ende des Zweiten Weltkrieges lebte Wigman in Leipzig und gab bereits im Juli in ihrer unzerstört gebliebenen Wohnung wieder täglich Unterricht. Als sie wegen der bevorstehenden Gründung der DDR um die Freiheit ihrer Schule fürchtete, zog sie am 4. Juli 1949 nach Westberlin und richtete in Dahlem das

Wigman-Studio ein. Einen ihrer größten Erfolge erzielte sie 1957 mit der Choreografie des Balletts *Le sacre du printemps* von Igor Strawinsky in Berlin.

Neben den Begründerinnen der Tanztherapie, Mary Whitehouse und Trudi Schoop, arbeitete die deutsche Tanztherapeutin Fe Reichelt (*1925) von 1949 bis 1953 mit Wigman in Berlin zusammen und stellt somit eine Verbindung zu dem direkten Ursprung der Tanztherapie her (Neumann-Jastak, 2007).

Am 16. Juli 1967 schloss die inzwischen 80-jährige Künstlerin – die 1956 auf Elba und 1965 auf Teneriffa Herzanfälle erlitten hatte – das Wigman-Studio in Berlin. Eine missglückte Augenoperation führte im März 1973 fast zu ihrer vollständigen Erblindung. Ihr Wunsch, noch einmal nach Ascona zu reisen, ging nicht mehr in Erfüllung, da sie während der Reisevorbereitungen in Berlin stürzte und sich einen Arm brach. Auch erlebte sie nicht mehr, dass die deutsche Tanzszene mehr nach einer tänzerischen Form der Befindlichkeit suchte. Sie starb am 18. September 1973 im Krankenhaus. Bei der Trauerfeier sprach Palucca die Abschiedsworte.[4] Im selben Jahr übernahm Pina Bausch die Leitung des Wuppertaler Tanztheaters (Müller, 1986).

Isadora Duncan (1877–1927)

Isadora Duncan wurde 1877 in San Francisco geboren. Die musikalische Begabung der Mutter und die Armut nach der Scheidung der Eltern veranlasste sie sehr früh dazu, durch Tanzunterricht zum Lebensunterhalt beizutragen. Beeinflusst von dem Franzosen François Delsarte suchte sie nach Natürlichkeit in der Bewegung und in Anlehnung an die griechische Antike die Verbindung von verschiedenen künstlerischen Ansätzen wie Musik, Literatur und Tanz. Die fehlende berufliche Perspektive in den USA führte sie zusammen mit ihrer Mutter und ihren Geschwistern 1899 nach Europa. Sie verwendete keine für den Tanz speziell entwickelte Musikliteratur, sondern Musik, mit denen sie ihre innere Stimmung interpretieren konnte. 1902 gelang ihr in Budapest und München der künstlerische Durchbruch. Sie traf auf ein Publikum, das offen war für die Befreiung aus den sinnentleerten, starren Formen des Balletts hin zur Verkörperung einer neuen Natürlichkeit. Wenn sich der Mensch durch den Tanz (als Ausdruck des inneren Willens) aus den zivilisatorischen Fesseln befreit, findet er den Anschluss an den Urrhythmus der Natur. Sie suchte also nicht nur eine Einheit des Menschen, sondern eine Einheit von Körper, Natur und Kosmos. So wie man im Jugendstil

4 *Mary Wigman Archiv*. Lebenslauf. https://www.sk-kultur.de/tanz/wigman/seiten/lebenslauf.html (25.03.2013).

durch fließende Formen Veränderung symbolisieren wollte, stellte Duncan dies durch fließende Bewegungen mit fließenden Kleidern dar (Jeschke, 1990; Bode, 1994).

Sie sah den Solarplexus als Ursprung der Bewegung. Anstatt, wie im Ballett, die Füße anzuheben, hebt sich der Oberkörper, bis die Füße schließlich nachkommen müssen. Sie strebte nach einem körperlichen Ausdruck der Gedanken und Gefühle. Und diese mussten aus dem Tänzer selbst kommen und durften ihm nicht aufgezwungen werden (Berger et al., 2007).

1904 gründete Duncan in Berlin ihre erste Schule, mit der sie später nach Darmstadt und dann auf das Schloss Klessheim bei Salzburg übersiedelte. 1936 wurde nach ihrem Tod das gesamte Institut in die Kaulbachstraße in München verlegt.

Sie war nicht an psychischen Vorgängen interessiert, stellte aber in ihrer Schule doch den Ausdruck der eigenen Person in den Mittelpunkt. Sie verfolgte eine romantische, mystische Weltsicht, in der durch wellenartige Bewegungen echte Gefühle entstehen sollten. Die deutsche Gymnastikbewegung, besonders die Rhythmische Gymnastik, hat Grundgedanken wie Bewegungsfluss, Bewegungsausdruck, einfache Grundformen der Bewegung und natürliche Bewegungen von Duncan aufgegriffen (Jeschke, 1990; Bode, 1994).

Auch wenn Duncan in ihren Tänzen eine Beschwingtheit vermitteln wollte, war ihr Leben doch von Dramen geprägt. Sie hatte immer wieder finanzielle Schwierigkeiten, ihre Beziehungen hielten nicht lange, zwei ihrer Kinder starben bei einem Autounfall und eins kurz nach der Geburt. Auch ihr Leben fand ein dramatisches Ende. Als sie mit einem Begleiter in einem offenen Wagen in Nizza spazieren fuhr, verfing sich ihr langer roter Seidenschal in den Radspeichen des Sportwagens und brach ihr das Genick. Sie verstarb noch am Unfallort (Wunderlich, 2004).

2.4.2 Modern Dance

Genauso wie sich in Europa die Bewegungen und der Tanz aus starren Vorgaben befreiten, entwickelte sich in Amerika der Modern Dance, der sich ebenfalls von dem Formalismus des Balletts löste. Die deutsche Ausdruckstanzbewegung war wegweisend für den Modern Dance in Amerika und die Entwicklung des Tanztheaters wurde ab den 1970er Jahren in Deutschland maßgeblich durch Pina Bausch beeinflusst (zur gleichen Zeit entstanden die ersten tanztherapeutischen Angebote in Westdeutschland).

Martha Graham (1884–1991)

Martha Graham gilt als Begründerin des Modern Dance, der sich zeitgleich mit dem Ausdruckstanz entwickelte. Bereits ihr Vater beschäftigte sich als Arzt mit dem Einfluss der Bewegung auf die psychische Gesundheit. 1916 begann Graham mit einer klassischen Tanzausbildung an der Denishawn School in Los Angeles und schloss sich danach der Denishawn Company an. 1926 gründete sie in Manhattan die Martha Graham School of Contemporary Dance, aus der später die Martha Graham Dance Company hervorging (MacDonagh, 1973).

Sie traute sich, ihre Visionen durch misstönende, heftige, spastische und zitternde Bewegungen auszudrücken. Graham glaubte, dass dieser körperliche Ausdruck ein Ventil für das spirituelle und emotionale Unbewusste sei, das in anderen westlichen Tanzstilen völlig ignoriert werde. Einige der eindrucksvollsten und berühmtesten Choreografien von Graham umfassen *Frontier, Appalachian Spring, Seraphic Dialogue* und *Lamentation*. Alle diese Arbeiten haben sich des Grundsatzes von Delsartes Spannung und Entspannung bedient. Die Tanzbewegung entsteht im Inneren des Körpers, der durch *contraction* angespannt wird, von da aus strahlt sie in die Peripherie, wo die Entspannung, der *release*, erfolgt.[5]

Merce Cunningham (1919–2009)

Merce Cunningham zog 1939, noch vor Abschluss seines Tanzstudiums, von Seattle nach New York und übernahm zahlreiche Solistenrollen an der Martha Graham Dance Company. Nach seinem Ansatz kann jede beliebige Bewegung jeder anderen beliebigen folgen – alles ist erlaubt. Die Nutzung des Zufalls befreite Cunningham von den Einschränkungen der Gewohnheit und der Intuition und eröffnete Bewegungsmöglichkeiten, die er anders nicht gefunden hätte. Zur Entwicklung eines Bewegungsablaufs begann er mit einer Bewegung, setzte die zweite dazu usw. Die Bewegungen selbst bestimmen die Struktur seiner Tänze und nicht die Erzählung oder die Musik. In der Zusammenarbeit mit seinem Partner und Musiker John Cage löste er sich von den Zwängen der Musikvorgaben und nutzte sie als rhythmische Struktur, die immer wieder leichte Veränderungen der Bewegung zulässt. Beide wünschten sich, die Natur in ihrer Wirkungsweise zu imitieren.

---

5 *Biography*. Martha Graham. http://www.biography.com/people/martha-graham-9317723 (07.10.2013).

1953 gründete er die Merce-Cunningham-Company, für die John Cage und David Tudor die Musik schrieben. Bis ins hohe Alter unterrichtete er Tanz (Copeland, 2004).

All diese KünstlerInnen haben mit unterschiedlichen Schwerpunkten den Körper als Träger innerer Befindlichkeiten und als Ausdrucksmedium psychischer und emotionaler Verfassungen sowie als Wert an sich gesehen und nicht wie im Ballett als Medium zur Darstellung idealer Formen. Ohne diese Befreiung und Rückbesinnung auf das Ursprüngliche des Tanzes wäre die Entstehung einer Therapieform, die den Tanz als nonverbales Ausdrucks- und Informationsmedium verwendet, nicht denkbar gewesen. Sie haben damit die Grundlage für das tanztherapeutische Verständnis von Bewegung und Menschsein geschaffen.

3 Die Begründerinnen der Tanztherapie

In den 1940er und 1950er Jahren entwickelte sich die Tanztherapie zunächst unabhängig voneinander an der Ost- und Westküste der Vereinigten Staaten. Es ist bezeichnend für die Tanztherapie, dass sie nicht wie viele andere Therapierichtungen eine Begründerin oder einen Begründer hat, sondern viele Frauen sich vom Tanz und der Tanzpädagogik in die therapeutische Richtung bewegten und erst allmählich voneinander erfuhren. So werden als Pionierinnen an der Ostküste der USA Marian Chace, Blanche Evan und Liljan Espenak genannt und an der Westküste Mary Whitehouse, Trudi Schoop und Alma Hawkins (Levy, 2005).

3.1 Marian Chace (1896–1970)

Marian Chace gilt als eine der wichtigsten Wegbereiterinnen der Tanztherapie. Sie ist die Grande Dame der Tanztherapie. Zusätzlich zu ihrer Pionierarbeit mit psychiatrischen PatientInnen leistete sie wichtige Beiträge im Unterrichten und sie war Mentorin von zahlreichen führenden Tanztherapeutinnen. Somit ist der Einfluss von Chace auf die Tanztherapie noch heute groß.

Chace wurde am 31. Oktober 1896 in Providence, Rhode Island, geboren und zog für ein Kunststudium nach Washington, D. C. Aufgrund starker Rückenschmerzen infolge eines Tauchunfalls, wodurch ihr das Malen schwerfiel, empfahl ihr der Arzt Tanzunterricht zu nehmen, um die Rückenmuskulatur zu stärken. Dabei stellte sie fest, dass für sie diese Kunstform eine ganz natürliche Form der Kommunikation war. Sie lernte Ausdruckstanz an der Wigman Schule bei Anja Holm und Louise Kloepper sowie Modern Dance unter anderem bei Martha Graham. In ihren späten Zwanzigern wurde sie Mitglied der Denishawn-

Tanzkompanie in New York. Dort traf sie Lester Shafer, der ebenfalls Tänzer in der Kompanie war und den sie 1924 heiratete. Nach der Geburt ihrer Tochter gingen sie zurück nach Washington, D.C., kehrten aber 1927 für drei Jahre in die Denishawn Company zurück. 1930 eröffnete sie eine Zweigstelle der Denishawn-Schule in Washington, D.C. Shafer ging nach einiger Zeit zurück nach New York und die Ehe wurde 1938 geschieden.[6]

Chace interessierte sich vor allem für Gruppeninteraktionen und die Darstellung von Problemen.

> »I grew interested in the action and interaction of people who were awkward, lacking in ability to move with rhythm and with efficient coordination. I became interested in what they found in group dance action to help them feel at ease« (Chace, zit. n. H. Chaiklin, 1975, S. 7).

Sie stellte fest, dass eine beachtliche Anzahl ihrer SchülerInnen nicht kam, um professionelle TänzerInnen zu werden, sondern um durch Bewegungen ihre Gefühle auszudrücken. Andere, die während eines Gesprächs sehr schüchtern waren, bewegten sich sehr aggressiv. Sie waren oft unbeholfen und langsam im Unterricht, was sie aber nicht davon abhielt, regelmäßig zu erscheinen. Chace war zunächst über ihre Lernschwierigkeiten und ihr anhaltendes Interesse am Tanz verblüfft. Alle schienen etwas zu suchen, was ihnen helfen könnte, eine Beziehung zu ihrer Umwelt aufzubauen. Sie stellte fest, dass viele ihrer SchülerInnen überhaupt nicht am Tanz als Kunst interessiert waren. Deshalb unterschied sie in ihrer Arbeit klar zwischen denjenigen, die Tanz als Kunstform erlernen wollten, und denjenigen, die tanzten, um ihren Körper besser kennenzulernen und ihrem Bedürfnis nach Kommunikation nachzukommen. Chace gelang es, die Tanzstunden so zu strukturieren, dass diese SchülerInnen allmählich mehr Selbstvertrauen entwickeln konnten. Ihre vielseitigen Tanzkenntnisse waren die Grundlage für die Entwicklung ihrer Methode, die ein breit gefächertes Bewegungsrepertoire voraussetzt. »I think of the whole time in the 1930s for me as one of intense absorption in learning about non-verbal communication« (ebd., S. 16).

Obwohl Chace sich ursprünglich in erster Linie den Aufführungen widmete, nahm ihr Interesse am Tanzunterricht mit der Zeit immer weiter zu. So dehnte

6 ADTA (American Dance Therapy Association). (2016). Marian Chace: Dancer & Pioneer Dance Therapist. Committed to dignity and compassion for those in state institutions. https://adta.org/marian-chace-biography/ (27.05.2016).

sie ihren Unterricht auf die Arbeit mit Kindern aus geschiedenen Familien, Jugendlichen in Erziehungsheimen und psychiatrischen PatientInnen aus, die von PsychiaterInnen und PsychologInnen an sie überwiesen wurden. Ende der 1930er Jahre sollte sie eine »Tanzklinik« in der D. C. Medical Society gründen, was sie aber ablehnte. Sie hatte zu der Zeit das Gefühl, dass eine Klinik einer Ausbeutung des Tanzes gleichkäme und nicht eine andere Anwendungsform von Tanz bedeute (H. Chaiklin, 1975).

Chace gab zehnwöchige LehrerInnenfortbildungen in – wie sie es nannte – rhythmischer Bewegung für verhaltensauffällige Kinder an Grundschulen des Districts of Columbia. Nach drei Jahren stellte sie diese Fortbildungen ein, weil sie 1942 gebeten wurde, am St. Elisabeth's Hospital in Washington, D. C. ein Tanzprogramm für psychisch kranke PatientInnen zu leiten, an dem sie schließlich über 20 Jahre lang tätig war. »We still did not call it dance therapy. We spoke of it only as dance for communication« (Chace, zit. n. H. Chaiklin, 1975, S. 12).

Sie nannte ihre Arbeit »Tanz als Kommunikation«. 1947 wurde sie die erste Vollzeittanztherapeutin und entwickelte in den folgenden Jahren ihre Konzeption der Tanztherapie. Ab Mitte der 1950er Jahre arbeitete sie nur noch in der Chestnut Lodge, einer geschlossenen Abteilung des St. Elisabeth's Hospitals. Es war eine legendäre Abteilung, in der viele fortschrittliche TherapeutInnen wie Frieda Fromm-Reichmann und Harry Sullivan innovative Ansätze in die Psychiatrie einbrachten. Drei Jahre studierte Chace unter anderem Allgemeine Psychiatrie bei Frieda Fromm-Reichmann an der Washington School of Psychiatry (ebd.).

Aufgrund der hohen Anzahl an traumatisierten Kriegsveteranen war man zu dieser Zeit am St. Elisabeth's Hospital sehr aufgeschlossen gegenüber neuen Therapiemöglichkeiten. Da Psychopharmaka noch nicht eingeführt waren, erlebte Chace die Patienten mit ihren seelischen Leiden, ihrer Aggressivität, Unruhe und ihrem spezifischen Bewegungsverhalten ohne den Einfluss sedierender Medikamente. Sie konnte ihr gesamtes Krankheitsbild erfassen und versuchen, die Patienten zu besänftigen und in kreative Bahnen zu lenken (ebd.).

> »We would walk into the unit, and as soon as you walk in, it's happening. Because you're noticing, what's the feel of the unit, what's the tenor? Is it tense or is it relaxed? Is it noisy? Are people talking to each other, are they isolated? At that time, you carried a big heavy record player, and records, and you set up your table with your record player, and you'd put on some music. Chace would always start with a waltz. She said the waltz is a good thing to start with because people don't have their own special memories of particular music. Waltzes are kind of bland, they can

> be boring, but nothing much more than that, and it's a good thing to start there. And so that's what she usually did« (S. Chaiklin, 2014).

Chace experimentierte während dieser Zeit auch mit der Wirkung der Musik auf PatientInnen und sang mit ihnen. Sie wurde von manchen sowohl Musiktherapeutin als auch Tanztherapeutin genannt, vielleicht in Hinblick auf ihre Denishawn-Ausbildung, bei der besonders die Musik hervorgehoben wird. St. Denis hatte eine »Musikvisualisierung« entwickelt, bei der die Qualitäten der Musik durch die Bewegung kommuniziert werden. Bei der Technik des Synchronic Orchesters stellt jeder Tänzer ein Instrument vom Orchester dar und bewegt sich, sobald dieses Instrument gespielt wird (Levy, 1988).

Man kann den Denishawn-Einfluss in mehreren anderen Aspekten von Chace' Tanztherapiearbeit sehen. So setzte sie zum Beispiel ihre Kenntnisse von Volkstanz und Tanzstrukturen (wie z. B. der Kreis) ein, um die soziale Interaktion ihrer PatientInnen zu fördern. Außerdem wurde ihre Denishawn-Ausbildung für die Produktion und Aufführung des *Hotel St. Elizabeth* gebraucht, eine von den PatientInnen selbst geschriebene und produzierte Satire über das Leben in der Psychiatrie (H. Chaiklin, 1975).

In den frühen 1960ern gründete Chace an der Turtle Bay Music School in New York ein Ausbildungsprogramm für TanztherapeutInnen. Bald danach begann sie, ihre Ideen und Methoden auch in Israel zu verbreiten.

Chace arbeitete am St. Elizabeth's Hospital, bis sie am 31. Oktober 1966 gesetzlich gezwungen wurde, in Rente zu gehen. Dies hielt sie aber nicht davon ab, bis zu ihrem Tod 1970 im Alter von 74 noch Vollzeit in der Chestnut Lodge tanztherapeutisch tätig zu sein. Sie hinterließ die Kunst, Tanz als direktes Kommunikationsmittel und unmittelbare Ausdrucks- und Interaktionsform für jene anzubieten, die anders nicht erreicht werden können. Sie vermachte uns auch eine einzigartige Gruppenpsychotherapie, ein zusammenhängendes, vollständiges und in sich abgeschlossenes Behandlungssystem, das kreativ verbale und nonverbale Methoden integriert (siehe hierzu auch Kapitel 8.7), auch wenn sie selbst nur fragmentarisch über ihre Arbeit geschrieben hat (ebd.). Aus diesem Grund sollte die Chace-Methode zur Grundausrüstung einer jeden Tanztherapeutin gehören. Auch wenn diese Methode in ihrer Beschreibung und im Gedankengut einfach erscheint, so ist ihre Anwendung doch höchst komplex und verlangt von der Tanztherapeutin ständige, sensible und höchste Aufmerksamkeit, die Fähigkeit zur Expression auf allen Ausdruckskanälen (Körper, Stimme, Sprache) und ein großes Bewegungsrepertoire.

Um die Entwicklung dieser neuen Therapieform voranzutreiben, versammelten sich um sie sowohl ihre Schülerinnen als auch andere Tänzerinnen, die begonnen hatten, Tanz für therapeutische Zwecke zu nutzen. Chace wurde somit 1965 bis 1966 zur treibenden Kraft bei der Gründung der American Dance Therapy Association (ADTA). 1966 wurde sie ihre erste Präsidentin (ebd.).

3.2 Trudi Schoop (1903–1999)

> »[I]ch möchte für uns alle wünschen, daß wir, anstatt das Leben zu erleiden, das Leben tanzen – gestalten.«
>
> *Trudi Schoop (1991, S. 122)*

Trudi Schoop wurde am 9. Oktober 1903 in Zürich geboren. Sie kam aus einer wohlhabenden, künstlerischen Familie, erhielt aber zunächst keine Tanzausbildung. Ihre freidenkerische Erziehung stand im extremen Gegensatz zu den strengen Vorschriften und Regeln der Züricher Schulen. Ihre Eltern waren eher unkonventionell und weltoffenen und legten damit den Grundstein für ihren kreativen Lebensweg. Auch ihre drei Geschwister schlugen eine künstlerische Laufbahn ein. Bereits mit zwölf Jahren war sie entschlossen, Schauspielerin zu werden. Umso schwerer fiel es Schoop, sich ins reguläre, strikte Schulsystem einzufügen, was dazu führte, dass Schoop Ängste und Zwänge entwickelte. Um diese zu bewältigen, schloss sie sich im Musikzimmer ein und improvisierte Bewegungen zur Musik. Über die Improvisation gelang sie zur Gestaltung: »Man beginnt die Fantasien zu meistern, *man ist nicht mehr von der Fantasie besessen – man besitzt Fantasie*« (Schoop & Mitchel, 1974, S. 12). Durch diese Erfahrungen än derte sich ihr Berufswunsch und sie wollte von nun an Tänzerin werden. Dieses Ziel verfolgte sie zunächst autodidaktisch, bis sie schließlich mit einer Tanzausbildung begann (ebd.).

Mit ihren Tänzen stellte sie eigene Ideen und Gefühle dar und konnte dadurch ihre Ängste externalisieren. Diese Erfahrung nutzte sie später für ihre Arbeit als Tanztherapeutin mit PatientInnen. Obwohl Schoop zunächst keine Tanzstunden erhielt, hatte sie das Talent, eigene Tänze und Choreografien zu entwickeln. Mithilfe ihres Vaters mietete sie bereits im Alter von 16 Jahren einen großen Raum, engagierte einen Pianisten und übte eigene Tanzschritte ein (ebd.).

Mit 17 Jahren trat sie im Pfauentheater ihrer Heimatstadt das erste Mal in einer Solodarbietung auf. Zu ihrer Verwunderung lachten die Leute über ihre Tänze (C. Willke, 1991b).

TänzerInnen wie Mary Wigman, Rudolph von Laban und Emile Jaques-Dalcroze waren zu dieser Zeit auf der Suche nach neuen Tanzformen, um den strengen Vorgaben des Balletts zu entkommen. Schoop nahm bei Ellen Tells, einer Schülerin Isadora Duncans, Tanzstunden, während sie erfolgreich in der Schweiz und in Deutschland auftrat. Nach dem Tod ihres Vaters kehrte Schoop 1924 aus Deutschland in die Schweiz zurück und eröffnete in Zürich eine Schule für artistischen Tanz (S. Chaiklin, 2005; Schoop & Mitchell, 1974; C. Willke, 1991b).

Während ihrer Zeit als Tanzlehrerin begeisterte sie sich besonders für Gesten, Haltungen und Gesichtsausdrücke sowie den Ausdruck von Konflikten im Körper und in Bewegungen. Ein Patient mit der Krankheit Schizophrenie rief dieses Interesse erstmals in ihr hervor (S. Chaiklin, 2005; Schoop & Mitchell, 1974).

Schoop wurde vor allem für ihre Pantomimen berühmt, mit denen sie die menschlichen Eigenarten komödiantisch darstellte. Die Musik für ihre Stücke komponierte ihr Bruder Paul. Um dem aufsteigenden Naziregime in den späten 1920ern etwas entgegenzusetzen, führte sie mit anderen KünstlerInnen in dem Avantgarde-Café Die Katakombe in Berlin Solostücke auf – eine Erfahrung, die ihr späteres künstlerisches Leben stark beeinflusste (S. Chaiklin, 2005; Schoop & Mitchell, 1974).

1929 heiratete sie Hans Wickihalder, den Besitzer des Corso-Theaters; die Ehe blieb kinderlos. Mit der Unterstützung ihres Ehemanns konnte sie ein Ensemble gründen, das aus AkrobatInnen, BalletttänzerInnen und MusicalkomödiantInnen bestand. 1932 führte Schoop beim Pariser Grand Concours Internationale de Chorégraphie gemeinsam mit ihren besten StudentInnen erstmals ihre Tanzkomödie *Fridolin en route* auf. Ihre pantomimische Darstellung des Fridolin, mit der sie die Überwindung ihrer eignen Ängste thematisierte, wurde von der Jury mit dem zweiten Platz belohnt (S. Chaiklin, 2005).

Trudi Schoop tourte mit ihrem Komischen Ballett erfolgreich durch Europa. Auf ihrer Tournee wurde der amerikanische Kunstmanager Sol Hurok auf sie aufmerksam, der für sie zwischen 1937 und 1939 eine Tour durch die Vereinigten Staaten organisierte, auf der sie und ihr Ensemble in allen Städten gefeiert wurden. Wie schon in *Fridolin en route* wurden in ihren bekannten Stücken *Inseratenannahme, Die blonde Marie, Alles aus Liebe* und *Barbara* menschliche Themen behandelt (Schoop & Mitchel, 1974).

Mit Beginn des Zweiten Weltkriegs löste sich die Kompanie auf, sodass Schoop beschloss, zu ihrem Mann in die Schweiz zurückzukehren, wo sie dann im politischen Café Cornichon auftrat und im Pestalozzidorf mit Kriegswaisen arbeitete. Nach dem Krieg bildete sich ihre Truppe neu, mit der sie bis zu ihrer

Auflösung im Jahr 1947 durch Europa und Amerika tourte. Nach dem plötzlichen Tod ihres Mannes ließ sie sich 1951 im kalifornischen Van Nuys nieder (S. Chaiklin, 2005).

Obwohl Schoop keine psychologische oder klinische Ausbildung besaß, begann sie 1957 mit psychotischen PatientInnen in der großen psychiatrischen Klinik Camarillo Mental State Hospital in Los Angeles zu arbeiten. In ihrem Buch *Won't You Join the Dance?* (dt.: *... komm und tanz mit mir!*) (Schoop & Mitchell, 1974) schreibt sie auf humorvolle, aber gleichzeitig einfühlsame Weise über ihre Anfangsschwierigkeiten und all die Fehler, die sie während dieser Zeit machte. Trotz dieser Probleme gab sie nie auf, sondern versuchte es immer wieder von Neuem. Sie fühlte sich den schwerkranken PatientInnen mit ihren Psychosen und ihrer Sturheit verbunden, weil sie Schoop an sich selbst als Kind erinnerten, als sie sich ebenfalls in ihren seltsamen zwanghaften Ritualen gefangen fühlte. Bereits während ihrer künstlerischen Zeit in Europa beobachtete sie die alltäglichen Gesten und Haltungen von Menschen und imitierte diese in dem Glauben, dadurch ihren Gefühlszustand zu verstehen. Sie erkannte, dass einige Menschen, die nicht in der Lage waren, ihren Gefühlen verbal Ausdruck zu verleihen, dies nonverbal mithilfe ihres Körpers taten – der Körper fungierte als eine Art »Klatschbase«. Aus dieser Erkenntnis erarbeitete sie eine Technik, um mit psychotischen PatientInnen zu arbeiten. Der Tanz, so glaubte sie, befähige den Menschen dazu, sich mit der Realität der begrenzten Welt und gleichzeitig mit der transzendentalen Erfahrung aller Menschen in Zeit und Raum auseinanderzusetzen. Ganzheit entstand für sie nur durch die Integration der beiden Daseinsebenen Endlichkeit und Unendlichkeit (Schoop & Mitchell, 1974; S. Chaiklin, 2005; Schoop et al., 2000; Leventhal et al., 2016).

Trudi Schoop arbeitete mit keiner festgelegten Methode, sondern verließ sich auf ihre Intuition, ihr Menschenbild, ihren Glauben an den idealen Körper und ihre Erfahrungen, die sie während des Therapieprozesses machte, mit dem Ziel, die PatientInnen zu ihrer ganzheitlichen Identität zurückzuführen. Aspekte ihrer therapeutischen Arbeit, die sie aus dem Tanz ableitete, flossen in die allgemeine tanztherapeutische Tätigkeit mit ein:

Atmung: Anhand sogenannter »Wiederbelebungsübungen« versuchte Schoop, PatientInnen mit einer sehr flachen Atmung das Atmen neu zu vermitteln. Mithilfe von Atem- und Lautübungen sowie Assoziationen atmeten PatientInnen bewusster, tiefer und brachten ihre Atmung in einen rhythmischen Gleichklang.

Haltung: »Idealerweise wird die Art, wie wir uns halten, Bejahung unseres Wesens ausdrücken, sie realisiert eine funktionelle Haltung, eine neutrale, wache

Stellung, aus der heraus wir reagieren und handeln« (Schoop & Mitchel, 1974, S. 77). Durch zahlreiche Übungen am Boden korrigierte Schoop die Haltung ihrer PatientInnen. Diese machten so die Erfahrung, dass sich ihre innere Haltung in ihrer äußeren widerspiegelt und somit verändert werden kann. Indem die PatientInnen mit der eigenen Körperhaltung experimentierten, entwickelten sie eine harmonische Haltung.

Zentrum: »Es ist dieses Zentrum, das die körperliche und seelische Einheit ermöglicht« (ebd., S. 81). Ein gestörtes Wechselspiel von Bewegungen von und zur Mitte des Körpers liegt vor, wenn ein Mensch in seiner Mitte fixiert ist, sich nur peripher und zerfahren bewegt oder kein Gefühl für sein seelisches Zentrum hat, wie es bei vielen psychisch Kranken zu beobachten ist. Schoop nutzte Übungen des Anspannens und Loslassens der Mitte aus dem Modern Dance, um ein Gefühl für das Zentrum zu bekommen.

Spannung: Zur Erhaltung oder Wiedergewinnung psychophysischer Gesundheit muss der Mensch in der Lage sein, seinen Körper energetisch aufzuladen, das heißt anzuspannen, und wieder zu entladen, das heißt zu entspannen. Wenn sich Energie in einem Körperteil ansammelt, kommt es zu muskulären Verspannungen. Schoop fand durch Beobachtungen heraus, dass »wenn die symptomatische Verspannung gelockert werden kann, der sie verursachende Konflikt alle Chancen hat, sich zu lösen« (ebd., S. 90).

Rhythmus: Obwohl Schoop jeden Menschen in den Rhythmus des Geschehens eingebunden sah, stellte sie fest, dass es einigen PatientInnen schwerfiel, sich auf einen Rhythmus einzulassen. Aus diesem Grund machte sie die PatientInnen zunächst mit ihrem persönlichen Rhythmus vertraut, zum Beispiel mit dem Pulsschlag, den die PatientInnen in Bewegung und Ton umsetzen sollten. Der Ablauf war Folgender: langsam fanden die verschiedenen Schläge zu einem gemeinsamen Rhythmus zusammen, was durch eine Trommel als Metrum begleitet wurde, bis schließlich jeder Einzelne seinen eigenen Rhythmus in Synchronität mit der Gruppe tanzte (ebd.).

Raum: Jeder Mensch entwickelt ein eigenes Verständnis von dem ihn umgebenden Raum. So kann er als Bedrohung oder Geschenk erfahren werden. Für viele psychisch Kranke ist der Raum zum Feindbild geworden. Schoop ermutigte ihre PatientInnen, den Raum zu erobern, zu gestalten und zu »bevölkern«. Sie griff kleine Bewegungen der PatientInnen auf und verstärkte sie. Dazu nutzte sie zunächst nur einen begrenzten Raum – den eigenen Bewegungsraum, die Kinesphäre. Erst danach lud sie die PatientInnen ein, sich mehr und mehr auszubreiten und mehr Raum in der eigenen Kinesphäre einzunehmen (Schoop & Mitchel, 1974; Bender, 2014a).

Der Erfolg von Schoops Arbeiten lässt sich anhand ihrer jahrelangen Arbeit an psychiatrischen Krankenhäusern, einschließlich des Camarillo Mental State Hospitals, belegen (S. Chaiklin, 2005).

In den 1990er Jahren war sie wieder vermehrt in Europa als Dozentin tätig. Claudia Willke drehte zwei Filme über sie: den Dokumentarfilm *Komm, tanz mit mir* (1991a) über ihre tanztherapeutische Arbeit mit PatientInnen der Psychiatrie Münsterlingen und den Film *Die Eroberung der Leere* (1992), in dem es um ihr Leben geht.

Trudi Schoop starb am 14 Juli 1999 in Van Nuys, Kalifornien.

3.3 Mary Starks Whitehouse (1911–1979)

Mary Starks Whitehouse besuchte von 1929 bis 1933 das Wellesley College und graduierte in Tanz und Journalismus. Nach ihrem Studium ging sie 1936 nach Deutschland, um an der Wigman-Schule in Dresden zu studieren, an der sie einen pädagogischen Abschluss machte (Sullwold & Ramsay, 2007). Nur hier sah sie ihre Möglichkeit, den Tanz als Improvisations- und Kreativitätsprozess zu erfahren:

> »I had gone there, because nothing in America allowed concentration on dance without falling into the category of physical education. […] The Wigman training prepared me for a particular approach although I did not know it at the time; it made room for improvisation, placing value in the creativity of the people moving« (Whitehouse, 1979, S. 52).

Nach ihrer Rückkehr aus Deutschland nahm sie Unterricht an der Martha-Graham-School in New York, unterrichtete Tanz und arbeitete als Choreografin. Grahams Faszination für Mythologie und die menschliche Psyche weckten ihr Interesse an der Analytischen Psychologie Carl Gustav Jungs. Whitehouse stellte aber bald fest, dass sie für die künstlerische Arbeit nicht mehr naiv genug war, ihr war längst klar, dass der Ausdruckstanz und der Modern Dance die Welt weder verändern noch heilen würden (Sullwold & Ramsay, 2007; Whitehouse, 2007b).

Parallel zu dieser Verständniskrise ging ihre Ehe in die Brüche und sie musste zwei kleine Kinder versorgen. Mithilfe von Tanzstunden verdiente sie ihren Lebensunterhalt. Eine Therapie bei Hilde Kirsch in Los Angeles, einer Schülerin Jungs, brachte sie schließlich der Jung'schen Denkweise näher. Von Jungs Theorie beeindruckt begann sie, das tanzpädagogische Verständnis der Wigman-Schule mit den Prinzipien der Jung'schen Therapie zu verbinden. Aus einem Artikel von

Marian Chace erfuhr sie Anfang der 1950er Jahre, dass Trudi Schoop im Camarillo Krankenhaus mit psychisch kranken Menschen arbeitete. Auch wenn sie bisher noch kein theoretisches Konzept entwickelt hatte, spürte sie, dass sie sich von ihrem einstigen Tanzverständnis entfernt hatte. Für sie bedeutete Tanz die Entwicklung eines Produkts, was dann gewinnbringend aufgeführt wurde.

> »It was an important day when I discovered that I did not teach Dance. I taught People [...] it indicated a possibility that my primary interest might have to do with process not results, that it might not be art I was after but another kind of human development. Perhaps there was something in people that danced, a natural impulse, unformed and at first even fugitive. If I could find ways of releasing it, if I could come to grips with what interfered with and prevented its expression, I might find the beginning of what my discovery meant« (Whitehouse, 2007a S. 59).

Deswegen führte sie das Wort Bewegung für ihre Kurse ein. Whitehouse gab nach und nach die Tanzpädagogik auf und wendete sich der Selbsterfahrung zu, die sie während ihrer Arbeit mit »normal neurotischen« Menschen machte. Anders als Chace und Schoop, die die Tanztherapie in psychiatrischen Settings etabliert hatten, arbeitete sie primär im Einzelsetting mit Menschen, die zwar im Alltag funktionierten, aber dennoch unbewusste Anteile ihrer Persönlichkeit erforschen wollten. Für Whitehouse war die Emotion keine Ursache, sondern ein Symptom komplexer, meist unbewusster psychischer Vorgänge. Sie nannte ihren Ansatz zunächst »Movement in Depth«, um zu verdeutlichen, dass es hierbei sowohl um ein körperliches als auch seelisches Erleben geht. Die spontanen, neuen, aus dem Unbewussten kommenden Bewegungen verstand sie als wahrhafte Zeichen einer individuellen Realität in einem kollektiven Raum. Mit der Authentischen Bewegung, wie sie später genannt wurde, wurde der intuitive Improvisationsansatz von Mary Wigman in die Tanztherapie eingeführt. Whitehouse war überzeugt, dass der Mensch durch den Tanz seine eigene Seele berühre und dadurch zu mehr Freiheit und Freude gelange sowie die Fähigkeit entwickle, sich expressiv und kreativ auszudrücken. Für sie entstand eine authentische Reaktion nur dann, wenn man seinem Innersten zuhöre, sich der inneren Welt der Körperempfindungen öffne, auf sie achte und es zulasse, dass die inneren Bilder und Impulse zu symbolischen körperlichen Aktionen würden (Leventhal et al., 2016).

Mitte der 1960er Jahre begann sie, ihren Ansatz TanzpädagogInnen zu vermitteln. Sie wurde Fakultätsmitglied an der Universität von Kalifornien in Los Angeles (UCLA) und Gastdozentin an weiteren Universitäten in den USA. Zudem wurde sie Teil der »Human Potential«-Bewegung und gab in den 1960ern

Workshops am Esalen Institut in Kalifornien. In den 1970er Jahren leitete sie ein Trainingsprogramm für TanztherapeutInnen. Einige ihrer bekanntesten Schülerinnen waren unter anderem Janet Adler, Joan Chodorow, Joanna Harris, Marcia Leventhal und Linni Silberman-Diehl (Frieder, 2007).

Am C. G. Jung-Institut Zürich vertiefte sie ihr tiefenpsychologisches Wissen und hielt Vorträge über ihre Arbeit im Analytical Psychology Club in Los Angeles. Gegen Ende ihres Lebens erkrankte Whitehouse an Multipler Sklerose, was sie jedoch nicht davon abhielt, ihre Therapiesitzungen im Rollstuhl abzuhalten (Whitehouse, 2007b).[7]

3.4 Liljan Espenak (1905–1988)[8]

> »In einem gewissen Sinne müssen die späteren Therapeuten auch Tänzer sein, und damit meine ich, daß sie, so wie es Tänzer tun, fühlen müssen, daß mit Hilfe der Bewegungen, Gesten und Körperhaltung alle Emotionen erfahren, ausgedrückt und wahrgenommen werden können.«
>
> *Liljan Espenak (1985, S. IV)*

Liljan Espenak wurde am 25. Januar 1905 in Bergen, Norwegen, geboren. Bereits während ihrer Schulzeit bekam sie Ballettunterricht. 1920 verließ sie ihr Heimatland Norwegen und meldete sich am Gymnasium in Dresden an. Von 1922 bis 1924 studierte sie mit einem Ausbildungsstipendium bei Mary Wigman in Dresden Tanz und ging von 1924 bis ca. 1928 mit ihrer Tanzkompanie auf Tournee. Nach ihrem Abschluss bei Wigman unterrichtete sie bis 1934 selbst an der Schule. Zwei Jahre später machte sie ihren Magisterabschluss an der Universität Dresden. Zudem machte sie Anfang der 1930er Jahre ihren Abschluss in Physio-

---

7 Whitehouse, M. (2012). Mary Whitehouse Class [Video]. https://www.youtube.com/watch?v=J_W1rpjcxH0 (07.03.2017).

8 DiPalma unternahm große Anstrengungen, die Lebensdaten von Espenak für ihre Biografie *Liljan W. Espenak – Ihr Leben und Werk als Tanztherapeutin* (1996) zu ermitteln. Es ist die einzige ausführliche Biografie, die von Espenak vorliegt. Da Espenak selbst eher »kreativ« mit ihren Daten (einschließlich ihres Geburtsdatums) umging, ist es DiPalma schwergefallen, Lebensereignisse korrekt festzulegen. Daher stützte sie sich für ihre Biografie hauptsächlich auf amtliche Unterlagen und Interviews mit nahestehenden Menschen.

logie und Anatomie an der Hochschule für Leibesübung in Berlin und studierte bei Dalcroze Eurythmie sowie bei Mensendieck und Medau Gymnastik. In dieser Zeit leitete sie ihre eigene Schule in Berlin. Als die Nazis sie zwangen, ihre Schule zu schließen, emigrierte sie zunächst nach London, 1941 dann nach New York, wo sie Tanz bei der Young Women Christian Association (YWCA) und an der Wright Oral School für Gehörlose lehrte. Genau wie Marian Chace erkannte sie durch ihre Lehrtätigkeit die Verbindung zwischen Psyche und Bewegung. Von ihrer Beobachtung inspiriert begann sie in den 1950er Jahren eine dreijährige Ausbildung in Individualpsychologie am Alfred Adler Institut und lernte hier auch die Bioenergetik kennen. Als Mitglied des Instituts für Bioenergetische Analyse nahm sie viele Jahre bei Alexander Lowen an klinischen Seminaren teil. Eine Kooperation mit dem Alfred Adler Institut führte zu einer 15-jährigen Zusammenarbeit mit der Alfred Adler Mental Health Clinic (Espenak, 1985; Levy, 1988; Sternfeld Mertz, 1989; DiPalma, 1996). Zusammen mit dem Schauspieler Ewald Schilder leitete Espenak das King Smith Playhouse und gründete die Schauspielschule The Playhouse Studio. Die Namensänderung der Schule in The Espenak School for the Art of Movement zeigt ihre Entwicklung hin zur Tanztherapeutin. 1961 wurde sie Direktorin der Abteilung für Kreativtherapien am Institute for Mental Retardation am New York Medical College und unterrichtete dort über 20 Jahre lang Tanztherapie. Zeitgleich wurde ihr bewusst, dass sie mehr Wissen über die Tanztherapie erlangen musste, daraufhin begann sie 1961 eine Fachausbildung in Tanztherapie bei Marian Chace an der Turtle Bay Musikschule (Sternfeld Mertz, 1989; DiPalma, 1996).

Ihre ersten praktischen Erfahrungen als Therapeutin macht sie 1964 an der University Affiliated Mental Retardation Clinic des Flower and Fifth Avenue Hospitals in New York, wo sie zehn Jahre lang Dozentin war. Als Tanztherapeutin war sie zudem am Alfred Adler Mental Hygiene Clinic tätig (Levy, 2005).

> »In diesem Kontext übt Adlers Konzept der Behandlung der dreieinigen Existenz des Individuums den größten Einfluß aus: 1. Die Emotion ist die motivierende Kraft; 2. Der Verstand ordnet die Handlung; und 3. Der Körper führt sie aus. […] Diese Theorie bietet sich, da sie organische Funktionen mit Verstand und Körper verbindet, als Ausgangspunkt an, um psychologisches Denken in Beziehung zu setzen zu Körperfunktionen und besonders zu Ausdrucksbewegungen, also Tanz« (Espenak, 1985, S. 39).

In ihrem Postgraduierten-Programm für Psychomotorik und Tanztherapie am Mental Retardation Institute des New York Medical Colleges zeigte sie ihren StudentInnen Filme zu verschiedenen Tanzformen, um ihre Beobachtungsgabe zu schulen und die von ihr genannten vier grundlegenden Gefühle des Menschen zu betonen: Freude, Wut, Furcht und Zufriedenheit (Sternfeld Mertz, 1989; Espenak, 1985). Sie nutzte die Begriffe Tanztherapie und Psychomotorische Therapie wechselseitig. Mithilfe von Bewegungsdiagnoseinstrumenten beobachtete sie hierbei den Patienten, analysierte ihn psychophysisch und versuchte durch entsprechende Bewegungsinterventionen auf die Emotionen einen Einfluss auszuüben. In den strukturierten Bewegungsdiagnosetests untersuchte sie die folgenden Punkte:

1) *Ausmaß der dynamischen Antriebskraft (Energie):* Die Person schiebt einen Stuhl oder Tisch oder drückt sich mit den Händen gegen die Wand.
2) *Kontrolle der dynamischen Antriebskraft (Rhythmus):* Auf der Stelle gehend beschleunigt eine Person ihre Schritte bis zum Lauf, die Geschwindigkeit wird dann langsam wieder reduziert.
3) *Koordination (neuromuskuläre Funktionen):* Vom Vierfüßlergang kommt die Person in eine aufrechte Position.
4) *Ausdauer (Ertragen von Frustrationen):* Durch wiederholte Bewegungen soll die Entschlossenheit, eine Aufgabe auch unter Stress zu lösen, überprüft werden.
5) *Physisches Selbstvertrauen (Mut, Widerstreben, Angst):* Das Rückwärtsgehen, die Rolle vorwärts und rückwärts sowie das Fallen sollen Angst oder Mut deutlich machen.
6) *Körperbild (Selbstbild):* Auf Zehnspitzen, mit offenen Armen und erhobenem Kopf soll die Person durch den Raum gehen.
7) *Emotionale Verfassung:* Improvisationen zu den vier Grundgefühlen Wut, Freude, Zufriedenheit und Furcht vermitteln der Person einen Zugang zu ihren eigenen Gefühlen (Espenak, 1985).

Dieser Bewegungsdiagnosetest verdeutlicht Espenaks sportpädagogische Ausbildung. Er ist nie statistisch validiert worden und in der Tanztherapie weitgehend vergessen (DiPalma, 1996). In einem ihrer letzten Workshops lernte ich in den 1980er Jahren diesen Diagnosetest kennen. In dem 7. Test zur Erfassung des emotionalen Zustandes ließ Espenak dramatische klassische Musik laufen, die uns alle zu einer amüsierten Wigman'schen Übertreibung der Gefühle inspirierte, ohne jedoch eines der Gefühle zu spüren, was Espenak sehr verärgerte. Dies zeigte mir, dass die Gefühle, die durch eine bestimmte Musik erzeugt werden, auch immer generationsabhängig ist (siehe dazu auch Kapitel 7.6).

Auf ihrem Weg zur Tanztherapeutin waren für Espenak wie auch für viele andere Begründerinnen der Tanztherapie Wigmans kreativer Ansatz der Tanzimprovisation und Labans theoretische Struktur die wichtigsten Aspekte. Sie war davon überzeugt, dass die innere Kraft und Lebensenergie im Körper nur durch Mobilisierung aktiviert und so von Körperblockaden befreit gelöst werden könne ebenso wie Rigidität nur durch Bewegungsübungen und Improvisation gelöst werden könne (Leventhal et al., 2016).

> »Unbeabsichtigt zeigte diese Kombination der Tanztherapie zwei ihrer wichtigsten Facetten: die freie Improvisation des kreativen emotionalen Selbst und die organisierende Struktur, die notwendig ist, um die Emotionen zu nutzen und zu übertragen« (Espenak, 1979, S. 72; Übers. d. Verf.).

Espenak wusste um die Notwendigkeit der berufspolitischen Arbeit. Sie hatte das New Yorker Chapter der American Dance Therapy Association aktiv unterstützt und ihre StudentInnen angehalten, Mitglied im ADTA zu werden.

Wie so viele TanztherapeutInnen arbeitete sie bis zum Ende ihres Lebens. Bei einem Ehemaligentreffen des New York Medical Colleges erlitt sie während der Verteilung von Geschenken einen Schlaganfall, an dem sie einen Tag später, am 18. Dezember 1988, verstarb. Während sie der New York Public Library ihre Bücher vererbte, verwahrt die Liljan Espenak Collection ihre Fotos, Videos und Unterrichtsmaterialien.

3.5 Blanche Evan (1902–1982)

> »Honest improvisation is a direct route to the unconscious.«
>
> *Ruth Benov (1991, S. 192)*

Wie alle Pionierinnen der Tanztherapie begann auch Blanche Evan ihre Karriere als Tänzerin und Choreografin. Neben Dalcroze, Noverre, Stanislovski und Mensendieck war ihre Arbeit in den 1920ern sehr von Bird Larson, einem Vertreter des »natürlichen Tanzes« und expressiven Improvisationstanzes, beeinflusst. Sie beschäftigte sich auch mit ethnischen Tänzen, jedoch galt ihr Hauptinteresse der Tanzimprovisation als ein Medium, mit dem das kreative und emotionale Potenzial eines Menschen ausgedrückt werden kann (Levy, 2005).

In den späten 1940ern und frühen 1950ern spezialisierte sich Evan auf Kreativen Tanz mit Kindern. In dieser Zeit veröffentlichte sie zehn Artikel dazu (Evan, 1964).

Trotz ihrer reichhaltigen Erfahrung mit Kindern und ihrer Arbeit mit geistig behinderten Erwachsenen und psychotischen Kindern am Bellevue in den 1950ern interessierte sie sich vor allem für »Normalneurotiker«, die ihrer Ansicht nach in der modernen Gesellschaft den Kontakt zu ihrem Körper und ihren Gefühlen verloren hatten. Sie kritisierte zu jener Zeit, dass die Tanztherapie sich zu sehr auf die Arbeit mit psychotischen Menschen konzentriere (Levy, 2005).

Ihr Ansatz betont die Rückbesinnung auf das natürliche Potenzial der Ausdrucksbewegung und das Wiedererlangen der körperlichen Reaktionen auf Bewegung. Dadurch wird auch die dynamische Interaktion von Körper und Psyche mobilisiert.

Die Evan-Methode eignet sich als Primärtherapie für Personen, die über genügend Ichstärke verfügen, um sich auf eine tiefe Selbstexploration einzulassen.

Sie war überzeugt, dass

1) der Körper so ist, wie die Natur ihn gemacht hat,
2) das Individuum (auch das Kind) eine psychophysische Summe seiner persönlichen, familiären und sozialen Geschichte ist,
3) der Tanz (mit all seinen vitalen Elementen von Zeit, Raum, Dynamik, Körperbewegung und Inhalt) eine Quelle des Ausdrucks ist,
4) zunächst eine allgemeine, dann spezielle, sequenzielle und freie Körperarbeit (funktionale Techniken) für die Entwicklung von Stärke und Vielfalt notwendig ist und
5) es wichtig ist, die Fähigkeit zu entwickeln, frei und imaginativ zu improvisieren (Leventhal et al., 2016).

Die Einteilung der Sitzungen ist heute eine vertraute Form:

1) körperliches Aufwärmen
2) das Aufwärmen dient dem Loslassen von übermäßiger Körperspannung, um ihn für die Improvisation vorzubereiten
3) das Evan-System der Functional Technique: Hierunter verstand Evan funktionale Techniken, wie zum Beispiel Haltungsübungen, Koordination, Bewusstwerdung von Körperteilen oder Rhythmus, durch die anatomisch eine gesunde Körperhaltung erlangt und Blockaden im Bewegungsapparat gelöst werden.
4) Evans Improvisationstechniken können unterteilt werden in
   a) projektive Techniken (Darstellung von Tieren, Farben etc.),
   b) Sensibilisierung und Mobilisierung von Körperaktionen und
   c) vertiefende oder komplexe Improvisation.

3.6 Alma Hawkins (1904–1998)

Alma Hawkins wurde 1904 in Rolla, Missouri, geboren und erwarb zunächst einen Bachelor of Science in Leibeserziehung an der Universität Missouri. Ihr Interesse am Modernen Tanz wurde während ihres Studiums am Columbia Teachers College in New York City geweckt, wo sie unter anderem von Martha Graham und Doris Humphrey inspiriert wurde. Sie studierte daraufhin Tanz am Bennington College in Vermont und Colorado, während sie ihre Abschlüsse (M.A. und Ed. D.) an der Universität von Columbia machte (Campbell, 2015).

Von 1953 bis 1977 war Hawkins Direktorin des Tanzprogramms an der University of California Los Angeles (UCLA). Es gelang ihr 1962, einen eigenen Tanzfachbereich an der Universität der Schönen Künste der UCLA zu etablieren, der den Fachbereichen Kunst, Musik und Theater gleichgestellt war. 1967 gründete sie das West Coast Dance Film Archive, wo sie mithilfe einer Spende *Schwanensee* (getanzt von Margot Fonteyn und Rudolf Nureyev) – ihren ersten abendfüllenden Farbfilm – produzierte. Zudem produzierte sie einige Ausbildungsfilme, weil sie der Ansicht war, dass Tanz allein durch das Medium Film hinreichend verstanden, geschätzt und für die Nachwelt korrekt festgehalten werden könne. Mit einem Rockefeller-Stipendium baute sie das Graduate Dance Center auf, das als Modell für viele Tanzstudiengänge in den USA und England diente. Ende der 1970er Jahre hatten mehr als die Hälfte der DirektorInnen von Tanzstudiengängen in den Vereinigten Staaten und aus dem Ausland einen Abschluss von der UCLA (ebd.).

Nach ihrer tanzpädagogischen Arbeit begann sie Anfang der 1960er Jahre gemeinsam mit dem Psychiater Alfred Cannon am Neuropsychiatrischen Institut der UCLA tanztherapeutisch zu arbeiten (Levy, 2005). In Zusammenarbeit mit dem amerikanischen Tanztherapieverband ADTA gründete sie das Gremium der Tanztherapieausbilder (Council of Graduate Dance/Movement Therapy Educators) mit und wertete die Qualität der Studiengänge aus. Nach ihrer Pensionierung 1977 unterrichtete Hawkins über zehn Jahre am Tanzfachbereich der Santa Monica Universität, wo sie ihren Ansatz zur Kreativitätsförderung junger ChoreografInnen weiterverfolgte. Ihre Erfahrungen dokumentierte sie in ihrem letzten Buch *Moving from Within. A New Method for Dance Making* (1991).

Sie war der Ansicht, dass tiefe Verspannungen durch den Tanz ausgedrückt und gelöst werden könnten und somit die psychische Gesundheit gefördert werden könne. Durch den Körper nimmt der Mensch die ihn umgebenen Spannungen und Rhythmen wahr und nutzt den Körper als Instrument, um die Gefühlsreaktionen transzendent auszudrücken. Jede Person hat eine große Ressource an unentdecktem, kreativem Potenzial. Wird dieses Potenzial aufgedeckt, wird die Person dynamischer, gesünder und nimmt mehr am Leben teil (Hawkins, 1954; Leventhal et al., 2016).

Ihre Assistentin Marcia B. Leventhal beschreibt sie als eine zentrierte Frau mit sanfter Stimme, die einer Person direkt in die Augen schaue, wenn sie mit ihr spreche, und eine ruhige, fokussierte interpersonelle Atmosphäre erzeugen könne. Ihre Haltung sei klar und elegant gewesen (Leventhal et al., 2016).

Da sich ihre Veröffentlichungen hauptsächlich auf den Tanz und die Tanzausbildung bezogen (*Creating through Dance* [1988], *Dance. A Projection for the Future* [1968] und *Modern Dance in Higher Education* [1954]), wird sie als Pionierin der Tanztherapie häufig vergessen.

3.7 Franziska Boas (1902–1988)

Franziska Boas war die Jüngste von sechs Kindern des deutschen Anthropologen Franz Boas und seiner Frau Marie Krackowizer. 1923 erwarb sie einen Bachelorabschluss in Zoologie und Chemie am Barnard College der Columbia Universität in New York, wo ihr Vater von 1899 bis 1936 Professor für Anthropologie war. Während ihres Studiums belegte Boas Tanzkurse bei Bird Larson. Nach dem Abschluss studierte sie Zeichnen und Bildhauerei bei Robert Laurent und Boardman Robinson in New York. 1927 nahm sie Tanzunterricht bei Mary Wigman in Dresden. Ein Jahr später kehrte sie aus Deutschland zurück und heiratete den Arzt Nicholas Michelson, mit dem sie eine Tochter hatte. 1942 ließ sich das Paar scheiden.

1933 gründete sie die Boas School of Dance in New York, an der sie Kreativen Tanz und Improvisation unterrichtete. Zu ihren StudentInnen zählten unter anderem John Cage und Merce Cunningham. Ihr Ziel war es nicht, perfekte TänzerInnen zu schulen, sondern sie nutzte den Tanz zur Selbst- und Körpererfahrung. Sie versuchte soziale Barrieren zu überwinden, indem sie Menschen verschiedener Rassen zusammen tanzen ließ. Damit gehörte sie damals zu den Wenigen, die auch afro-amerikanische SchülerInnen aufnahm. Sie folgte der Denkrichtung ihres Vaters, der in der Anthropologie federführend den kulturellen Relativismus einführte. Als begabte Trommlerin begleitete sie ihre SchülerInnen auf dem als Wigman-Trommel bekannten Instrument. Es gab in ihrem Studio mehrere Percussioninstrumente, die sie zu den Improvisationen der SchülerInnen wechselweise einsetzte und auf denen auch ihre SchülerInnen spielen mussten. Von fortgeschrittenen TänzerInnen erwartete sie, dass sie ihre MitschülerInnen auf den Instrumenten begleiten konnten. Zudem war ihr wichtig, dass die TänzerInnen ein anatomisches Verständnis für ihren Körper erlangten, um Verletzungen zu vermeiden. Boas war überzeugt, dass Tanz nicht elitär, sondern für jeden zugänglich und inklusiv sein müsse. Ihren SchülerInnen half sie dabei, sich als einzigartiges, kreatives Wesen und wichtiges Mitglied in der Gesellschaft zu erfahren. 1944 gründete sie die Boas Summer School of Dance am Lake George in Bolton Landing, New York. Von 1947 bis 1949 reiste sie mit ihren Tanz- und Percussion-Performances durch die USA und hielt Vorlesungen über Tanz. Zwischen 1950 und 1965 arbeitete sie als Leiterin am Dance and Physical Education Department am Shorter College in Rome, Georgia, und gründete 1955 die Georgia Dance Association (Lindgren, 2005, 2006a; Boas, 1944).

In den 1940ern arbeitete Boas regelmäßig am Bellevue Hospital in New York und erprobte mit Laretta Bender die Tanztherapie in der Behandlung schizophrener Kinder. Sie nutzte die natürlichen Bewegungen ihrer Schützlinge und forderte sie auf, sich ihren natürlichen Impulsen hinzugeben und gemeinsam mit der Gruppe Darstellungsformen zu finden. Auf diese Weise konnte sie die Gruppe zum Ausdruck von Emotionen, zur Ich-Stärkung und zur Verbesserung der Gruppenintegrität therapeutisch nutzen (Lindgren, 2005, 2006b).

Bis zu ihrer frühzeitigen Pensionierung 1965 arbeitete Boas am Shorter College. Anschließend zog sie nach Sandisfield in Massachusetts, wo sie weiterhin Tanz unterrichtete. Mitte der 1980er Jahre erkrankte sie an Demenz und verstarb schließlich am 22. Dezember 1988 (Lindgren, 2005).

3.8 Gemeinsamkeiten und Unterschiede der Pionierinnen

Wie aus den Biografien ersichtlich ist die Tanztherapie als kreative Therapieform nicht am Schreibtisch entstanden, sondern durch die persönlichen Erfahrungen der Gründerinnen in der künstlerischen und/oder pädagogischen Auseinandersetzung mit dem Tanz. Viele eint der Verlust der Heimat (z.B. Schoop, Espenak, Bartenieff, Kestenberg), was deutlich macht, dass die Entstehung der Tanztherapie in den USA den politischen Wirren des 20. Jahrhunderts gezollt ist.

Bereits die Pionierinnen hatten erkannt, dass die Beteiligung der und die Strukturierung durch die Tanztherapeutin abhängig von den Ich-Strukturen der

PatientInnen ist. So arbeiteten Schoop und Chace mit ihren psychotischen PatientInnen wesentlich direktiver, beteiligten sich an der Bewegung und blieben im Hier und Jetzt. Whitehouse und Evan, die mit Menschen arbeiteten, die eine stabile Ich-Struktur aufwiesen, saßen dagegen am Rand des Raumes, um das Unbewusste ihrer KlientInnen zu erforschen, ohne dabei aktiv einzugreifen. Espenak wechselte zwischen beiden Ansätzen, je nach Klientel. Da sie aber alle sowohl einer anderen Zeit angehörten als auch zunächst tanzpädagogisch arbeiteten, waren sie direktiver als man dies heute bei TanztherapeutInnen sieht. So gibt es in dem Film *Tief ins Leben hinein* (1991c) mit Trudi Schoop eine Szene, wo sie einer Gruppe von psychisch kranken Menschen einen Tanz beibringen möchte (Willke, 1991b). Eine Patientin bildet mit den anderen keinen Kreis, sondern steht stattdessen in der Mitte des Kreises. Schoop schickt sie aus dem Kreis heraus und macht keine Versuche, sie zu integrieren. Auch als die Patientin an der Wand stehend bei der Vermittlung des Tanzes im Takt zur Musik mit den Füßen wippt, greift Schoop dies nicht auf, sondern lässt sie dort stehen. So etwas wäre nach unserem heutigen Verständnis der Tanztherapie ein großer therapeutischer Fehler.

Wenn man sich allerdings die Methodik in den Anfängen der Tanztherapie anschaut, so wird deutlich, dass sich bis heute nicht viel geändert hat. Verändert hat sich dagegen die Systematik und die Theorien, die heutigen TanztherapeutInnen zur Verfügung stehen.

Die frühe Tanztherapie auf einen Blick (Levy, 2005):

1) Aufwärmen
   a) Artikulation der Körperteile (Drehungen, Schwünge)
   b) rhythmische Bewegung, Erforschung und Spiele
   c) wiederholende Bewegungen
   d) Unterrichten basaler Bewegungsgesetze
   e) Einführung in einfache Tanzschritte
   f) Einsatz von Medien (Tücher, Bälle, Seile etc.)
   g) Entspannungs- und Atemtechniken
   h) Erforschung der Spannungsflusseigenschaften
   i) Erforschung polarer Bewegungsthemen
   j) Körperbewusstseinsübungen
   k) Haltungsexploration
   l) projektive Techniken
   m) Einsatz von Musik als Unterstützung oder Hintergrundmusik für die Bewegungsexploration

2) Ausdrucksbewegungen
   a) psychomotorisch freie Assoziation durch
      - ➢ Improvisation,
      - ➢ aktive Imagination,
      - ➢ Trauminterpretation,
      - ➢ Fantasieexploration,
      - ➢ Ausagieren von Kindheitserinnerungen,
      - ➢ projektive Techniken und
      - ➢ spontane Bewegungsinterpretation von Musik.
   b) Die Erforschung von Ambivalenzen und emotionalen Konflikten durch
      - ➢ Rollenspiel,
      - ➢ Erforschung von gegensätzlichen Bewegungsqualitäten (spontan oder choreografiert) und
      - ➢ choreografierte Gefühlserforschung.

3) Angewandte Tanzstile
   a) rhythmische Aktionen und Wiederholungen
   b) Verstärkung des Ausdrucks
   c) Improvisation
   d) choreografierte oder geplante Bewegungen
   e) Dramatisierung
   f) Volkstanz
   g) Modern Dance und Kreativer Tanz
   h) Ballett
   i) Standardtanz
   j) ethnische Tänze
   k) Erforschung der Antriebe (Variationen in Raum, Schwerkraft und Zeit)

4) TherapeutInnenverhalten
   a) Spiegeln der Gefühle des Patienten durch eine Bewegungsinteraktion
   b) nonverbal auf die Bedürfnisse des Patienten reagieren
   c) Improvisation
   d) spielerische Bewegungsdialoge durch die Entstehung von Spielen, Fantasien und szenischen Bewegungsinteraktionen
   e) verbale Narration und Reflektieren der bewussten und unbewussten Gedanken und Gefühle des Patienten

- f) beobachten, zuhören und Schwerpunkte setzen
- g) Unterrichten von Bewegung
- h) den Patienten durch sein persönliches und das kollektive Unbewusste begleiten

5) Verbalisierung wurde eingesetzt, um
- a) Gedanken und Gefühle herauszulocken,
- b) die Einsicht des Patienten zu unterstützen,
- c) Gedanken und Gefühle während der Bewegung zu benennen,
- d) den psychophysischen Prozess mit Reflexion und Narration zu begleiten,
- e) den Körper in der Stille und in der Aktion zu identifizieren – Benennung von Körperteilen und ihren Aktionen,
- f) Bewegung zu unterstützen sowie
- g) zu interpretieren und integrieren.

6) Gruppentanztherapietechniken
- a) Wechsel der Führung innerhalb der Therapiegruppe
- b) Veränderung der Gruppenkonstellation
  - ➢ Diaden und Triaden
  - ➢ Klein- und Großgruppen
  - ➢ individuelle Aktionen in der Gruppe
  - ➢ Kreisformation – mit und ohne Handhaltung
- c) Linienformationen
  - ➢ Unterstützung der rhythmischen Interaktion
  - ➢ Unterstützung empathischer Gruppeninteraktionen (verbal und nonverbal)
  - ➢ Unterstützung verschiedener Rollenbedürfnisse durch kontrolliertes Ausagieren
  - ➢ Rollenspiel

7) Musik und Rhythmus wurden eingesetzt, um
- a) die Gedanken und Gefühle des Patienten in Ausdrucksbewegung zu verwandeln,
- b) zur Selbstexploration zu ermutigen und sie zu unterstützen,
- c) Improvisation zu fördern,
- d) die Stimmung und Bedürfnisse des Patienten zu unterstützen,
- e) rhythmische Aktionen zu fördern,

f) zu motivieren und aktivieren,
g) eine emotionale Resonanz herzustellen sowie
h) Gefühle und Aktionen zu modulieren.

Vieles von diesen frühen Strukturen kommt auch heute in der Tanztherapie zum Einsatz.

4 Die zweite Tanztherapie-Generation in den USA

Während die erste Generation der Tanztherapeutinnen das kreative Potenzial des Tanzes auf die therapeutische Ebene hob und sich meist noch frei von komplexen Theorien sah[9], gab die zweite Generation den frühen Ansätzen der Tanztherapiepionierinnen ein theoretisches Gerüst und formulierte es weiter aus. In dieser Generation finden sich auch diejenigen, die ein Studium absolvierten und deren Interesse am Tanz nicht notwendigerweise der professionellen Arbeit als Tänzerin entsprang. Sie haben mit den Pionierinnen der Tanztherapie zusammengearbeitet und nicht nur von ihren inspirierenden Persönlichkeiten profitiert, sondern oft auch darunter gelitten. Aber sie haben das Erbe weitergetragen.

Es sollen hier nur einige wenige genannt werden, die entweder die theoretische Entwicklung der Tanztherapie erheblich prägten oder durch ihre Tätigkeiten in Europa Einfluss auf die deutsche Tanztherapieszene hatten.

In den Vereinigten Staaten ließ sich zu Beginn der Tanztherapie eine Teilung beobachten zwischen Ost-, angeführt von Marian Chace und ihren Schülerinnen, und Westküste, die sich aus den Nachfolgerinnen von Mary Whitehouse rekrutierten. So entwickelten die Schülerinnen die jeweilige Theorie weiter.

---

9 Während Schoop in ihrem Buch *Komm tanz mit mir* (1984) noch ganz ohne Quellenangaben auskommt, beziehen sich Chace in *Marian Chace – Her Papers* (1975) oder Espenak in *Tanztherapie. Durch kreativen Selbstausdruck Persönlichkeitsentwicklung* (1985) immerhin auf ein paar wenige Quellen.

4.1 Elisabeth Queyquep White (1928–2015) und Claire Schmais (1924–2015)

Elisabeth Queyquep White begann ihre Arbeit 1967 am Bronx State Hospital als Assistentin in der Familientherapieforschung bei Israel Zwerling. Gleichzeitig befand sie sich in der Laban-Bewegungsanalyse-Ausbildung bei Irmgard Bartenieff. Bald darauf kam Claire Schmais, die am Hunter College unterrichtete, hinzu. Beide studierten zusammen mit Bartenieff, belegten aber auch einen legendären Kurs bei Marian Chace. Schmais absolvierte noch ein einjähriges Praktikum bei Chace am St. Elisabeth's Hospital in Washington, D. C. Beide stellten also die Verbindung vom Chace-Ansatz zur Laban-Bewegungsanalyse her und hatten das Glück, in Zwerling einen großen Unterstützer für neue Therapieformen zu finden. Die Nachfrage nach Tanztherapietrainings stieg, sodass sie zunächst ein sechswöchiges Training für die PflegerInnen des Krankenhauses anboten. Ende der 1960er Jahre wurde White die Direktorin der ersten Tanztherapiestation. Das Krankenhaus hatte nun drei Vollzeit- und fünf Teilzeittanztherapeutinnen (Levy, 2005).

White und Schmais entwickelten eine Ausbildung, in der das Verständnis für individuelle Bewegungsstile, die Entwicklung von Bewegungsbeobachtungsfähigkeiten und gruppendynamische Aspekte vermittelt wurden. 1970 beantragten sie die Förderung eines Tanztherapiestudiums am Hunter College in New York. Alle Praktika sollten am Bronx State Hospital stattfinden (ebd.).

> »The contribution of Schmais and White in developing Laban Movement Analysis as a training tool marked a major attempt to make dance therapy into a professional, unique, complete and documental method of psychotherapy« (ebd., S. 121).

4.2 Sharon Chaiklin (*1934)

Sharon Chaiklin absolvierte ihr erstes Tanztraining am Sarah Lawrence College in New York. Sie wollte eigentlich Sozialarbeiterin werden.

> »Once you start moving in your body, there is nothing that separates you from yourself. It is you. To be able to move in ways that are unfamiliar to you begins to change the sense of who you are. I mean, to move through space really is a

very aggressive action and not everybody can do it comfortably« (S. Chaiklin, 2014).

Sharon Chaiklin kam 1964 an das St. Elisabeth's Hospital, in dem Marian Chace arbeitete, und wurde ihre Schülerin. Sie wurde bei der Gründung des amerikanischen Tanztherapieverbandes (ADTA) Vizepräsidentin und anschließend von 1968 bis 1972 Präsidentin. Mit ihrem Artikel »Dance Therapy« im *American Handbook of Psychiatry* war sie 1975 eine der Ersten, die eine theoretische Grundlage für die Tanztherapie legte (Lundberg, 1985). Anfang der 1970er Jahre war sie sehr bemüht, eine Brücke zwischen den Tanztherapeutinnen an der Ost- und Westküste zu schlagen. So wurde sie 1972 nach Kalifornien geschickt, um die Verständigung voranzutreiben. Sie selbst erlebte den Austausch als sehr bereichernd für ihre tanztherapeutische Arbeit. Später wurde sie auch Präsidentin der Marian Chace Foundation, wo sie bis heute den Vorsitz hält (Levy, 2005).

Bis zu den 1980er Jahren hatte sie bereits über zehn Jahre im Tanztherapieprogramm des Goucher Colleges in Baltimore unterrichtet. Zudem half sie zwischen 1980 und 1981 dabei, an der Universität von Haifa in Israel das erste Tanztherapieprogramm zu etablieren. Über 34 Jahre arbeitete sie hauptsächlich in psychiatrischen Krankenhäusern und in privater Praxis. Auf der ADTA-Konferenz ist sie jährlich als aktive Teilnehmerin zugegen.

4.3 Janet Adler (*1941)

Janet Adler setzte an der Westküste die Arbeit von Mary Whitehouse fort und entwickelte die Methode der Authentischen Bewegung stetig weiter. Adler arbeitete zunächst mit emotional gestörten Kindern. Ihr Film *Looking for me* (Bartlett & Brock, 1989) ist ein zeitloses tanztherapeutisches Dokument über ihre Arbeit mit einem kleinen autistischen Kind und wie sie mithilfe der Spiegelungstechnik Zugang zu diesem Kind gewinnt.

Sie arbeitete mit Kindern mit unterschiedlichen Diagnosen am Gallaudet College in Washington, D. C., mit psychotischen jungen Menschen am Austin Riggs Center in Stockbridge MA und mit autistischen Kindern am Western Psychiatric Institute und in der Klinik der University of Pittsburgh. Seit 1970 erforscht sie die Authentische Bewegung in Anwesenheit eines Zeugen. Während dieser Zeit erkannte sie eine tief greifende Ordnung zwischen dem Bewusstsein des Bewegers und dem Bewusstsein des Zeugen sowie in der Beziehung der beiden. Daraus entwickelte sie den Begriff des Inneren Zeugen (Adler, 2012). Sie gründete und leitete das Mary Starks Whitehouse Institute, das erste Institut, das sich ausschließlich mit der Authentischen Bewegung beschäftigte.[10]

Sie konzentrierte sich immer mehr auf die Beziehung zwischen der Authentischen Bewegung und den verschiedenen Bereichen der mystischen Texte und Tänze und der Praxis der Psychotherapie. In den 1980er Jahren produzierte sie den Film *Still Looking* (Adler, 1989) über ihre Arbeit in der Disziplin der Authentischen Bewegung. Ihre Form der Authentischen Bewegung entwickelte sich immer mehr hin zu einer spirituellen, transzendenten Erfahrung (Adler, 1996).

4.4 Joan Chodorow (*1937)

Auch Joan Chodorow führte an der Westküste der USA die Arbeit von Mary Whitehouse fort und entwickelte die Methode der Authentischen Bewegung hin zu einem therapeutischen Konzept. Sie ist Tanztherapeutin, Tänzerin und studierte Tanztherapie bei Schoop und Whitehouse. Als jungianische Analytikerin bleibt sie in ihrer Arbeit dem Jung'schen Ansatz verbunden (Pallasch, 2002).

Für Chodorow geht es bei der Authentischen Bewegung um das Auflösen der Grenzen des Egos, also um unbewusste Inhalte. Sie arbeitet häufig in Einzeltherapie, wo Analyse und Authentische Bewegung je nach Bedarf ineinanderfließen, das heißt, dass sie hier als Setting die dyadische Arbeit wählt. Der Klient bewegt sich in Anwesenheit der Therapeutin, seine jeweiligen Bewegungen werden anschließend besprochen und auf ihren unbewussten Inhalt hin analysiert. Der Klient bestimmt das Verhältnis zwischen verbalem Austausch und Authentischer Bewegung. Wie andere TanztherapeutInnen auch beobachtete sie, dass sich der Mensch erst seines Körpererlebens bewusst werden muss, um eine Erinnerungs- und Differenzierungsfähigkeit entwickeln zu können. Es entspricht dem Jung'schen Ansatz, nach einer Bewegungsphase auch kreative Medien zu nutzen. So lässt sich in einer Übergangsphase zwischen Bewegen und Sprechen mit Malen, Tonen, kreativem Schreiben etc. arbeiten. Die kognitive Integration des Erlebten ist für Chodorow von großer Bedeutung (Chodorow, 1999).

---

10 Discipline of Authentic Movement (2016). Janet Adler. http://disciplineofauthenticmovement.com/circles-of-four-faculty-janet-adler.html (01.03.2017).

4.5 Elaine V. Siegel (1928–2013)

Die Jüdin Elaine V. Siegel wurde 1928 in Berlin geboren. Ihre Mutter und sie überlebten als Einzige ihrer Familie das Nazi-Regime. Mit 18 Jahren ging Siegel in die Staaten, wo sie studierte und promovierte. Die Tanztherapie lernte sie bei Liljan Espenak und Marian Chace. Sie war diejenige, die die Methodik einer psychoanalytischen Tanztherapie entwickelte. Sie war Gründerin und Leiterin der tanztherapeutischen Abteilung am Suffolk Child Development Center und ließ sich am New Yorker psychoanalytischen Institut zur Psychoanalytikerin ausbilden. Von 1977 bis 1982 war sie Gastdozentin an der Antioch New England Graduate School und an mehreren weiteren Universitäten. 1981 war sie als Beraterin in der tanztherapeutischen Abteilung in Haifa, Israel, tätig. In ihren Büchern beschreibt sie ihre Synthese von Psychoanalyse und Tanztherapie (z. B. E. V. Siegel, 1997).

Von den frühen 1980ern bis in die späten 1990er Jahre lebte sie abwechselnd in der Schweiz und in den USA. Sie starb am 21. Dezember 2013 (Trautmann-Voigt, 2014).

4.6 Penny Lewis (1946–2003) und Susan Loman (*1952)

Penny Lewis und Susan Loman übernahmen zusammen mit der Anthropologin Janet Kestenberg Amighi und dem Psychologen und Psychotherapeuten Mark Sossin das Erbe von Judith Kestenberg (Kestenberg Amighi et al., 1999). Judith Kestenbergs beständige Arbeit in Eltern-Kind-Gruppen wurde zunächst von Lewis und dann von Loman an der Antioch University New England in Keene, New Hampshire, fortgeführt, sodass die tanztherapeutischen Elemente in die Unterstützung der Eltern und der Kinder miteinflossen. Loman war von 1987 bis 2017 Direktorin der Tanztherapieabteilung an der Antioch University New England in Keene, New Hampshire, und bildet zudem seit den 1990er Jahren viele TanztherapeutInnen in Europa (vor allem in Deutschland) im Kestenberg Movement Profile aus. Dieses differenzierte Bewegungsanalyseinstrument ermöglicht es TanztherapeutInnen, die psychophysische Ganzheit des Menschen zu erkennen und fundierte Interventionen anzubieten (Bender, 2014a).

4.7 Miriam Berger (*1934)

Miriam Berger hörte während ihres Studiums zum ersten Mal von der Tanztherapie und begann 1956 ein Tanztherapietraining bei Marian Chace am St. Elizabeth's Hospital. In ihrer Abschlussarbeit am Bard College befasste sie sich mit der Tanztherapie und verwendete als Erste den Begriff kinästhetische Empathie (Roskin Berger, 2010). Anfang der 1980er Jahre begann sie, die Tanztherapie aus Amerika zu »exportieren«. Sie unterrichtete zunächst zusammen mit Marcia Leventhal in Schweden, seit 1990 bestehen zudem Kooperationen mit den Niederlanden und der Tschechischen Republik. Von Sabine Trautmann-Voigt und Anna Pohlmann wurde sie nach Deutschland eingeladen und trat auf der ersten (und einzigen) Internationalen Tanztherapiekonferenz 1994 in Berlin als Keynote Speaker auf. 1995 konnte sie ein Internationales Panel auf der jährlichen ADTA-Konferenz durchsetzen, das seitdem mit großem Interesse von den KonferenzteilnehmerInnen angenommen wird (Levy, 2005).

5 Die BegründerInnen der Bewegungsanalyse

Die Tanztherapie ist ohne die Bewegungsanalyse nicht denkbar. In den Anfängen bot sie den Gründerinnen einen theoretischen Unterbau zu ihren kreativen Tätigkeiten und später wurde sie zur Basis des tanztherapeutischen Handelns, weil die Bewegungsanalyse mit psychischen und entwicklungspsychologischen Komponenten kombiniert wurde. Die TanztherapeutInnen berufen sich auf Rudolph von Laban (1981, 1988, 1989). Warren Lamb (1979), Irmgard Bartenieff (Bartenieff & Lewis, 1980) und Judith Kestenberg (Kestenberg Amighi et al., 1999) differenzierten seine Theorien weiter aus und setzten ihre eigenen Schwerpunkte.

5.1 Rudolph von Laban (1879–1958)

Rudolph Laban de Varaljà wurde am 15. Dezember 1879 in Pressburg/Poszony im damaligen österreichisch-ungarischen Kaiserreich, dem heutigen Bratislava (Tschechien) geboren. Später nannte er sich einfach Rudolph von Laban und nach seiner Emigration nach England Rudolf Laban. Seine Bewegungsanalyse ist die Grundlage für die tanztherapeutische Diagnostik (Bender, 2014a; Kennedy, 2014).

Anfang des 20. Jahrhundert absolvierte er ein Kunst-, Ballett- und Architekturstudium in Paris, Wien und München. Anschließend ging er 1911 nach München und begann, sich ganz dem Tanz zu widmen. Hier lernte er die Methoden von Dalcroze, Bode und Mensendieck kennen. Er gründete seine erste Tanzschule und entwickelte seine Idee von der rhythmischen Gymnastik, die auf natürlichen, organischen Körperbewegungen aufbaut. Mary Wigman schloss sich ihm an.

Laban errichtete 1913 eine Dependance seiner Münchner Tanzschule im schweizerischen Ascona auf dem Monte Verità (Müller & Stöckemann, 1993). Zusammen mit Wigman begann Laban, seine Vorstellungen von einer originären Bewegungskunst zu formen und zu formulieren, die für ihn aus dem natürlichen Impuls und Bedürfnis des Menschen erwächst. Nach der Formalisierung von Bewegung, etwa im klassischen Ballett, galt sein Interesse dem menschlichen Körper und seinen »natürlichen« Bewegungsmöglichkeiten. Er glaubte an den naturgegebenen Drang des Körpers, sich bewegen zu müssen. Es war seine Vision, dem zivilisationsgeschädigten Menschen durch einen alle sozialen Schichten überwindenden Tanz zu helfen. Sein Anliegen und Anspruch war es, zur elementaren Energie vorzudringen, die jeder in sich trägt. Er versuchte, die Gesetze des Tanzes aus der Bewegung heraus zu erforschen und konnte somit auf musikalische Elemente weitgehend verzichten. In seiner kosmologischen Weltanschauung, in der er die Bewegung als Ursprung allen Seins begriff und sie als Grundelement des Lebens interpretierte, existierte der Tanz als reines Abbild des Lebens. Die Konzentration auf die Bewegung entsprach seiner Forderung nach einer Emanzipation der Tanzkunst von anderen Künsten. Laban wollte den Menschen in seiner Ganzheit künstlerisch bilden. Seine Schule bot Kurse in Bewegungs-, Wort-, Ton- und Formkunst an. Der Unterricht in den einzelnen Bereichen war experimentell und geprägt von der Suche nach neuen, dem Menschen entsprechenden natürlichen Ausdrucksformen.

Mit Ausbruch des Ersten Weltkrieges 1914 befürchtete Laban, als ehemaliger Reserveoffizier eingezogen zu werden. So kehrte er nicht nach München zurück, sondern verlegte seine Schule nach Zürich. In dieser Zeit veröffentlichte er sein Hauptwerk *Die Welt des Tänzers* (1920). Nach Zwischenstationen in Stuttgart und Mannheim siedelte Laban 1922 nach Hamburg über, wo er den ersten Laien-Bewegungschor und das Kammertanztheater gründete. In den Jahren 1923 bis 1928 erfolgten zahlreiche Uraufführungen und Inszenierungen von Gruppenwerken und Balletten, die Laban nicht nur choreografierte, sondern in denen er häufig selbst die männliche Hauptrolle tanzte. Unter der Leitung ehemaliger MeisterschülerInnen gründete er die Laban-Schulen in Basel, Stuttgart, Hamburg, Budapest, Zagreb, Rom, Wien und Paris (Laban, 1989).

Labans erfolgreiche Tätigkeit in Deutschland fand 1936 ein jähes Ende: Er war im Zusammenhang mit den Olympischen Spielen 1936 – künstlerisch verblendet für die politische Bedeutung der Spiele – für alle Bewegungsinszenierungen zuständig. Als Verantwortlicher für die Choreografie machte er aus *Vom Taufwind und der neuen Freude* eine Freilichtaufführung mit 1.000 Mitwirkenden aus 60 verschiedene Bewegungschören aus über 30 europäischen Städten.

Zur Generalprobe waren 20.000 Gäste geladen, aber auch Vertreter der Naziregierung, die den enthusiastischen Beifall der Menge nicht teilten. Die eigentliche Aufführung wurde verboten und die Produktion abgesetzt. Laban war geächtet, das Regime erzwang die Schließung all seiner Schulen und er selbst wurde auf Schloss Banz bei Staffelberg verbannt. Seine Arbeit wurde als staatsfeindlich erklärt, weil sie nicht den nationalsozialistischen Werten entsprach. Im März 1937 emigrierte Laban nach Paris und im Januar 1938 nach England. Hier kam er wieder mit seinen Schülern Kurt Jooss, Sigurd Leeder und Lisa Ullmann zusammen (Müller & Stöckemann, 1993).

Um 1940 unterrichtete er an der Jooss-Leeder-Tanzschule in Dartington Hall die Kunst der Bewegung und Tanzgeschichte. In dieser Zeit konzentrierte sich Laban in seinen Forschungen auf die psychologischen Auswirkungen der Bewegung.

1942 wurde Laban gebeten, die Möglichkeit der Bewegungsnotation für industrielle Prozesse zu untersuchen. Eine langjährige Zusammenarbeit mit dem Industriellen F. C. Lawrence begann und Laban zog nach Manchester. Das gemeinsame Buch *Effort* erschien 1947 als Resultat dieser Verbindung.

Laban gründete 1946 mit Lisa Ullmann, seiner engen Begleiterin seit Vorkriegstagen, das Art of Movement Studio in Manchester, in dem sie später Direktorin wurde. Es war *das* Zentrum für Ausdruckstanz in England. Der Ausbildungsplan stützte sich auf Labans Lehre von den Raumharmonien und auf seine Theorien zur Entwicklung von Ausdrucksbewegungen durch Antriebsmuster. Das Studio übersiedelte 1953 nach Addlestone, Surrey, und wurde ein Jahr später in Laban Art of Movement Centre umbenannt, in dem Labans Bewegungsprinzipien unterrichtet wurden.

Laban betrieb in Zusammenarbeit mit Wigman kinetische Studien und erarbeitete darauf aufbauend seine Pädagogik des modernen erzieherischen Tanzes. Die Forschungserkenntnisse über menschliche Bewegung und seine Vision von den menschenbildenden Kräften des Tanzes wurden seinerzeit in England zur Grundlage für pädagogische, therapeutische und soziale Ziele und Konzepte. Laban betrachtete die Selbstkontrolle, die eng mit der Körperbewegung und den körperlichen Übungen verknüpft ist, als einen Weg zur Disziplin des Geistes. Jeder Mensch sollte die grundlegenden Techniken der Körperbewegung erlernen und sich ein eigenes Bewegungsrepertoire aneignen, mit dem Ziel, seine Persönlichkeit stärker und mit mehr Fantasie auszudrücken. Er bahnte den Weg für die heutige Tanzerziehung, den experimentellen, kreativen Tanz und die Tanztherapie. In seinem 1950 veröffentlichten Buch *Mastery of Movement* (*Die Kunst der Bewegung* [1988]) legt er ausführlich seine Erkenntnisse über die menschliche Bewegung dar.

5.2 Warren Lamb (1923–2014)

Warren Lamb wurde am 28. April 1923 in Wallasey, England, geboren. Mit 16 verließ er die Schule und ging zur Lloyd's Bank, wechselte aber sehr bald zur britischen Marine, bis er nach dem Krieg widerwillig in die Bank zurückkehrte. Durch seine zufällige Bekanntschaft 1946 mit Rudolph von Laban kam er zum Tanz und schrieb sich in Labans Art of Movement Studio in Manchester als Student ein. Er war von Labans System der Bewegungsnotation und der möglichen Anwendung für die Verhaltensanalyse beeindruckt. Drei Jahre studierte er am Art of Movement Studio in Manchester die Laban-Bewegungsanalyse und das Laban Lawrence Personal Effort Assessment, während er gleichzeitig –mittlerweile war er professioneller Tänzer – eng mit Laban an der Entwicklung einer Beurteilungsmethode von Bewegungsmustern in Produktionsprozessen arbeitete.

> »Industry from 9 to 11.30 I make observations from 7 interviews of candidates for job study technician position. I then went to the Studio [Art of Movement Studio] for Rehearsal which was really a run through of several ballets for the benefit of a man from Leeds University. I have never danced so shabbily. I knew I would but could do nothing about it: perhaps if I'd had a moment to relax I could have composed myself, but everyone pounced on me, hurried me while I undressed and rushed me into my position for the Stravinsky. Just to make the change-over from industry to dance is exhausting and difficult. When industry has meant 2 hours terrific observation concentration and dance requires as intense but a much varied sort of concentration, one or the other must suffer unless I'm superhuman« (Lambs Tagebuch, 15.10.1949, zit. n. McCaw, 2006, S. 54).

In Zusammenarbeit mit dem medizinischen Personal wandte er diese Beurteilungsmethode als diagnostisches Werkzeug an. 1952 machte er sich als Berater selbständig.

Kurz vor Labans Tod begann Lamb 1957 die Bewegungsantriebe und -formen zusammen zu untersuchen, weil er darin eine Komplettierung der Persönlichkeit sah (Davies, 2006). Lamb hielt sich bei der Notation an die Antriebszeichen und an die Einteilung von Raum, Schwerkraft und Zeit. Genauso wie die Antriebe in kämpferisch (direkt, stark, schnell) und nachgebend (indirekt, leicht, getragen) aufgeteilt sind, unterteilte er die Formveränderungen der Bewegung in die drei Flächen horizontal, vertikal und sagittal sowie in konkave (nach innen gewölbte) und konvexe (nach außen gewölbte) Gegensatzpaare. Dieses Schema übertrug er ebenfalls äquivalent vom Bewegungsfluss auf den Formfluss des Wachsens und

Schrumpfens (Lamb, 1979; Bender, 2014a). Im englischen Sprachraum (England und USA) wurden diese beiden Ansätze zur Effort-Shape-Theorie kombiniert (Dell, 1977).

Nach dem Tod Labans im Jahr 1958 arbeitete Lamb am Effort-/Shape-Konzept weiter und lehrte es einer Vielzahl von StudentInnen, einschließlich Irmgard Bartenieff und Judith Kestenberg. In seiner Hauptarbeit konzentrierte er sich jedoch auf die Entwicklung des Action Profiling, was er später aufgrund einer verlorenen juristischen Auseinandersetzung bezüglich des Namens in Movement Pattern Analysis (MPA) umbenannte (Davies, 2006; Bender, 2014a). Er analysierte die Entscheidungsfindung von ManagerInnen, um die Ressourcen derjenigen zu optimieren, die für die Bildung ausgewogener Führungsteams verantwortlich waren. Lamb beriet Firmen in 30 Ländern und wohnte zuletzt hauptsächlich in den USA, wo er 2002 die Bewegungen von Vladimir Putin und Politikern der US-Regierung analysierte.

Zusätzlich zu seinen Lehrtätigkeiten war er in vielen Vorständen zugegen, zum Beispiel im Laban Guild, am Labanotation Institute der Universität von Surrey, im Motus Humanus und im Center for Movement Education and Research.

Seine bekanntesten Bücher sind *Posture and Gesture* (1965) und *Body Code* (1979). 2012 erschien sein Buch *A Framework for Understanding Movement.* Eden Davies beschreibt sein Lebenswerk in *Beyond Dance. Laban's Legacy of Movement Analysis* (2006) und Dick McCaw (2006) fasst in *An Eye for Movement. Warren Lamb's Career in Movement Analysis* seine Schriften zusammen.

Warren Lamb starb am 21. Januar 2014 in seinem Haus in Claremont, Kalifornien.

5.3 Judith Kestenberg (1910–1999)

Judith Kestenberg wurde am 17. März 1910 als Judith Silberpfennig in Krakau, Polen, geboren. Sie wuchs in Tarnoff, Polen, auf. Aufgrund einer erheblichen angeborenen Rückenfehlstellung verbrachte sie viel Zeit in ärztlicher Behandlung. Sie wurde aus diesem Grund in den Turnunterricht geschickt, den sie sehr liebte; die Bewegungserfahrungen, die sie hier machte, verdichteten sich zu Tanzfantasien (Kestenberg, 1992).

In Tarnoff gab es ein Haus für Kriegswaisenkinder, das Kestenbergs Mutter betreute. Ihre Mutter erkannte, dass die Kleinkinder intensiver betreut werden mussten, sodass sie mit der finanziellen Unterstützung ihres Mannes für diese Kinder ein kleines Waisenhaus einrichtete, in dem die damals neun- bis zehnjährige

Kestenberg mit den Kindern spielte und erste Beobachtungen zum frühkindlichen Verhalten sammelte.

Bei Ausbruch des Ersten Weltkrieges floh ihre Familie nach Baden bei Wien. Deutsch hatte Kestenberg zuvor bereits von ihrer Kinderfrau gelernt. Ihr Vater war Geschäftsmann, seine Fabriken und Besitztümer wurden während des Krieges von den Deutschen enteignet. Anders als ihre älteren Geschwister ging Kestenberg nicht zur Schule, sondern wurde bis zu ihrem 14. Lebensjahr von ihrer Mutter unterrichtet (Kestenberg Amighi, 2007).

Nach der Schule begann Kestenberg ihr Medizinstudium in Wien, bei dem sie schnell ihr Interesse für Hirnanatomie und Neurologie entdeckte. Am Ende des Studiums trat sie eine Stelle in der Psychiatrie an und beschäftigte sich vertiefend mit Freud. Bereits zu dieser Zeit veröffentlichte sie etliche Artikel und Schriften, in denen sie sich fast ausschließlich mit dem Vergleich von histologischen Hirnbefunden mit den Symptomen der PatientInnen beschäftigte (Kestenberg, 1992). 1934 bewarb sie sich für eine psychoanalytische Ausbildung in Wien.

Da die Silberpfennigs Juden waren, wurde die nationalsozialistische Bedrohung für sie und ihre Familienangehörigen immer größer. Kestenberg lernte in dieser Zeit Margret Schoenberger (später Mahler) kennen, mit der sie sich mit dem Rorschach-Test beschäftigte. Sie entdeckten, dass Menschen, die sowohl ein Körperteil amputiert als auch einen nahen Menschen verloren hatten, keine oder nur kurze Phantomempfindungen hatten. Es schien diesen Menschen aufgrund des menschlichen Verlusts nicht möglich zu sein, den Verlust des Körperteils zu leugnen. Kestenberg erkannte darin die Bedeutung des Psychischen für die Veränderung des Körperschemas (ebd.).

Als Kestenberg realisierte, dass sie sowohl in Polen als auch in Österreich keine Chancen zum Praktizieren haben würde, bemühte sie sich um die Ausreise in die USA. Sie bekam einen Praktikumsplatz bei Paul Schilder und verließ im Juni 1937 Wien, um nach New York zu gehen; ihre Eltern sah sie nie wieder. Ihre Versuche, ihre Familie dazu zu überreden nachzukommen, scheiterten, weil sie von ihnen nicht ernst genommen wurde. Ihren Geschwistern gelang es noch, nach Amerika auszuwandern. Die frühen Verluste und Erfahrungen des Ersten Weltkrieges und die Zerstörung ihrer Familie durch den Holocaust führten dazu, dass sie sich später für die Kinder von Holocaustopfern engagierte (ebd.).

Kestenberg konzentrierte sich in den USA vermehrt auf die Kinderpsychiatrie. Sie lernte und arbeitete mit Margret Mahler, Marianne Kris, Phyllis Greenacre und Norvelle Lamar zusammen. Durch ihr Interesse an Gymnastik und Tanz und ihrer Bekanntschaft mit Maria Piscator, einer Tänzerin, Schauspiellehrerin und Autorin, kam sie mit Irmgard Bartenieff in New York und Warren Lamb in England in Kontakt, bei denen sie sieben Jahre die Laban-Bewegungsanalyse lernte (ebd.).

Ihre ersten Veröffentlichungen über Augenbewegungen waren der Beginn ihrer Studien und Publikationen zur Bewegung und das Ende ihrer neurologischen Arbeit. In ihrem ersten Vortrag in der New Yorker Psychoanalytischen Gesellschaft beschäftigte sie sich mit Fragen des Spannungsflusswechsels; ihre Darstellung wurde zum Vorläufer für ihre späteren Arbeiten (ebd.).

Erst später beschäftigte sich Kestenberg mit den Auswirkungen der traumatischen Erfahrungen von Holocaust-Überlebenden auf die nächste Generation. 1974 gründete sie mit ihrem Mann eine Gruppe, in der sie den Einfluss des Holocausts auf die zweite Generation psychoanalytisch untersuchten (Kestenberg, 1973, 1980, 1982). Ende der 1980er Jahre hielten sie und ihr Mann zu dem Thema Vorträge in Hannover und München.

1953 begann Kestenberg eine 20-jährige Langzeitstudie zu Bewegungsmustern von drei Kindern. Die Beobachtungen stellten die Grundlage für die Entwicklung des Kestenberg Movement Profiles (KMP) dar. In diesem Zusammenhang wurde die größte Anzahl an Bewegungsprofilen erstellt. Seitdem gehören regelmäßige Bewegungsbeobachtungen zu einem Teil der Forschung.

Das KMP wird eingesetzt, um Bewegungspräferenzen, Bewegungsentwicklung, kognitive Fähigkeiten und soziale Entwicklungen zu erkennen und interpersonale Dynamiken in Familien festzustellen. Die psychologischen Informationen, die über das KMP gewonnen werden, sind auf alle Altersgruppen anwendbar (Bender, 2014a).

Erst 1965 konnte das KMP an der Hampstead Clinic Nursery in London verifiziert werden. Hier brachte Kestenberg das Bewegungsprofil zum ersten Mal in Korrelation mit Anna Freuds Entwicklungsanalyse. Ihre Ergebnisse zeigte sie Marion North und Warren Lamb, die zu ähnlichen psychologischen Schlussfolgerungen gekommen waren wie sie. Später erstellte sie von blinden und tauben Kindern in den USA weitere Bewegungsanalysen und von 1968 bis 1970 wurden die Bewegungen von mehr als hundert Kindern im Alter zwischen zwei Monaten und sechs Jahren in Kibbutzims in Israel analysiert (Kestenberg, 1975, 1992). Sie begann ebenfalls am Laban Institut für Bewegungsanalyse zu unterrichten.

1972 gründete sie das Child Development Research Center, an dem Mutter-Kind-Interaktionen zur Prävention von Verhaltensauffälligkeiten analysiert wurden sowie ein Projekt zur Analyse und Einstimmung auf die Bewegung von Föten etabliert wurde, was bis heute existiert. Viele ihrer Bücher stammen aus dieser Zeit. In der Bibliothek der Florida Atlantic University sind Kestenbergs Artikel, Forschungen und Interviews archiviert (Kestenberg Amighi, 2007).

Susan Loman, eine langjährige Mitarbeiterin von Kestenberg am Center for Parents and Children, führte die Forschungen von Kestenberg zur Verbesserung der Kommunikation zwischen Eltern und Kind weiter, indem sie die Eltern für die Anpassung, Haltung, Atmung und weitere psychophysische Zusammenhänge sensibilisierte (Loman & Brandt, 1992).

Kestenberg starb am 16. Januar 1999 in Sands Point, New York.

5.4 Irmgard Bartenieff (1900–1981)

Irmgard Bartenieff wurde am 24. Februar 1900 in Berlin geboren. In ihren frühen Studien beschäftigte sie sich mit Kunst und Biologie. Von 1925 bis 1927 studierte sie in Würzburg und Berlin an einer Laban-Schule. Sie gründete die Tanzgruppe Romantisches Tanztheater Bartenieff, mit der sie bis 1932 in ganz Deutschland gastierte. Da ihr Ehemann Halbjude war, wanderte sie 1936 genau wie Kestenberg, Espenak und Schoop nach Amerika aus. In den Vereinigten Staaten wechselte ihr Interesse zur Physiotherapie, sodass sie bis 1953 als Chief Physical Therapist PoliopatientInnen im Willard Park Hospital in New York therapierte.

In den 1950er Jahren studierte Bartenieff den Sommer über wieder mit Laban in England, während sie das restliche Jahr über mit behinderten Kindern am Blythdale Hospital in Valhalla, New York, arbeitete. Durch ihr Studium mit Laban wurde ihr Interesse für Tanz neu geweckt und sie bot Klassen in der Effort/Shape-Theorie an der Turtle Bay Music School in New York an. Hier traf sie erstmals auf Marian Chace und nahm an ihren Kursen teil. Aus ihrer Arbeit mit PoliopatientInnen und professionellen TänzerInnen entwickelte sie die Bartenieff Fundamentals (Bartenieff & Lewis, 1980; Kennedy, 2014).

Mithilfe der Fundamentals werden die tief liegenden Energie-, Muskel- und Knochenverbindungen im Körper trainiert, die das Tanzen und Bewegen leichter, dynamischer, nachhaltiger und organischer machen. Sie basieren auf neurophysiologischen und anatomischen Kenntnissen, auf der Entwicklungsmotorik des Kindes und den Laban'schen Bewegungsprinzipien. Mit den Fundamentals »verlernt« der Körper alte ungünstige Bewegungsmuster *(repatterning)* und gewinnt Virtuosität und Ausdrucksstärke. Ziel ist es, effektive und körperlich verbundene Möglichkeiten der Bewegung zu finden. Der Körper wird wieder zu einer verbundenen Einheit. Der Schwerpunkt der Bartenieff Fundamentals liegt auf dem lebendigen Zusammenspiel von funktionaler und expressiver Bewegung, das heißt von inneren Körperverbindungen und der Ausdruckskraft des Körpers nach außen. Als Tänzerin, Choreografin und Physiotherapeutin brachte Bartenieff ihre eigenen Ansichten in die Laban-Bewegungsanalyse mit ein, indem sie die Wichtigkeit der inneren Körperverbindungen betonte, um Bewegung lebendig werden zu lassen (Bartenieff & Lewis, 1980).

Von 1964 bis 1966 arbeitete sie mit Alan Lomax, einem Anthropologen der Columbia University, und Forrestine Paulay an einem Projekt, das sich Choreoetrics nannte. Sie untersuchten die Korrelationen zwischen Tanzstilen und alltäglichen Bewegungen in verschiedenen Kulturen (Kennedy, 2014).

In den frühen 1960ern erforschte sie am Albert Einstein Medical College Hospital die nonverbale Kommunikation und Interaktion in Familien- und Gruppensitzungen und den Einsatz von expressiver Bewegung bei psychotischen PatientInnen. Mitte der 1960er Jahre wechselte sie mit ihrem Protegé, dem Psychiater Israel Zwerling, zum Bronx State Hospital, wo sie auf den Stationen die Laban-Bewegungsanalyse für Menschen mit schweren Entwicklungsrückständen therapeutisch modifizierte. Martha Davis, Elissa White und Claire Schmais arbeiteten bald mit Bartenieff zusammen, wodurch eine Verbindung zur Tanztherapie entstand (Levy, 2005).

1965 gründete sie zusammen mit Martha Davis und Forrestine Paulay das erste Effort/Shape-Trainingsprogramm am Dance Notation Bureau in New York. Von 1967 bis 1981 arbeitete und studierte sie eng mit Peggy Hackney zusammen. Sie initiierte 1973 das erste Zertifizierungsprogramm in der Laban-Bewegungsanalyse (Kennedy, 2014).

Im Alter von 78 Jahren gründete Bartenieff mit StudentInnen und KollegInnen das Laban Institute of Movement Studies in New York, an dem noch heute Certified Movement Analysts (CMA) aus aller Welt ausgebildet werden. Sie unterrichtete dort bis zu ihrem Tode 1981. Als Anerkennung für ihre Arbeit wurde das Institut kurz nach ihrem Tod in Laban/Bartenieff Institute of Movement Studies umbenannt. Ein Jahr vor ihrem Tod veröffentlichte sie das Buch *Body Movement. Coping with the Environment* (Bartenieff & Lewis, 1980).

6 Die Entwicklung in den USA

> »[T]he American Dance Therapy Association defines dance/movement therapy as the psychotherapeutic use of movement to further the emotional, cognitive, physical and social integration of the individual.«
>
> *ADTA*[11]

In den 1950er und 1960er Jahren arbeiteten die Gründerinnen der Tanztherapie getrennt voneinander: Marian Chace in Washington, D.C., Blanche Evan und Liljan Espenak in New York City, Alma Hawkins und Mary Whitehouse in Los Angeles und Trudi Schoop in Nordkalifornien. Um ihren eigenen gerade erst entstehenden Ansatz zu schützen, nahm sie keinen Kontakt mit den anderen auf. Als sowohl Marian Chace' Schülerinnen als auch andere TänzerInnen begannen, Tanz im therapeutischen Sinne anzuwenden, entstanden in Washington und New York, aber auch in Kalifornien Ideen zur Gründung eines Tanztherapieverbandes. Marian Chace war zunächst wenig angetan von der Idee. Als Claire Schmais 1961 die Gründung eines Verbandes vorschlug, lehnte sie dies kategorisch ab. 1964 änderten Sharon Chaiklin, Beth Kalish und Cathy Hamilton ihre Strategie, indem sie Chace erzählten, dass jemand einen Verband gründen wolle. Was sie nicht wussten: Genau dies wurde in New York mit einer Gruppe von Tanztherapeutinnen diskutiert. Daraufhin schrieb Chace an diese Gruppe: »It is interesting that the group of dance therapists in New York and those here are both feeling the need for an organization so intensely« (Schmais & Queyquep White, 1996, S. 7). Aber auch in Kalifornien trafen sich Trudi Schoop, Mary Whitehouse, Alma Hawkins, Charlotte Selver, Maya Proskauer mit derselben Idee. Schoop machte schließlich den Vorschlag, es den Frauen in New York zu überlassen (ebd.).

Genau wie bei der Gründung des europäischen Verbandes wurden erst einmal Fragebögen herumgeschickt, um zu sehen, wie und wo die Leute arbeiteten und was ihre Definition von Tanztherapie sei. Nach erheblichem Arbeitsauf-

11 ADTA (American Dance Therapy Association). https://adta.org/ (11.09.2014).

wand und mit wenig Geld wurde am 25. März 1966 in Baltimore die American Dance Therapy Association (ADTA) als Verein eingetragen. Einige der 73 Gründungsmitglieder waren: Marian Chace als erste Präsidentin, Sharon Chaiklin als Vizepräsidentin, zudem Irmgard Bartenieff, Liljan Espenak, Blanche Evan, Julianna Lau, Miriam Roskin, Claire Schmais und Mary Whitehouse. Chace blieb bis 1968 Präsidentin (H. Chaiklin, 1975; Schmais & Queyquep White, 1996).

Wie bei jeder berufspolitischen Gründung war auch die Gründung des ADTA davon geleitet, mit anderen Kontakt herzustellen und Einfluss auf das Gesundheitswesen zu nehmen. Jede Etablierung einer Therapieform ist häufig mit quälenden Prozessen der Normfindung und der Festlegung von Standards verbunden. Und es scheint so, dass sich die gemachten Erfahrungen in dem einem Land nicht einfach auf ein anderes übertragen lassen, sondern bei jeder Gründung erst noch einmal wiederholt werden müssen. Heute respektierte Tanztherapeutinnen wie Blanche Evan an der Ostküste und Mary Whitehouse an der Westküste der USA wurden von den ersten Treffen des amerikanischen Tanztherapieverbandes ausgeschlossen. Norma Canner, die 2012 auf der ADTA-Konferenz für ihr Lebenswerk gewürdigt wurde und sich in ihren Anfängen mit blinden und tauben Kindern in Boston beschäftigte, wurde ausgeschlossen, während Trudi Schoop als »Gründungsmutter« anerkannt wurde, weil sie tanztherapeutisch mit psychisch Kranken arbeitete. TanztherapeutInnen, die sich mit PatientInnen mit anderen Krankheitsbildern auseinandersetzten, wurde zunächst der Zutritt verweigert. Janet Adler wurde lange nicht als Tanztherapeutin vom ADTA anerkannt, weil sie mit der Methode der Authentischen Bewegung arbeitete. Mit Joan Chodorow als erster Präsidentin des ADTA von der Westküste öffnete und erweiterte sich 1974 das Verständnis der Tanztherapie (Levy, 2005).

7 Die Entwicklung in Deutschland

In den 1970er Jahren begannen einige Frauen, sich auch in Deutschland für Tanztherapie zu interessieren. Bei ihnen handelte es sich meist um Autodidaktinnen oder um Frauen, die sich durch Einzelseminare bei amerikanischen Tanztherapeutinnen Kenntnisse angeeignet hatten, ohne eine komplette, formale Ausbildung in den USA absolviert zu haben.

Eine von ihnen war Fe Reichelt (*1925), eine Schülerin von Mary Wigman, die im Anschluss Heil- und Sonderpädagogik studierte. Sie näherte sich – wie die Pionierinnen der Tanztherapie – über die Tanzpädagogik der Tanztherapie. 1978 gründete sie die Tanz- und Theaterwerkstatt Fe Reichelt und begann, tanztherapeutische Methoden auf der Grundlage des Deutschen Ausdruckstanzes in Verbindung mit chinesischer Atemtechnik und Bewegungsimpulsen zu erforschen (Reichelt, 1987, 1990). Jacqueline Mayer-Ostrow (*1946) arbeitet bereits seit 1973 mit Fe Reichelt zusammen.

Wally Kaechele (1929–2019) wandte sich bereits in den frühen 1970er Jahren neben dem Unterrichten in Standard- und Lateintänzen bewegungseingeschränkten Menschen zu und bot Kurse mit dem Titel »Tanz als Bewegungstherapie« an, in denen sie den Menschen half, aus ihrer Steifheit und Gehemmtheit auszubrechen. Sie versuchte auch ältere Menschen durch Kurse wie »Lebensfreude durch fröhlichen Tanz« für Discotänze zu begeistern. Anfang der 1980er Jahre kam sie mit Julianna Lau aus Kanada in Kontakt. Die Beschäftigung mit der Tanztherapie veranlasste sie, 1983 die erste Tanztherapieschule, das Langen Institut, zu eröffnen, die in den ersten Jahren noch als Ganztagsschule geführt wurde. Ihre Vernetzung in die medizinische Versorgung ermöglichte AbsolventInnen des Langen Instituts, die Tanztherapie in klinischen Settings zu etablieren.

Elke Willke (*1944) fand den Weg über die akademische Ausbildung zur

Tanztherapie. Sie studierte Sport und Psychologie und arbeitete eng mit Trudi Schoop zusammen, die sie immer wieder nach Europa einlud. 1984 gründete sie die Deutsche Gesellschaft für Tanztherapie (DGT), die ebenfalls, wie das Langen Institut, erstmals eine Ausbildung in Tanztherapie anbot.

Auch Ursel Burek (*1940) ist eine Autodidaktin, die Ausdruckstanz studierte und von 1964 bis 1968 bei Mary Whitehouse lernte, bei der sie das erste Mal mit der Tanztherapie in Berührung kam. Besonders ihre Aufenthalte in Afrika beeinflussten ihre Arbeit.

Ulla Schorn (*1942) absolvierte ein Magisterstudium in Tanztherapie in den USA. Am Fritz Perls-Institut graduierte sie als Tanz- und Gestalttherapeutin. Zudem studierte und lehrte sie Musik und Elementaren Tanz am Mozarteum in Salzburg und wurde am Tamalpa Institut bei Anna Halprin (USA) zum Halprin Practitioner ausgebildet. Über viele Jahre arbeitete sie als Coleiterin mit Anna Halprin am Esalen Institut. Zurzeit leitet sie Fortbildungen im Life/Art Process und ist in freier Praxis als Tanz- und Gestalttherapeutin in Berlin tätig.

Ihnen folgten in den 1980er Jahre sehr schnell Akademikerinnen und in den USA Ausgebildete. Erika Kletti-Ranacher (*1953) war im Postgraduate Programm von Liljan Espenak. Die Autorin war die Erste, die ein Stipendium für ihr Tanztherapiestudium in den USA bekam und 1983 mit einem Master in Arts Therapy zurück nach Deutschland kam. Andere stellten sich ihre Ausbildungen in einem Baukastensystem zusammen, indem sie immer wieder in die Staaten gingen, um bei verschiedenen TanztherapeutInnen zu studieren, ohne jedoch einen akademischen Titel in Tanztherapie zu erlangen. Hierzu zählen unter anderem Petra Klein, Elke Willke, Sybille Scharf-Widder, Anne Fallis, Claudia Greven, Martina Peter-Bolaender, Sabine Trautmann-Voigt und Petra-Wolgard Hagemann.

In den 1980er Jahren entstanden neben dem Langen Institut und der DGT weitere Ausbildungsinstitute wie zum Beispiel das Zentrum für Tanz und Therapie (heute EZETTHERA) von Susanne Bender, das Hamburger Institut für Tanztherapie (heute ITTH) von Petra Klein und später das Deutsche Institut für Tanz- und Ausdruckstherapie (DITAT) von Sabine Trautmann-Voigt sowie das Frankfurter Institut für Tanztherapie (FITT) mit dem Ausbilderteam Fe Reichelt, Jacqueline Meyer-Ostrow, Erika Kletti-Ranacher, Sybille Scharf-Widder, Andrea Goll-Kopka und Petra-Wolgard Hagemann.

Inzwischen haben viele AbsolventInnen von einem anerkannten Institut Klinikstellen geschaffen, die vorher nicht vorhanden waren, oder sind heute Professorinnen, wie zum Beispiel Hedda Lausberg an der Deutschen Sporthochschule Köln, Iris Pahmeier an der Hochschule Vechta, Sabine Koch an der SRH Hochschule Heidelberg und Martina Peter-Bolaender an der Hochschule für Musik und Darstellende Kunst in Frankfurt.

Mittlerweile gibt es in Deutschland TanztherapeutInnen mit über 30-jähriger Berufserfahrung, sodass sich hier eigene Methoden und Ansätze entwickelt haben, wie zum Beispiel die Systemische Tanztherapie von Susanne Bender (Bender, 2014b), die Integrative Tanztherapie, die sich das Theoriegerüst von Hilarion Petzold zunutze macht (E. Willke, 2007) oder das auf Elaine V. Siegel basierende Konzept der tiefenpsychologischen Tanztherapie (E.V. Siegel et al. (1999). Weiterhin fanden Adaptierungen der Tanztherapie auf spezielle Diagnosen statt, wie die Traumaadaptierte Tanztherapie (TATT) von Erika Sander und Claudia Schedlich (Sander & Schedlich, 2007) oder die Tanztherapie in der Psychoonkologie (Mannheim, 2003).

Die Tanztherapie findet heute in der klinischen, ambulanten, beratenden, pädagogisch-therapeutischen, sonderpädagogischen und rehabilitativen psychotherapeutischen Behandlung ihre Anwendung. Aber wie bereits zu ihren Anfängen hinkt die wissenschaftliche und berufspolitische Fundierung der durchaus differenzierten tanztherapeutischen Praxis hinterher. Die Verankerung der Tanztherapie in einem wissenschaftlichen Umfeld erweist sich immer wieder als schwierig. Die Etablierung eines Masterstudienganges an der Palucca Schule in Dresden scheiterte diesbezüglich, allerdings gibt es seit 2012 einen Master Studiengang an der SRH Hochschule in Heidelberg.

Ende der 1980er Jahre waren immer mehr Personen mit unterschiedlichen beruflichen Hintergründen daran interessiert, eine Tanztherapieausbildung anzubieten. Sie glaubten, ein paar Workshops zur Tanztherapie würden genügen, um in dieser Therapierichtung ausbilden zu können. Die bereits etablierten Ausbildungsinstitute sorgten sich um die Qualität der Tanztherapie und ihren Ruf als ernst zu nehmende Psychotherapie. In der Gesellschaft für Tanzforschung (GTF) etablierte sich ein Arbeitskreis Tanztherapie, in dem man sich um die tanztherapeutische Ausrichtung in Deutschland bemühte. Die führenden Ausbildungsinstitute kamen ab 1988 regelmäßig zusammen, um die Vereinheitlichung und Qualitätssicherung der Tanztherapieausbildung voranzubringen. Die Pionierinnen der Tanztherapie in Deutschland wie Susanne Bender, Marianne Eberhard-Kaechele, Petra Klein, Sibylle Scharf-Widder, Sabine Trautmann-Voigt und Elke Willke hatten in jahrelanger Vorbereitung die Grundlagen für die Standards entwickelt, die es möglich machten, im September 1995 den Berufsverband der TanztherapeutInnen Deutschlands (BTD) zu gründen. Damit existiert ein Verband, der die berufspolitischen Belange der TanztherapeutInnen in Deutschland vertritt. Die Standards garantieren die Überprüfbarkeit einer fundierten

Ausbildung, sodass die AbsolventInnen einen sicheren Umgang mit den psychotherapeutischen Interventionen der Tanztherapie erlangen. Ausbildungsinstitute müssen für die Anerkennung durch den Berufsverband die Ausbildungsstandards erfüllen, vertreten aber durchaus unterschiedliche theoretische Ausrichtungen, die Schwerpunkte erlauben (z.B. psychoanalytische, systemische, gestalttherapeutische Grundlagen), ohne die grundsätzlichen Kenntnisse und Fertigkeiten zu vernachlässigen. Das Niveau der Standards orientiert sich an anderen psychotherapeutischen Ausbildungen und den entsprechenden nationalen und internationalen Entwicklungen. Da der Begriff Tanztherapie als Berufsbezeichnung nicht geschützt ist, werden auch Fortbildungen von kürzerer Dauer angeboten, die nicht nur unzureichend qualifizieren, sondern häufig auch in ihren Methoden nicht dem international gängigen Verständnis der Tanztherapie entsprechen. Vom BTD anerkannte TanztherapeutInnen sind durch TanztherapeutIn BTD® gekennzeichnet.

8 Die Entwicklung in Europa

Auf der ersten (und leider bisher einzigen) Internationalen Tanztherapiekonferenz in Berlin 1994 (Nervenklinik Spandau, 1994) wurde die Idee eines Europäischen Netzwerkes der Tanztherapieverbände geboren. Annelies Schrijnen van Gastel, Leiterin einer Tanztherapieausbildung in Rotterdam, gründete 1995 dieses Netzwerk und war für viele Jahre die treibende Kraft dahinter. Dieses Netzwerk traf sich in zweijährigen Abständen, das meist zeitgleich mit der Konferenz der ECArTE (European Consortium of Arts Therapies Education) stattfand, um über gemeinsame Ziele zu diskutieren. Lange Jahre blieb es aber immer bei Berichten über die berufspolitische Situation in den jeweiligen Ländern und dem Versuch einer gemeinsamen Abstimmung. Die Gründung eines Europäischen Dachverbandes wurde zwar diskutiert, aber es passierte in dieser Richtung wenig. Zu unterschiedlich waren die Bedingungen für die TanztherapeutInnen in den einzelnen Ländern: So gab es etwa gut etablierte Berufsverbände wie zum Beispiel in Italien und Deutschland, aber auch Länder, in denen sich bloß eine Handvoll Frauen für Tanztherapie engagierten. 2007 bildeten sich auf Einladung von APID, dem italienischen Tanztherapieverband, Arbeitsgruppen, die die Gründung eines Europäischen Verbandes mit einheitlichen Standards für die Ausbildung vorantreiben sollten. So erarbeitete eine Arbeitsgruppe mit Susanne Bender (D), Vinzenzo Puxeddu (I), Susan Scarth (GB) und Tone Seailles (F) die Satzung, den Ethikkodex und die Standards. 2007 wurde in Tallinn, Estland, ein vorläufiger Vorstand gewählt, bestehend aus Penelope Best (Vorsitzende; UK), Heidrun Panhofer (E), Zuzanna Pedzich (PL) und Klara Cizkova (CZ). 2010 konnte dann die European Association Dance Movement Therapy (EADMT) in München gegründet werden. Die EAMDT ist eine Dachorganisation der Berufsverbände des jeweiligen (geografischen) europäischen Landes. Zu den Gründungsmitgliedern gehören die Verbände aus Deutschland, Frankreich, Griechenland, Großbritannien, Italien, Lettland, Niederlande, Polen, Russland, Spanien, die Tschechische Republik und Ungarn. Weitere Länder sind inzwischen hinzugekommen. In den ersten Vorstand wurden Susan Scarth (UK) als Erste Vorsitzende, Antonella Monteleone (I) als Schriftleiterin, Nina Alcalay (GR) als Kassenwartin und Kristine Vende (LV) für die Kommunikation gewählt.

Viele, besonders die osteuropäischen Länder, hatten mit großer Anstrengung ihre Standards angepasst, um Vollmitglieder zu werden. 2014 fand die erste Europäische Konferenz in Riga, Lettland, statt. Immer noch ist die Verständigung um die verschiedenen Ausbildungssituationen und die rechtlichen Möglichkeiten und Einschränkungen ein Thema wie auch die gegenseitige Anerkennung innerhalb Europas. Durch die EADMT mit ihren verschiedenen Arbeitsgruppen schreitet die Vergleichbarkeit und Anerkennung innerhalb Europas voran.

Anfang der 1980er Jahre wurde in den USA das zweijährige Studium mit einem Master-Abschluss in Tanztherapie und vorgegebenen Standards etabliert. Andere Formen der Ausbildung wurden vom ADTA nicht mehr anerkannt. In Europa zeigt sich dagegen eine andere Entwicklung. Während in einigen Ländern (England, Spanien, Niederlande) die Ausbildung ebenfalls an den Universitäten etabliert ist, wird sie in allen anderen Ländern sowohl universitär als auch durch private Ausbildungsinstitute angeboten.

9 Die Philosophische Anthropologie der Tanztherapie

»Wie alles sich zum Ganzen webt,
Eins in dem andern wirkt und lebt!
Wie Himmelskräfte auf und nieder steigen
Und sich die goldnen Eimer reichen!
Mit segenduftenden Schwingen
Vom Himmel durch die Erde dringen,
Harmonisch all' das All durchklingen!
Welch Schauspiel! aber ach! ein Schauspiel nur!
Wo faß' ich dich, unendliche Natur?«

Johann Wolfgang von Goethe, Faust I, *1808*

Seit nunmehr 70 Jahren wird über die Tanztherapie geschrieben und immer wird von einer Körper-Geist-Einheit ausgegangen:

> »In der Körperhaltung und Bewegung kommt der Mensch als Ganzes zum Ausdruck: Sie sind ein Spiegel seiner körperlichen, seelischen und geistigen Verfassung.«[12]

> »Tanztherapie ist künstlerische und körperorientierte Psychotherapie. Sie beruht auf dem Prinzip der Einheit und Wechselwirkung körperlicher, emotionaler, psychischer, kognitiver und sozialer Prozesse.«[13]

> »Based on the empirically supported premise that the body, mind and spirit are interconnected, the American Dance Therapy Association defines dance/movement therapy as the psychotherapeutic use of movement to further the emotional, cognitive, physical and social integration of the individual.«[14]

---

12 BTK (Schweizerischer Verband der Bewegungs-, Tanz- und Körpertherapien). Methoden. Was ist Bewegungs-, Tanz und Körpertherapie? http://www.bvbtk.ch/en/berufsverband-btk/methoden/ (01.07.2017).

13 BTD. Tanztherapie. https://www.btd-tanztherapie.de/index.php?cid=347&pid=347 (24.06.2018).

14 ADTA (American Dance Therapy Association). https://adta.org/ (11.09.2014).

»Dance Movement Psychotherapy is the psychotherapeutic use of movement and dance through which a person can engage creatively in a process to further their emotional, cognitive, physical and social integration.«[15]

»Dance Movement Therapy (DMT) can be described as the therapeutic use of movement aiming to further the emotional cognitive, physical, spiritual and social integration of the individual.«[16]

Bisher gibt es jedoch keine philosophische Auseinandersetzung mit dem Menschenbild in der Tanztherapie. Vielleicht liegt es zum Teil daran, dass die Tanztherapie amerikanische Wurzeln hat und der Philosophie damit kein solcher Stellenwert eingeräumt wird wie in Europa, oder es liegt daran, dass man sich bei der Erfassung einer Anthropologie der Tanztherapie schnell wie Faust beim Anblick des Tetragramms im Buch des Magiers Nostradamus fühlt: Man sieht, wie sich alles zu einem Ganzen zusammenfügt, und weiß nicht wohin mit der Unendlichkeit dieses Themas.

Die Philosophische Anthropologie beschäftigt sich mit der Frage nach dem Wesen des Menschen, seiner Sinndeutung und nach dem, was den Menschen auszeichnet. Jedes kommunikative Miteinander, wie in einer Therapie, ist geleitet von dem zugrunde liegenden Menschenbild der Kommunikationspartner. Jede Theorie, auch eine Therapietheorie, basiert auf einem Menschenbild, das es darzustellen und zu reflektieren gilt. Es lässt sich sicherlich mit den historischen Zusammenhängen erklären, dass die Tanztherapie bisher keine ausformulierte Philosophische Anthropologie vorweisen kann. Die Begründerinnen der Tanztherapie waren alle Praktikerinnen, die sich an den Phänomenen der Personen orientierten, mit denen sie arbeiteten. Ihre Wahrnehmung war vornehmlich auf den anderen gerichtet, den es zunächst in der Vielfältigkeit seines psychophysischen Ausdrucks durch Bewegung zu verstehen galt. Ein selbstreflexives Beobachten stand nicht im Vordergrund ihrer Arbeitsweisen. Hinzu kommt, dass die moderne Philosophische Anthropologie sich in den 1920er Jahren im deutschsprachigen Raum entwickelte (Fischer, 2009). Erst durch das Zurückdrängen des kirchlichen Einflusses konnten die Wissenschaften einen Zugang

15 ADMP (The Association for Dance Movement Psychotherapy). What is Dance Movement Psychotherapy? http://admp.org.uk/dance-movement-psychotherapy/what-is-dance-movement-psychotherapy/ (11.06.2012).

16 EADMT (European Association Dance Movement Therapy) (2013). What is Dance Movement Therapy? http://www.eadmt.com/?action=article&id=22 (01.07.2017).

zu philosophischen Methoden finden. Die Philosophische Anthropologie ist im Wesentlichen durch die Arbeiten von Max Scheler (1995), Helmuth Plessner (1961) und Arnold Gehlen (1950) geprägt; genau zu dieser Zeit emigrierten die deutschsprechenden Begründerinnen der Tanztherapie (Trudi Schoop, Liljan Espenak, Irmgard Bartenieff, Judith Kestenberg) in die USA.

Die Philosophische Anthropologie der Tanztherapie soll Wissen und Einsichten zur Orientierung liefern und damit eine Entscheidungsgrundlage und -hilfe für die Kernfragen des menschlichen Seins sein. Die Relevanz der Kernfragen ergibt sich daraus, dass sich jede Tanztherapeutin vor allem bei ihrem praktischen Handeln von ihren Vorstellungen leiten lässt, die das Wesen des Menschen betreffen.

Ungeachtet einer selbstreflexiven Auseinandersetzung mit dem zugrunde liegenden Menschenbild für das tanztherapeutische Handeln haben die TanztherapeutInnen sich den Sprachgebrauch und die Denkweise der VertreterInnen der Körper-Geist-Seele-Einheit angeeignet. Sie sprechen häufig von »Wechselwirkung« (Klein, 1993), von »ganzheitlich für Körper und Seele« (E. V. Siegel, 1997), von der Wirkung von »Geist und Körper aufeinander« (Lewis Bernstein, 1979) oder von einer »als gegeben angenommene[n] Gesamtheit« (Espenak, 1985, S. 7), ohne zu erläutern, was damit gemeint ist. Andere theoretische Werke erwähnen diesen Zusammenhang erst gar nicht (E. Willke et al., 1992; Reichelt, 1991; Payne, 2006; Costonis, 1978).

Auch wenn es aufgrund der kurzen Geschichte der Tanztherapie so scheinen mag, als sei die Auseinandersetzung mit der Körper-Geist-Seele-Einheit sehr jung, beruht diese Therapie doch auf einer Philosophischen Anthropologie, die einen langen historischen Hintergrund aufweist. Schon Kant sah als Basis seiner psychologischen Ästhetik »die Idee eines erfahrbaren Ganzen« (Krueger, 1953). Maurice Merleau-Ponty (1965) stellt die Einheit von Leib und Seele als einen zentralen Punkt seiner Auseinandersetzungen über die Psychologie der Wahrnehmung und des Verhaltens heraus. In der Begegnung eines Subjektes mit einem anderen Subjekt, wie dies in jeder therapeutischen Situation gegeben ist, muss auch die Frage geklärt werden, wie der andere von seinem Gegenüber wahrgenommen wird, das heißt im Falle der Tanztherapie, von welchem Menschenbild therapeutisch Handelnde geleitet werden. Für eine solche philosophische Auseinandersetzung muss die philosophische Richtung als Basis der Tanztherapie verstanden werden, denn eine philosophische Anthropologie einer Therapierichtung verdeutlicht das Menschenbild, die Art des therapeutischen Vorgehens, die Ziele und das Therapieverständnis.

Die Arbeit der TanztherapeutInnen wäre nicht denkbar, würden sie nicht von einer Einheit zwischen Körper und Geist ausgehen. Die Komponenten des menschlichen Seins – Körper, Geist und Seele – sind scheinbar untrennbar miteinander verbunden, gleichzeitig wird aber von Teilen gesprochen, die es wohl erst zu integrieren gilt.

So formulieren die unterschiedlichen Tanztherapieverbände es immer ähnlich:

> »For over 50 years, dance/movement therapists have pioneered the understanding of how body and mind interact in health and in illness. Whether the issue is the will to live, a search for meaning or motility, or the ability to feel love for life, dance/movement therapists mobilize resources from that place within where body and mind are one«.[17]

Es gibt Kulturen, in denen die Begriffe Körper und Geist nicht vorkommen. Sie stammen aus dem griechisch-philosophischen Denken und wurden verwendet, um zu zeigen, dass der Geist über dem Körper steht. Aber wer kann sich schon nur als Körper wahrnehmen? Und wer kann sich als körperloses Ich, Vernunft oder Geist erfahren? Diese Fragen verdeutlichen bereits, dass es sich um sprachliche Konstruktionen handelt, die festsetzen, wie die Welt und Wirklichkeit erfahren und erfasst werden sollen (Stopczyk, 1998).

Deswegen soll zunächst die Denktraditionen zum Körper-Geist-Seele-Verständnis erläutert werden, um anschließend zu untersuchen, ob die gängige tanztherapeutisch-anthropologische Begrifflichkeit dem Menschenbild der Tanztherapie entspricht.

9.1 Die Historie des Körper-Seele-Konflikts

Die Menschheit, so scheint es, hat sich schon immer mit dem Fortleben nach dem Tod beschäftigt. Damit steht man aber sofort dem Leib-Seele-Problem gegenüber. Wenn nach christlichem Verständnis die Seele nach dem Tod weiterexistiert, dann ergibt sich daraus, dass er zu Lebzeiten ein Körper + X war und sich im Tod Körper und X trennen, sodass der tote Körper nur noch Körper – X ist. »Wenn es also ein Leben nach dem Tod gibt, dann partizipiert daran X. X nennen wir *Seele*« (Beinert, 2002, S. 6).

17 ADTA (American Dance Therapy Association). Pioneering the Body-Mind Interface. http://www.adta.org/Default.aspx?pageId=378213 (11.06.2012).

Eine Analyse, wie das Wort Seele in die deutsche Sprache kam, zeigt, dass es sich aus dem Germanischen ableiten lässt (ahd. *sēula*, mhd. *sēle*). Nach dem Glauben der Germanen lebten die Ungeborenen und Toten im See. Dort heißt Seele eigentlich »die zum See Gehörende« (Duden, 2001, S. 750). Für die Germanenmissionare lag es nahe, das lateinische *anima* mit Seele zu übersetzen (Beinert, 2002). So ergibt sich eine Übersetzungsreihe, die vom griechischen Begriff *psyché* zum lateinischen *anima* bis hin zum deutschen Begriff *Seele* führt. Erst allmählich wurde der Seelenbegriff auf spirituelle Zusammenhänge reduziert, während sich die säkulare Welt im Gegenzug an das griechische Wort *psyché* erinnerte. So entwickelte Freud keine *Seelen*analyse, sondern eine *Psycho*analyse, und in der darauffolgenden Entwicklung des 20. Jahrhunderts entstanden keine *Seelen*therapien, sondern *Psycho*therapien.

Zu den Wurzeln des abendländischen Denkens gehört die griechische Philosophie. Deswegen stammen alle Wörter, die in der Kontroverse um Körper und Seele benutzt werden, ursprünglich aus dem Griechischen, wurden erst im Spätmittelalter ins Lateinische übersetzt und erfuhren dadurch ihre Verbreitung (Gloy, 1996). *Soma* und *psyché*, die aus dem Griechischen stammenden Begriffe für Körper und Seele, bezeichnen allerdings erst seit der Zeit der antiken Klassik den Körper bzw. das Bewusstsein, die individuelle Geistigkeit, die Seele. Bei Homer werden noch *soma* mit *tà mele* (die Glieder) und *psyché* mit *thymós* umschrieben. *Psyché* bedeutet bei ihm Atem, Hauch. Das Aushauchen der *psyché* steht bildlich für das Sterben (Beinert, 2002).

Die griechische Philosophie entwickelte sich im 6. Jahrhundert v. Chr. und erreichte ihren vorläufigen Höhepunkt mit Platon (427–347 v. Chr.). Anaxagoras (um 500–428 v. Chr.) setzte sich mit kleinsten Urstoffen *(spermata)* auseinander, aus denen sich alle Stoffe entwickeln. Er konnte sich nicht vorstellen, wie aus dem Nichtseienden etwas entstehen bzw. etwas Seiendes im Nichtseienden vergehen könne. Als Argument führte er den menschlichen Stoffwechsel an: Obwohl sich der Mensch nur von Brot und Wasser ernährt, reicht dies aus, um alle Teile des Körpers zu versorgen. Daraus schloss er, dass in der Nahrung alle notwendigen Stoffe für den Körper enthalten sein müssen (Spierling, 2004).

Den Geist sah er allerdings als etwas Nichtstoffliches, Unendliches und Selbstherrliches an, der sich mit keinem Stoff vermischt: »Und als der Geist die Bewegung begann, sonderte er sich ab von allem, was da in Bewegung gesetzt wurde« (zit. n. Spierling, 2004, S. 39).

Wie Anaxagoras hielt Demokrit (460–370 v. Chr.) noch eine Generation später an dem stofflichen Sein fest, da für ihn die Entwicklung einzelner Dinge von der Vereinigung oder Trennung von Atomen abhing. Dieses Konzept übertrug er auch auf die Seele und das Denken. Demokrit stellte sich die durch das Denken entstandenen Atome glatt und rund vor, wodurch sie besonders beweglich waren. Sowohl Körper als auch Seele sind unteilbare Materieteilchen. Demokrits Atomismus geht von einer einzigen Grundbeschaffenheit aus, sodass die Welt eine sich bewegende Materie ist (Spierling, 2004).

Platon erkannte ein selbständiges Sein außerhalb unseres Denkens und ging deswegen vom Primat der »Idee« aus, demzufolge das Wesen der Welt in unveränderlichen Ideen bestehe, die unabhängig von den materiellen Dingen existieren würden. Platon zufolge kommt die Seele aus dem Reich der Ideen (Seelenwanderung) und hat dort vor ihrem Eintritt in den Körper bereits das vollkommen Allgemeine, das wahrhaft Seiende erfahren. Nach dem Tod der körperlichen Hülle kehrt sie wieder in dieses Reich zurück (Bleecken, 2002; Spierling, 2004). Körper und Seele werden hiernach als zwei strikt zu unterscheidende Wesenheiten verstanden, die im menschlichen Leben nur mehr oder weniger zwangsweise aneinander gekettet sind, beide stehen in einem streng hierarchischen Verhältnis zueinander. So muss dem Körper zwar eine Seele innewohnen, die Seele aber nicht zwangsläufig im Körper sein. Die Seele kommt sogar erst zur vollen Erscheinung und Verwirklichung, wenn Seele und Körper sich trennen. Bereits im Leben muss sich der Mensch bemühen, die Seele durch Katharsis, Reinigung und Läuterung über den Körper zu stellen – die Abwendung vom Irdisch-Weltlich-Leiblichen sollte für den Menschen oberste Priorität haben. Platon prägt mit dem wertenden Verhältnis von Seele und Körper ein Menschenbild, das für das abendländisch-christliche Denken grundlegend ist (Beinert, 2002).

Aristoteles (384–322 v. Chr.) war der Schöpfer eines universellen philosophischen Systems, das sowohl materialistische als auch idealistische Elemente enthält. Er fragte sich, wie die Ideen getrennt voneinander existieren können, wenn sie doch im Wesen dieselben sind. Für die Klassifikation der Lebewesen unterteilt Aristoteles die »Seele« in drei verschiedene Seelenanteile: Pflanzen stehen auf der untersten Stufe mit einer *vegetativen Seele*, die Ernährung, Wachstum und Fortpflanzung reguliert; Tiere haben zusätzlich eine *animale Seele*, die Wahrnehmung und Empfindung auslöst; der Mensch besitzt dagegen noch eine *Geistseele*, die ihn zu dem macht, was er ist (Bleecken, 2002).

Im Gegensatz zu Platon sah Aristoteles die Seele nicht als getrennt vom Körper an. Für ihn gibt es die Seele weder ohne Körper noch ist sie Körper. Seiner Ansicht nach existiert einerseits ein grundsätzlicher Unterschied zwischen Seele und Körper (Seele ist nicht Körper), aber andererseits eine unlösbare Gebundenheit der Seele an den Körper (Seele gibt es nicht ohne Körper).

> »Darum darf man auch nicht fragen, ob Seele und Körper eins sind, wie man auch nicht fragt, ob das Wachs und das Gepräge und überhaupt die Materie und das, wovon jedes die Materie ist, eins sind. Sofern aber Einsheit und Sein in verschiedenem Sinne ausgesagt werden, ist die aktuale Wirklichkeit dies im eigentlichsten Sinne […]. Aber wie das Auge die Pupille und die Sehkraft zusammen ist, so sind die Seele und der Leib miteinander das Lebewesen« (Aristoteles, 1996, S. 42f.).

Die Seele ist ein übermaterielles Lebensprinzip, das untrennbar an den Körper als Materie gebunden ist und dieses überformt. Für Aristoteles ist die Seele menschlichen Sinnen und Erfahrungen zugänglich und kein übersinnliches oder übernatürliches Prinzip. Die Materie wird von ihm damit im Gegensatz zu Platon aufgewertet (Bleecken, 2002).

Aristoteles präsentierte also entgegen Platon einen ganzheitlichen Denkansatz: »Er holt die Ideen aus ihrer Abgesondertheit zurück und pflanzt sie mitten in die wahrnehmbaren Einzeldinge hinein als aktive Wesenheiten, die die Gestalten der Einzeldinge hervorbringen und formen« (Spierling, 2004, S. 65). Lebewesen, so Aristoteles, bestehen ganzheitlich aus Körper und Seele, und das eine ist nicht ohne das andere denkbar. Körper ohne eine Seele sind nicht lebendig, sondern tot, und eine Seele ohne Körper ist lediglich ein Gedankengespinst. Dieser ganzheitliche Denkansatz Aristoteles' wurde in den nachfolgenden Jahrhunderten wieder in materialistische und idealistische Aspekte auseinandergerissen und isoliert betrachtet.

Auch für Epikur (342–271 v. Chr.) ist die Seele bereits wieder – in der Nachfolge Demokrits – körperlicher Natur und aus Atomen zusammengesetzt. Die Seele ist nach ihm nicht einfach vorhanden, sie entsteht vielmehr dadurch, dass wir etwas in uns aufnehmen. Wenn sich Leib- und Seelenatome verbinden, empfindet der Mensch (ebd.). Da sich im Tod diese Verbindung auflöst, brauchen wir uns über den Tod als etwas Empfindungsloses, Nicht-Bewusstes, Schmerzloses keine Gedanken machen: »Denn solange wir sind, ist der Tod nicht da, und sobald er da ist, sind wir nicht mehr« (Epikur, 1977, S. 236).

Die zweite wesentliche Wurzel des abendländischen Denkens ist die christliche Religion. Schon in den ersten Jahrhunderten nach Christus wurde der Versuch unternommen, den christlichen Glauben vernunftmäßig zu begründen und mit dem philosophischen Gedankengut der Antike in Einklang zu bringen. Für den Übergang des Christentums vom hebräischen in den griechischen Kulturraum musste eine Hellenisierung der biblischen Gedanken erfolgen. Man versuchte, den Griechen unter Berücksichtigung ihrer Tradition die christliche Botschaft zu vermitteln. Angesichts des Todes, der in allen westlichen Gesellschaften noch bis in das frühe 20. Jahrhundert als allgegenwärtig empfunden wurde, war die Aussicht auf ewiges Leben ein maßgebender Grund, um zum Christentum zu konvertieren, da es eine kollektive Abspaltung von Körper und Seele verhieß. Die Seele trennt sich im Tod vom Körper und lebt, da sie unsterblich ist, weiter.

Daraus entwickelte sich ein *Zwei-Phasen-Schema* (Beinert, 2002):

1) Nach dem Tode eines Individuums lebt die Seele weiter, da sie unsterblich (immortalitas) ist, der Körper verwest.
2) Beim Jüngsten Gericht wird der Körper auferweckt und mit der Seele vereinigt (resurrectio mortuorum).

Damit ist auch ein »Zwischenzustand« geschaffen: Irgendwo muss die körperfreie Seele bis zum Jüngsten Tag ja sein. Der platonische Dualismus ist also, wie sich damit zeigt, für das Christentum bestimmend geworden. Damit entstand auch das Leib-Seele-Problem, was innerhalb dieser Glaubensansätze nicht wieder aufzulösen ist.

Der Christengott wurde in Anlehnung an Platon philosophisch als absolute Idee interpretiert, um die Dogmen der nach Macht strebenden katholischen Kirche zu begründen. Albertus Magnus (1200–1280) und Thomas von Aquin (1225–1274) entwarfen später unter dem Einfluss der Philosophie des Aristoteles ein einheitliches System der Weltdeutung (Scholastik), das für Jahrhunderte seinen Einfluss behielt. Um dem christlichen Glauben nicht zu widersprechen, negierten sie aus der aristotelischen Philosophie alle materialistischen Elemente. Für Aristoteles war die Seele nicht vom Körper getrennt denkbar, die Scholastiker machten sie aber zu einem nichtstofflichen Prinzip, damit die Bestimmung zur Transzendenz und Geistigkeit möglich war. An die Stelle der an den Körper gebundenen Seele – wie bei Aristoteles – trat nun die von Gott geschaffene, unsterbliche und damit vom Körper trennbare Seele (Bleecken, 2002).

In der Scholastik, die sich schließlich auf alle intellektuellen Bereiche erstreckte, wurde die Philosophie der Theologie untergeordnet. Den Wahrheitsanspruch begründete man durch die Dogmen der katholischen Kirche. Bezeichnend für diese theologisch geprägte Denkrichtung sind Spekulationen über allgemeine und abstrakte Dinge und die Unterschätzung bzw. Missachtung der sinnlichen Erfahrung (ebd.).

Die Bestimmung von Asexualität als Charakteristikum des Christentums führte im 11. Jahrhundert zur rigorosen Durchsetzung des Priesterzölibats. Der Asketismus des Mönchtums, der das ganze Mittelalter hindurch auch den monastischen Bewegungen des Westens als Vorbild diente, beruht auf dem platonischen, durch den Neuplatonismus noch verschärften Dualismus: Verachtung des Leibes und Aufwertung der Seele als eigentlichen Kern des Menschen (Angenendt, 1997). Es wurden also nicht nur Körper und Seele getrennt, sondern auch noch hierarchisch gegliedert. Die Seele und der Geist standen in der Wertigkeit über dem Körper.

Im 17. Jahrhundert setzte eine Entwicklung ein, die als wissenschaftliche Revolution bezeichnet wird, und die mit den Namen Descartes, Galilei und Newton verbunden ist. Galileo Galilei (1564–1642) hatte das Experiment in die Naturwissenschaft eingeführt, mithilfe dessen der Wahrheitsgehalt einer Behauptung unabhängig von kirchlichen Dogmen überprüft werden konnte. Der Grundgedanke der Neuzeit war der des Fortschritts – zum einen ein moralischer Fortschritt zur Vervollkommnung des Menschen und ein wissenschaftlich-technischer Fortschritt zur Beherrschung der Natur (Spierling, 2004). Galilei musste sich aufgrund seiner neuen – für uns heute selbstverständlichen – wissenschaftlichen Denkmethoden in einem Inquisitionsprozess verantworten. Newton (1643–1727) stellte durch logische Verknüpfung und Vereinheitlichung von empirischen Fakten die nach ihm benannten Gesetze der Mechanik auf (Bleecken, 2002).

> »Am besten ist es, sich in seinen Urteilen und Stellungnahmen zu wichtigen Angelegenheiten weniger auf Autoritäten und vorgefaßte Meinungen, als auf rationale Argumente zu stützen, oder, um es konkret zu sagen: bei allem Erforschen der Wahrheit und beim Aufspüren verborgener Zusammenhänge nicht so sehr auf Platon, Aristoteles oder irgendeinen anderen älteren oder neueren Schriftsteller, als die eigenen fünf Sinne, seine Einsicht, sein Denken, sein Gedächtnis, den eigenen Umgang und die eigene Erfahrung mit den Dingen als die Lehrmeister anzusehen, denen man zu folgen habe« (Nizolius, 1980, S. 46).

Der alte Dualismus lebte, diesmal nicht so sehr unter dem Patronat Platons, sondern durch René Descartes (1596–1650), wieder auf. Seine Metaphysik diente dem einzigen Ziel, die Grundlagen seiner mathematischen Physik klar zu formulieren. Er wollte zeigen, dass nur die geometrisch leicht verständlichen Eigenschaften für die Materie wie Länge, Breite und Tiefe von Bedeutung sind und dass man zur Erklärung natürlicher Erscheinungen lediglich diese Eigenschaften und die Bewegung benötigt.

Die Macht des Glaubens und der Kirche wird allerdings selbst in dieser naturwissenschaftlich orientierten Metaphysik, die sich eigentlich dem methodischen Zweifel verschrieben hat, sehr deutlich. Denn laut Descartes kann nur durch Gott die Gewissheit, dass die gegenständliche Welt real ist, zurückerobert werden: Da

Gott den Menschen nicht täuscht, existiert eine Körperwelt. Nach seiner Metaphysik besteht die von Gott geschaffene Welt aus genau zwei Substanzen: erstens aus der körperlichen Substanz – *res extensa* (lat.: extensa = ausgedehnt) –, deren wesentliche Eigenschaft die Ausdehnung ist, und zweitens aus der geistigen Substanz – *res cogitans* (lat.: cogitare = denken, erkennen) –, deren wesentliches Attribut das Denken ist. Letztere ist körperlos und hat dementsprechend keine Ausdehnung. Mit *res cogitans* sind all unsere seelischen Fähigkeiten gemeint, sie ist »wohl ein zweifelndes, einsehendes, bejahendes, verneinendes, wollendes, nicht-wollendes, und auch ein einbildendes und empfindendes Etwas« (Descartes, 2009).

Für Descartes teilt sich alles Seiende in eine entweder *denkende* oder eine *ausgedehnte Substanz*. Da sich das Denken nicht durch geografische Ausdehnungen wie Länge, Breite und Tiefe bemessen lässt und der Körper nicht denken kann, sind beide Substanzen völlig unabhängig voneinander, und das eine lässt sich nicht aus dem anderen ableiten (Spierling, 2004).

Und hier offenbart sich das Leib-Seele-Problem, das unter Philosophen zu viel Streit geführt hat: Wenn aber Geist und Körper, wie Descartes meint, zwei wirklich verschiedene Substanzen sind, die zusammen einen Menschen konstituieren, dann müssten sie in einem besonderen Verhältnis zueinanderstehen. Und wenn der Körper auf den Geist bzw. der Geist auf den Körper einwirkt, dann müsste es sich um ein Kausalverhältnis handeln. Der Geist müsste also demnach auf den Körper und der Körper auf den Geist einwirken können. Doch genau hierin besteht das Problem: Wie ist es möglich, dass zwei real verschiedene Substanzen in einem Kausalverhältnis zueinanderstehen? Wo interagieren Leib und Seele – wo findet der Austausch statt? Wenn Descartes an mehreren Stellen die Zirbeldrüse (Hypophyse) als den »Sitz der Seele« beschreibt, missachtet er, dass der wesentliche Charakter des Körpers – die *res extensa* – dessen Ausdehnung ist. Die Seele – die *res cogitans* – dagegen hat als Ausdehnungslose keinen physischen Ort. Sie kann also gar nicht in einem bestimmten Körperteil angesiedelt sein. Was nicht ausgedehnt ist, kann auch nicht lokalisiert werden. Doch dieses Problem stellt sich für Descartes im engeren Sinne gar nicht, weil der Geist für ihn etwas Abstraktes ist und nicht wörtlich verstanden in der Hypophyse sitzt. Dieser Drüse kommt nur insofern eine besondere Bedeutung zu, als er in ihr alle Hirnzustände koordiniert sieht. Descartes weist darauf hin, dass sich der Geist sowohl im ganzen Körper als auch in beliebigen Körperteilen befindet. Um im ganzen Körper präsent zu sein, muss der Geist lediglich mit diesem verknüpft sein – er muss aber nicht selbst die Eigenschaft besitzen, ausgedehnt zu sein (Descartes, 2009).

Für Descartes gibt es keine Wechselwirkung zwischen den beiden Substanzen. Wenn der Körper im Geist etwas verursacht, so heißt das nur, dass auf einen bestimmten Zustand des Körpers ein bestimmter Zustand des Geistes folgt. Die Frage nach einem kausalen Verhältnis von Körper und Geist ist seiner Meinung nach falsch gestellt; korrekt müsste die Frage lauten: Welche Zustände im Körper sind die Voraussetzung dafür, dass bestimmte Zustände im Geist »folgen«, oder wodurch wird dem Geist »Anlass gegeben« für die Bildung bestimmter Zustände (ebd.)? Diese Gedanken beschäftigen auch viele TanztherapeutInnen, sie knüpfen also direkt an Descartes' Fassung des Kausaldenkens an.

Normalerweise verstehen wir uns als Person. Und als Person schreiben wir uns nicht nur geistige, sondern immer auch körperliche Eigenschaften (wie Größe und Haarfarbe) und Fähigkeiten (wie Schnelligkeit und Ausdauer) zu. Das Besondere an einer Person besteht gerade darin, dass sie eine komplexe, aber trotzdem einheitliche Entität ist, die geistige und körperliche Eigenschaften und Fähigkeiten hat. Genau diese komplexe Einheit scheint Descartes in seiner radikalen Trennung von Körper und Geist zu übersehen. Wenn es in seiner dualistischen Theorie so etwas wie eine Person gibt, so ist sie lediglich etwas Zusammengesetztes: eine Verbindung aus zwei Substanzen. Descartes scheint sich jedoch nicht für das Zusammengesetzte zu interessieren, sondern nur für die denkende Substanz, worauf er mit dem Wort Ich Bezug nimmt. Für ihn ist nur die denkende Substanz das, was seiner Meinung nach unmittelbar zugänglich ist und unmittelbar erkannt wird (ebd.).

Genau diese Einstellung verfolgt die Psychosomatische Medizin. Wenn eine Krankheit durch Gedanken – also durch *res cogitans* – verursacht wird, dann ist sie »psychosomatisch«, hat also etwas mit dem ganzen Menschen, das heißt mit seinem Ich, zu tun. Wird eine Krankheit dagegen durch Außeneinflüsse wie etwa einem Virus oder Ähnlichem ausgelöst, so ist sie »somatisch« und hat mit dem Ich, dem Menschen, nichts zu tun. Angesichts dieser Vernachlässigung der Person als komplexe Einheit ist die ständige Kritik an Descartes' Dualismus kaum verwunderlich.

Die der aristotelischen Tradition folgenden mittelalterlichen Autoren (Albertus Magnus, Thomas von Aquin, Mohammed Ibn Ruschd) gingen einhellig davon aus, dass eine Person eine natürliche Substanz ist, die aus Form und Materie besteht: Die Seele ist die Form, der Körper die Materie. Dies bedeutet natürlich nicht, dass die Seele eine besondere Entität ist, die dem Körper hinzugefügt wird. Die Seele als Form ist vielmehr das, was ein Stück Materie erst zu einem funktionierenden, lebendigen Körper macht – ein Lebensprinzip. Versucht man eine Person zu ergründen, muss man sich immer mit diesem Lebensprinzip auseinandersetzen. Das heißt, man muss darlegen, durch was sich eine Person als lebendiges Wesen auszeichnet. Ein solch aristotelischer Ansatz hat den Vorteil, dass er eine Person von vornherein als Einheit erfasst und sie als ein biologisches Wesen bestimmt, das grundlegende Tätigkeiten ausführt (Beckermann, 1999).

Dieser Ansatz erweist sich für die Tanztherapie als brauchbar, allerdings hat er auch Konsequenzen für Menschen, die an das ewige Leben glauben: Wenn eine Person ein lebendiger Körper und die Seele ein Lebensprinzip ist, dann geht die ganze Person – auch ihre Seele – zugrunde, sobald der Körper stirbt. Die Existenz einer unsterblichen Seele scheint in diesem Zusammenhang unmöglich zu sein. Somit müssen wir versuchen, die Wunschvorstellung von einem Weiterleben des eigenen Inneren nach dem Tod zu überwinden und uns als das anzunehmen, was wir sind: eine lebendige Existenz, die nach dem Tod energetisch in einen größeren Zusammenhang zurückkehrt.

Auch den spätmittelalterlichen Aristotelikern erschien diese logische Konsequenz nicht einleuchtend. Sie verabschiedeten sich deswegen von der Vorstellung einer Einheit der Person und versuchten stattdessen zwischen verschiedenen Teilen der Seele zu unterscheiden. Nur die niedrigeren Anteile der Seele sollten ihrer Meinung nach das Lebensprinzip im engeren Sinne bilden und zugrunde gehen, sobald der Körper stirbt. Der Intellekt als der erhabene Teil besitzt ihnen zufolge eine selbstständige Existenz und stirbt nicht zusammen mit dem Körper. Mit einer solchen Erklärung versuchten sie einerseits die aristotelische Auffassung der Person als einheitliches Lebewesen aufrechtzuerhalten, verteidigten andererseits aber die Unsterblichkeit der Seele und stellten den Körper wieder in seiner Wertigkeit unter die Seele (Kullmann, 1998).

Diese Theorie weist aber eine innere Spannung auf und ist deshalb bereits im Spätmittelalter und in der Renaissance kritisiert worden. So beanstandete Pietro Pomponazzi, dass die Aristoteliker einerseits behaupten, die Seele ist keine besondere Entität, sondern ein Prinzip, durch das ein Körper zu einem lebendigen Körper wird. Die Seele ist demnach also etwas, *wodurch* etwas lebendig ist. Andererseits behaupten sie, ein Teil der Seele existiert aus sich selbst heraus und ist unabhängig vom Körper, wonach sie *an sich* existiere. Aber wie ist beides zusammen möglich? Wie kann eine Person gleichzeitig ein einheitlicher lebendiger Körper sein und ein Körper, dem eine selbständig existierende Form hinzugefügt wird? Diesen Kritikern hält Descartes entgegen, dass die Seele nicht einfach ein Lebensprinzip ist, denn der menschliche Körper ist bereits durch rein physiologische Prozesse belebt, sondern eine vom Körper autonome Substanz mit eigener Existenz, weshalb sie nach dem Tod des Körpers weiter existiert (Descartes, 2009).

Mit dieser Entgegnung kann Descartes zwar die Unsterblichkeit der Seele verteidigen, er gibt aber damit genau jene These auf, die für die aristotelische Position charakteristisch war: die Einheit der Person. Wenn eine Person aus zwei verschiedenen, voneinander unabhängigen Substanzen besteht, kann sie offensichtlich nichts Ganzes sein. Die Sichtweise, dass der Mensch eine Einheit bildet, wird also immer wieder durch den Wunsch untergraben, der Seele einen höheren Stellenwert zu geben und ihr somit Unsterblichkeit zu verleihen, selbst wenn die Struktur des Körpers sich bereits aufgelöst hat. Hier darf der Einfluss der Kirche nicht unterschätzt werden. Um das Konzept der unsterblichen Seele zu retten, änderte die christliche Lehre am fundamentalen Dualismus nichts (Beinert, 2002).

Im modernen Leib-Seele-Diskurs, dem sich die Tanztherapie mittlerweile auch angeschlossen hat, geht man davon aus, dass die Wurzel der Körper-Seele-Spaltung im cartesischen Dualismus liegt, gleichzeitig folgt man aber ganz dem Dualitätsprinzip, indem man die Relation der beiden Termini und die Problematik ihrer Realitätsbezogenheit beschreibt. In den bisherigen rudimentären Darlegungen der Anthropologie in der Tanztherapietheorie wurde Descartes zwar kritisiert, gleichzeitig blieb man jedoch argumentativ in der Dualität stecken, wenn von »Wechselwirkung« die Rede war.

100 Jahre später setzt sich Gottfried Wilhelm Leibniz (1646–1716) mit der Frage nach der Natur des substanziellen Seins auseinander. Zur Beantwortung dieser reichte ihm die mathematische Physik nicht aus, weil sie die Natur auf eine ausgedehnte, seelenlose Masse – *res extensa* – reduziert und somit ihrer lebendigen Aktivitäten nicht gerecht wird. Für Leibniz sind die letzten Bausteine des Universums nicht physische Atome, sondern metaphysische, geistige, individuelle Substanzen, die er Monaden nennt, abgeleitet vom griechischen Wort *monas* (Einheit). Monaden sind für ihn das elementare Lebensprinzip, aus denen die Dinge in der Welt zusammengesetzt sind. Ihr wichtigstes Merkmal ist die »tätige Kraft«, also die Tätigkeit. Ohne äußere Veranlassung können Monaden von sich aus die unterschiedlichsten Vorstellungen bewusst erzeugen, was nach Leibniz nur die Menschenseele schafft, nur sie kann Selbstbewusstsein entwickeln. Da seiner Ansicht nach Gott die höchste Monade ist, gehört jeder Körper – auch der menschliche – zum Ganzen der geistigen Kräfte Gottes (Spierling, 2004).

Im 20. Jahrhundert postuliert Friedrich Nietzsche (1844–1900) dann, dass es nicht nur keinen Gott, sondern auch keine Seele gibt: Die Seele ist das kulturschaffende, aber schmerzhafte Resultat eines Prozesses der Triebunterdrückung. Alle Instinkte, die sich nicht entladen können, richten sich nach innen, was er als Verinnerlichung des Menschen bezeichnet. Erst durch die Unterdrückung entsteht das, was man Seele nennt (ebd.).

Nietzsche sieht in der platonisch-christlichen Tradition die Unterdrückung des Körpers. Das asketische Ideal dieser Tradition war die Grundlage des Philosophierens (Seidel, 2014). Wenn man bedenkt, dass viele Philosophen wirtschaftlich nicht gut gestellt waren, erkennt man hier den Zusammenhang zwischen persönlichen Lebensbezügen und philosophischen Auseinandersetzungen.

> »Die eigentümlich weltverneinende, lebensfeindliche, sinnenungläubige, entsittlichte Abseits-Haltung der Philosophen, welche bis auf die neueste Zeit festgehalten worden ist und damit beinahe als Philosophen-Attitüde an sich Geltung gewonnen hat – sie ist vor allem eine Folge des Notstandes von Bedingungen, unter denen Philosophie überhaupt entstand und bestand: insofern nämlich die längste Zeit Philosophie auf Erden gar nicht möglich gewesen wäre ohne eine asketische Hülle und Einkleidung, ohne ein asketisches Selbst-Mißverständnis« (Nietzsche et al., 1999a, S. 360).

Er möchte deswegen die Seele aus dem Spiel lassen, denn »[m]an hat mich oft tanzen sehen können [...]. Der Tanz ist der Beweis der Wahrheit« (Nietzsche et al., 1999b, S. 65). Tanz, so Nietzsche, ist also der Beweis für die Einheit des Menschen.

Sigmund Freud (1856–1939), ein Zeitgenosse Friedrich Nitzsches, teilt mit ihm die Überzeugung, dass die Seele des Menschen nicht der innerste Mittelpunkt des Menschen ist, sondern als Unbewusstes oder als verdrängter Konflikt, der zu Krankheiten führen kann, gesehen werden muss (Freud, 1912–13a). Für Freud und die sich später entwickelte psychosomatische Medizin gibt es also keinen substanziellen Seelenbegriff mehr. Gerade die Psychoanalyse beeinflusste das Grundverständnis der westlichen Menschheit stark und manifestierte das Dualismusprinzip. Seit es die Psychotherapie gibt, muss entschieden werden, ob ein Mensch somatisch oder psychisch, das heißt nach alter Terminologie seelisch, krank ist. Im gesamten Gesundheitswesen wird der Mensch nicht mehr als Ganzheit begriffen, und daher kann auch die psychosomatische Medizin keine richtige »Ganzheitsmedizin« sein. Krankheit wird zwar als mehrdimensionales, multifaktorielles Geschehen angesehen, aber gleichzeitig wird versucht, herauszufinden, ob eine Krankheit materiell nachweisbar ist (Virus, Bakterien, Verletzung, Vergiftung etc.), um dann als somatisch eingestuft zu werden, oder ob eine Krankheit psychisch bedingt ist, sodass die notwendige Behandlung an der Psyche ansetzen muss. Also auch hier findet eine Trennung von Körper und Seele statt: Die Therapie verlagert sich auf die Psyche. Sehr zum Ärgernis vieler »psychosomatisch« erkrankter Menschen wird jetzt oft der Körper vernachlässigt.

Auf anderem Weg wird daher heute in der Neurobiologie und Psychoneuro immunologie versucht, sich dem Geist des Menschen zu nähern. Ergebnisse in der Hirnforschung zeigen, dass es einen engen Zusammenhang zwischen psychischen und Gehirnprozessen gibt. Die Grundthese lautet hier: Erleben, Verhalten und Handeln sind abhängig vom Gehirn und seinen Funktionen. Damit basiert alles, was je über Seele, Materie und Bewusstsein gedacht und geschrieben wurde, auf Gehirnvorgängen (Rohracher, 1965). Bei der Beschreibung des Menschseins ist der Mensch also immer zugleich Objekt und Subjekt. Wir können uns selbst nicht von außen betrachten, sondern nur mit den Mitteln beschreiben, die wir zur Verfügung haben.

In der Neurobiologie hat man erkannt, dass das Gehirn des Menschen nicht nur Wahrnehmungen von außen aufnimmt und weiterverarbeitet, sondern dass sich die Art des Denkens auch auf die genetischen An- und Abschaltmechanismen auswirkt. Diese Mechanismen sind unter anderem für den Ausbruch von Krankheiten verantwortlich, das heißt, dass der Geist des Menschen in seinem Denken und Fühlen die Materie bis hin zu den genetischen Strukturen beeinflusst. Hier deutet sich die Einheit von Geist und Materie an, die vormals als Einheit von Seele und Leib gesehen wurde. Im Zuge der neurowissenschaftlichen Entwicklung ist das Leib-Seele-Problem zu einem Geist-Materie-Problem geworden. Zumindest spiegelt sich in den wissenschaftlichen Erkenntnissen wider, dass eine Trennung von Körper und Geist sehr willkürlich ist, weil der Mensch auf diese Weise in seiner Komplexität nicht erfasst werden kann (G. Roth, 1994; Öskam et al., 2012).

Positiv an dieser Entwicklung ist, dass der Seelebegriff, den die Kirche geprägt hat, durch den ursprünglichen griechischen Begriff der Psyche ersetzt wurde, wie ihn insbesondere Aristoteles prägte. Die Psyche wird dem Körper wieder zugeführt und zu einem Teil des Menschseins, und dieses Menschsein ist unweigerlich mit der Körperlichkeit verknüpft: Wenn der Körper ist, ist auch der Mensch. Ist der Körper nicht mehr, ist auch der Mensch nicht mehr. Mit dem Aushauchen des Lebens hört somit auch die Psyche des Menschen auf zu existieren. Solange der Körper lebendig ist, ist auch die Psyche noch da. Das Problem der sich daraus ableitenden Grenzziehung zwischen Leben und Tod in der modernen Medizin ist hierbei noch nicht berücksichtigt.

Ein Blick auf andere Kulturkreise zeigt, dass man den Menschen auch anders als im Sinne einer Einheit aus Körper und Geist sehen kann. Nach israelisch-hebräischem Verständnis gibt es keine Bezeichnungen zur Unterscheidung verschiedener Anteile im Menschen wie im Griechischen (*soma* und *psyché*), sondern es lassen sich Aspekte der anthropologischen Perspektive finden, die im Wesentlichen aus vier Begriffen bestehen: *nefes, ruach, basar* und *leb* (Beinert, 2002):

1) *Nefes* bedeutet ursprünglich Kehle als Atmungsorgan, beschreibt aber auch den Atemvorgang an sich und verweist damit auf Leben(skraft). In der Übersetzung des Alten Testaments wird das Wort mit Seele und deren Sinnäquivalenten gleichgesetzt. Das ist aber falsch, wenn damit ein separater Bestandteil von der Entität »Mensch« gemeint ist. Sowenig das Atmen ohne Atmungsorgan gedacht, geschweige denn ausgeführt werden kann, sowenig ist *nefes* ohne Körper denkbar. Wenn *nefes* entweicht, verendet der ganze Mensch (ebd.).
2) *Ruach* meint ursprünglich eine meteorologische Naturkraft aus Sturm, Brausen, Wind, Hauch (auch des Atems), die der Schöpfermacht Gottes unterstellt ist. Daraus entwickelte sich die Bedeutung Geist oder Sinn, also die Geist-Wirklichkeit des Menschen. *Ruach* ist das, was der Mensch von Gott bekommt und was ihn in eine besondere Beziehung zu Gott bringt. Er wird dadurch sozusagen »Bundesgenosse im auserwählten Volk«, im Volk Gottes, zu dem spätestens in der Endzeit die ganze Menschheit gehört (ebd.).
3) *Basar* heißt eigentlich Fleisch in Abgrenzung zu den Knochen. Die Bedeutung änderte sich in Richtung Leib, und zwar im Sinne des blutdurchströmenden körperlichen Lebens. Als Gegenbegriff zu Gott kennzeichnet er die Nicht-Göttlichkeit. Da *basar* das ist, was alle Geschöpfe der Erde gemeinsam haben, kann das Wort auch für alle innerweltlichen Relationen wie Verwandtschaft, Generationenfolge, Volk (Israel), die Menschheit schlechthin (*kol basar* = alles Fleisch) bzw. für die ganze Welt stehen. Denn durch die Zusammenfassung aller weltlichen Geschöpfe unter diesem Begriff fließt in seine Bedeutung die Hinfälligkeit, Vergänglichkeit und Sterblichkeit, aber auch die Willensschwäche, also die ethische Hinfälligkeit, mit ein (ebd.).
4) *Leb (lebab)* meint zunächst Herz als Körperorgan, schließlich wird der Begriff zum Synonym für die ethische und religiöse Haltung der personalfreiheitlichen Entscheidungen im Angesicht Gottes (ebd.).

So lassen sich die vier Begriffe wie folgt zusammenfassen:
1) *nefes* = Atem = Lebenskraft
2) *ruach* = Sturm, Wind = Geist, Sinn
3) *basar* = Leib = körperliches Leben
4) *leb* = Herz = religiös-ethische Haltung

Die vier anthropologischen Begriffe stehen nur für eine Akzentuierung des Menschen im Sinne der immer mitgedachten Relation zu Gott. Diese wird sowohl durch die Geschöpflichkeit im Allgemeinen bestimmt, die allen anderen Lebewesen gleichfalls zukommt, als auch durch die spezielle Erwählung des Menschen als Abbild Gottes, die ihrerseits nochmals besonders betont wird durch die Berufung zum Volk Gottes. In der alttestamentarischen Anthropologie wird der Mensch als kommunikative, dialogische Existenz und somit als »integrale Ganzheit und Einheit« (Beinert, 2002, S. 13) angesehen. Das biblische Menschenbild hat nur sekundär das platonische, aber primär und vorherrschend die westliche Anthropologie geprägt (ebd.).

In der alten chinesischen Tradition gibt es eine ähnliche Seelenunterteilung, die auch in unterschiedlichen Ritualen mündete. In der Lunge ist die Körperseele *pò* beheimatet. Das chinesische Schriftzeichen *pò* besteht aus zwei Zeichen: Das erste Zeichen *(bai)* bedeutet weiß/hell und steht für das Mondlicht nach Neumond. Im 6. Jahrhundert v. Chr. wurde die Bedeutung umgewandelt in beginnendes Leben. Das zweite Zeichen bedeutet Geist. Nach der chinesischen Philosophie sinkt *pò* beim Tod des Menschen zur Erde und zerfällt nach einiger Zeit. Die *pò*-Seele formt Leidenschaften, Emotionen und das Temperament eines Menschen und beeinflusst nicht nur den Selbsterhaltungstrieb, sondern auch den Körper und die Gestalt des Menschen (Duplinskis, 2009).

Der geistige Anteil der Seele wird *hún* genannt. *Hún* setzt sich ebenfalls aus zwei Zeichen zusammen: Das erste Zeichen ist *yun* und bedeutet Wolke. Es bezeichnet etwas Leichtes, Flüchtiges. Das zweite Zeichen bedeutet ebenfalls Geist. *Hún* steigt zum Himmel auf und vereinigt sich wieder mit dem göttlichen Geist *shen*. Entsprechend dem chinesischen Glauben betritt *hún* kurz nach der Geburt den Körper. Der Fötus verfügt also demnach noch nicht über diesen Seelen-Aspekt (ebd.).

Pò ist dem *yin* zugeordnet und hat als Gegenpol *yang*, dem die Geistseele *hún* zugerechnet wird, und besteht aus sieben Körperseelen, die in einer engen Beziehung zu den sensorischen Körperöffnungen stehen, aber auch einen Bezug zu den sieben Leidenschaften Ärger, Freude, Furcht, Kummer, Hass, Liebe und Begehren haben. *Hún* prägt das Individuum und drückt sich in Kreativität und in der Persönlichkeit aus. Im Leben führt nur die Harmonie von *hún* und *pò*, von Geist- und Körperseele, zur Selbstverwirklichung. Jede Fixierung auf nur eine Seite lässt die andere Seite leiden und krank werden. Die *hún*-Seele kann auch aus dem lebendigen Körper entweichen. Sie entspricht dem westlichen Verständnis von Seele und Geist. Wenn sie nicht zurückkommt, stirbt der Mensch. Die *pò*-Seele entwickelt sich in der Schwangerschaft, *hún* mit dem ersten Atemzug. *Hún* ist das Nichtmaterielle, Geistige des *yang*, während der *yin*-Anteil die Körperseele *pò* darstellt (ebd.).

Tod bedeutet die Trennung von *pò* und *hún*. In traditionellen chinesischen Bestattungsritualen werden deshalb die Körperöffnungen verschlossen, damit *pò* im Körper verbleiben kann und sich nicht auflöst. Auf diese Weise, so glaubten die Chinesen, könne der Körper erhalten bleiben. Da es gleichzeitig wichtig war, dass *hún* dem Körper entweicht, wurde ein Loch am höchsten Punkt des Schädels, den *bai hui*, in die Schädelplatte gebohrt. Über dieses Loch konnte er den Menschen verlassen und in den Himmel fahren. *Hún* bleibt also erhalten, während sich *pò* erst dann auflöst, wenn sich niemand mehr an die Person erinnern kann, und zu *gui* (Geister der Toten oder Teufel) wird. Wenn der Körper nicht entsprechend bestattet wird, geistert *pò* durch die Gegend. Die *pò* -Seele versiebenfacht sich dann (sieben Seelen aufgrund sieben Körperöffnungen: zwei Augen, Ohren, zwei Nasenlöcher, Mund), während sich die *hún*-Seele verdoppelt. Für die Chinesen gibt es kein Jenseits, weil die Seelen im Diesseits umherirren (ebd.). Als *ki* (chin.: ch'i) bezeichnet man in der ostasiatischen Tradition alle Fragen, die um das Verhältnis von Leib und Seele kreisen.

> »Dieses Wort ist schwer übersetzbar; es entspricht etwa dem griechischen Begriff ›pneuma‹ und dem indischen ›prajña‹ und bedeutet Dunst, Geist, feinster Einfluss, Lebensatem, gasförmige Ausbreitung, ›Ätherstoff‹, eine zunächst noch gestaltlose, aber doch gestaltbare Grundsubstanz« (Yamaguchi, 1997, S. 46).

Ki beinhaltet sowohl eine strukturelle und eine stoffliche Seite und ist eine sich äußernde Kraft. Diese beiden Seiten werden in der Naturphilosophie und der chinesischen Medizin als bipolare Spannung von *yin* und *yang* interpretiert. Für Yamaguchi (1997) ist *ki* die Wechselbeziehung zwischen Körper und Seele und begründet sowohl die Einheit von Leib und Seele als auch von Intersubjektivität.

> »Das Wort Ki wird heute gewöhnlich je nach Kontext als ›Luftartiges, Geist, Seele, Gemüt oder Gefühl‹ aufgefasst. Diese Mehrdeutigkeit veranschaulicht, dass ein Japaner ohne Rückgriff auf dieses Wort weder seinen psychischen Zustand noch eine klimatische Lage beschreiben kann« (ebd., S. 58).

Obwohl die asiatischen Grundgedanken sehr viel stärker auf Ganzheitlichkeit ausgerichtet sind als die westlichen, zeigt sich auch hier wieder eine Dualität von *yin* und *yang*, die so miteinander korrespondieren müssen, dass sie eine Einheit bilden. Körper und Seele werden damit zwar als getrennt angesehen, müssen aber anschließend so aufeinander abgestimmt sein, dass sie miteinander kommunizieren. Ein Hierarchieverhältnis zwischen *yin* und *yang* besteht nicht. Beide sind gleichwertig. Daraus leitet Yamaguchi *ki* als die Bedingung für die Ausbildung von Intersubjektivität ab, »nämlich in der lebendigen, fungierenden Leiblichkeit hinsichtlich seiner Rolle für die Basisbildung von Kommunikation« (ebd., S. 45). Damit haben die Chinesen zwar die Unterteilung, wie sie Descartes vorgenommen hat, nicht berücksichtigt, aber sie untergliedern den Menschen auch in Körper und Geist und geben beiden eine Seele.

9.2 Der Körper

Auch wenn die Bedeutung des Körpers für die allgemeine Entwicklung des Menschen wieder mehr in den Vordergrund der psychologischen und medizinischen Forschung gerückt wird (Storch et al., 2010), gilt die Aufmerksamkeit doch meist nur der Funktionalität des Körpers.

Merleau-Ponty (1965) erkannte die Schwierigkeit im Beobachten. Er analysierte die Rolle des Körpers in der visuellen Wahrnehmung: Sehen bedeutet immer, dass der Körper von einem bestimmten Punkt aus gesehen wird, das heißt, das Sehen erfolgt immer aus einer bestimmten Perspektive, gleichzeitig ist der Körper hierbei Ausgangspunkt der Wahrnehmung. Die Körpererfahrung lässt sich also nicht auf eine bloße Vorstellung des Körpers reduzieren, denn das Erleben ist ebenso von Bedeutung, und das Körpererleben schließt immer auch Bewegung mit ein.

Das Erfassen der Wirklichkeit ist nicht nur an den Organismus selbst gekoppelt, sondern ebenso gebunden an die Bewegungen des Organismus. Nur so kann die Wirklichkeit erfasst werden. Die Wahrnehmung des eigenen Körpers mithilfe von Bewegungen ist notwendig, um die Gefühlsempfindungen des eigenen Daseins zu erleben. Reduziert ein Mensch seine Bewegungen, so vermindert sich nicht nur seine Empfindsamkeit für das eigene Dasein, sondern auch für sein Umfeld (Jaspers, 1965).

Das innere Sein auf der einen Seite und das von außen Wahrnehmbare auf der anderen Seite sind aufgrund ihrer unterschiedlichen Perspektive und nicht wegen einer tatsächlichen Unterschiedlichkeit different. Auch durch die separate Betrachtung der körperlichen Funktionen können somit nicht alle Vorgänge im Körper erklärt werden.

> »*Leibliches wirkt* auf die Seele (Gifte, körperliche Krankheit, Hirnverletzungen usw.). *Seelisches wirkt* auf den Leib: Entweder in der Verwirklichung von Willensabsichten (Motorik), oder in ungewollten Folgeerscheinungen (Herzschlag,

> Blutdruck, Stoffwechsel usw.). Seelisches *erscheint verstehbar* im Leiblichen« (Jaspers, 1965, S. 188).

Der Körper ist demnach kein geschlossener Mechanismus, auf den die Seele von außen Einfluss hätte. Wer davon ausgeht, dass die Seele auf den Körper einwirkt, geht fälschlicherweise von einem eindeutigen Begriffsverständnis von Körper aus, dem die Seele als eine zweite Kraft hinzugefügt wird. Es existieren also nicht zwei Lokalisationstypen, sondern vielmehr ein unentwirrbares Geflecht »horizontaler« und »vertikaler« Lokalisationstypen. Dabei ist der Körper niemals nur ein Ding, er ist aber auch nie reine Idee (Merleau-Ponty, 1965).

Die Schwierigkeit einer wissenschaftlichen Auseinandersetzung zeigt sich in der Analyse der Teilaspekte dieses Geflechts, denn leicht läuft man dabei Gefahr, aus dem Blick zu verlieren, dass es sich um einen Ausschnitt eines Ganzen handelt:

> »Der Leib ist also kein Gegenstand. Aus demselben Grunde aber ist auch mein Bewußtsein des Leibes kein Denken, ich kann den Leib nicht auseinandernehmen und wieder zusammensetzen, um eine klare Vorstellung von ihm zu gewinnen. Seine Einheit ist eine beständig nur implizite und konfuse« (ebd., S. 234).

Wenn der Mensch sich selbst beobachtet, beobachtet er nicht ein von sich unabhängig existierendes Subjekt, sondern nur ein von sich wahrgenommenes Subjekt, so wie er auch nie eine von sich unabhängig existierende Welt erkennen kann, sondern immer nur eine von sich beobachtete Welt. Selbst wenn mehrere Personen die Erkenntnisse ihrer Beobachtungen zusammenführen würden, ergäbe sich daraus nicht mehr Gewissheit. Es wurde lediglich über ein gemeinsames Thema kommuniziert. Über Verhaltensfunktionen, Wahrnehmungen, Handlungen und Ausdrucksbewegungen vollzieht sich in der Bezugssphäre von Individuum und Umwelt die Begriffsbestimmung des Subjektes. Für das Verständnis der menschlichen Physiologie sind aus Frederik J. Buytendijks (1956) Sicht nicht nur die physikalisch-chemischen Abläufe von Bedeutung, sondern auch, dass der Mensch seine Körperlichkeit merken und bemerken kann. Nur der Körper bildet den direkten Kontakt des Subjektes zur Umwelt. Sind die Empfindungen des Körpers gestört oder eingeschränkt, so sind auch die Gefühlsempfindungen des Menschen für sein eigenes Dasein gestört oder eingeschränkt.

Das Gedächtnis manifestiert sich nicht nur im Gehirn, sondern ebenso im Körper. Gelebtes und damit bewegtes Leben drückt sich in Veränderungen der Muskel-, Gewebe-, und Zellstruktur, der Biomechanik, des Zellstoffwechsels und auf der endokrinen und neuronalen Ebene sowie in funktionalen Veränderungen des Erbgutes aus (Storch et al., 2010; Öskam et al., 2012). Jaspers (1965) beschreibt hier zunächst das Körperbewusstsein, das neben einem räumlichen Körperschema auch ein körperliches Zustandsbewusstsein umfasst, in das die mit dem Körper verbundenen Gefühlsempfindungen einfließen. Das Erleben des eigenen Körpers ist eng verbunden mit den Gefühlen, Empfindungen und dem Ichbewusstsein. Jaspers erweitert sogar das Körperbewusstsein über die Grenzen unseres Körpers hinaus. So kann etwa ein Stock, mit dem man den Weg im Dunkeln ertastet, oder auch ein Auto, das man fährt, in den »Eigenraum« des Körpers integriert werden.

In der deutschsprachigen Auseinandersetzung gibt es neben den Begriffen Körper, Geist, Bewusstsein und Seele noch ein weiteres Unterscheidungskriterium, die Begriffe *Leib* und *Körper*. Die ursprüngliche Bedeutung von *Leib*, ein veralteter Begriff für Körper, ist *Leben*. Er entstammt dem Althochdeutschen und gehört in eine Zeit, als das lateinische Wort *corpus* (Körper) und der Begriff Ich noch nicht in der deutschen Sprache etabliert waren. Die Begriffe Leib und Leben sind sprachgeschichtlich miteinander verwandt und leiten sich von demselben Ursprung ab, nämlich vom germanischen *lif*, das dem englischen *life* entspricht. Im Wort Leib finden sich auch Ähnlichkeiten zum Wort Leim. Die altgermanische Bedeutung ist feucht, schleimig, klebrig, glitschig, schmierig, schlammig. Durch den Leim des lebendigen Zusammenhalts verdichten sich im Leib die flüssigen Anteile zur ganzheitlichen Gestalt der geformten, klebrig-erdigen Masse, zum Lehm, der haftet. Das Wort Leib wurde noch bis ins Mittelhochdeutsche gebraucht und ist noch gegenwärtig in den (meist als veraltet geltenden) Wörtern leibeigen (mit dem Leben zugehörig), Leibgedinge (auf Lebenszeit ausbedungenes Einkommen), Leibrente (Rente auf Lebenszeit), Leibwächter und Leibeserziehung. Die begriffliche und sprachliche Differenzierung von Leib und Körper setzt also erst später ein und verändert sich im Laufe der Geschichte, und jede historische Veränderung prägt auch immer zugleich das jeweilige Menschenbild. Im Mittelalter und der frühen Renaissance wurde *min lip* synonym zu *ich* verwendet. Herrscher hatten früher einen *Leib*arzt, der sich mit mehr als nur dem Körper beschäftigte. Der *Leib*eigene war von seinem Grundherrn abhängig, war diesem mit dem *libe eigen*. *Lib* wurde auch als Gegenteil von *Wal* verwendet: Während mit *Wal* die auf dem Kriegsfeld Gefallenen gemeint waren, bezeichnet *Lib* die Überlebenden (Duden, 2001; Stopczyk, 1998).

Ein Bedeutungswandel setzte mit der Sklaverei im 17. und 18. Jahrhundert ein. Der Leib bleibt nicht mehr allgemeines Leben, sondern wird zum *body*, zum Gegenstand, der »in harter Währung gehandelt und dessen Wert nach seiner körperlichen Funktionsfähigkeit bemessen wurde« (Geisler, 2001). Das mechanistisch-materielle Verständnis vom Körper prägt von nun an Biologie und Medizin. Selbst die Freud'sche Seelenforschung spricht vom psychischen Apparat (ebd.). »Der Körper wird zur sterblichen Maschine« (ebd.). Gemäß dieser ursprünglichen Bedeutung wäre ein Leben ohne Körper nicht denkbar.

Wird von einer Leibtheorie gesprochen, wie zum Beispiel in der Integrativen Leibtherapie (Petzold, 2006), so wird der leibphänomenologische Ansatz von Merleau-Ponty zur Theoriefundierung herangezogen. Dabei wird aber übersehen, dass die Unterscheidung zwischen Leib und Körper nur im Deutschen möglich ist. In anderen Sprachen gibt es eine solche Unterscheidung nicht: Im Griechischen gibt es für Körper nur das Wort *soma*, im Lateinischen nur *corpus*, im Italienischen *corpo*, im Spanischen *cuerpo*, im Englischen *body* und eben im Französischen *corps*, die Sprache in der Merleau-Ponty geschrieben hat. Aus diesem Grund lässt sich nicht mit Gewissheit sagen, ob Merleau-Ponty mit *corps* den Leib oder den Körper gemeint hat. Er verwendet die Formulierung *corps vivante*, was sich mit lebendigem Körper übersetzen ließe, aber mit *Leib* übersetzt wurde. *Corps propre*, also der eigene Körper, wurde mit *Körper* übersetzt.

Das ist ein weiteres Argument, den Begriff Leib nicht dem Körperbegriff zu unterstellen, wie es Hellmuth Plessner getan hat.

> »Unsere Existenz ist zugleich unsere Heimat und unser Gefängnis. Unser Leib ist, als conditio sine qua non der Inkarnation, erst die Möglichkeit zu wahrem Menschsein, aber auch Gefangenschaft, Gefängnis. Auf eine einfache Formel gebracht, kann man sagen: Wir sind Leib (als Inkarnation) und haben einen Körper (als Käfig)« (Plessner, 1928, S. 24).

Bereits Gabriel Marcel hat zwischen *haben* und *sein* unterschieden (*corps que j'ai* und *corps je suis*) (Meyer-Drawe, 2004), ohne jedoch zwei verschiedene Begriffe für den Körper zu verwenden. Um die beiden Seiten des *corps que j'ai* und *corps je suis* zu beschreiben, biete es sich im Deutschen, so Marcel, zwar durchaus an, zwischen Körper und Leib zu unterscheiden, allerdings bestehe dann die Gefahr, die Interdependenz aufgrund der »abgründigen Zweideutigkeit der Leiblichkeit« zu übersehen: »[I]ndem ich Leib bin, habe ich einen Körper – aber zugleich verfüge ich nur scheinbar über diesen Körper, eben weil ich Leib bin« (Marcel, 1985, zit. n. Meyer-Drawe, 2004, S. 214). Er fragt sich, wie es überhaupt zu einer solchen Unterscheidung kommen kann, denn

> »unter welchen Umständen gelangt ein Mensch normalerweise dazu, sich selbst als von seinem Leib verschieden zu denken, oder einfach seinen Leib zu denken

> (als von sich verschieden)? Ich meine also keinesfalls einfach das unbestimmte Leibbewußtsein, das im Gesamtempfinden immer schon mit im Spiele ist und das wahrscheinlich gar nicht als Bewußtsein bezeichnet werden kann« (Marcel, 1969, S. 113).

Leib-Sein und Körper-Haben kennzeichnen also die polare Beziehung des Menschen zur Wirklichkeit, die vom passiven, gleichsam immer schon vorhandenem Leib-Sein bis zur objektivierten, zur bewusst einsetzbaren, aber erst erworbenen disponiblen Instrumentalisierung des eigenen Körpers im Körper-Haben reicht. »Aber schließlich spreche ich von einem Leib in seiner lebendigen Wirklichkeit, wenn ich hier über ihn nachdenke – im Gegensatz zu dem leblosen Körper, der es eines Tages sein wird« (ebd., S. 117).

Wenn der Leib »besser« ist als der Körper, dann bedeutet dies im Umkehrschluss, dass der Körper weniger wert ist. Es wird also zwischen Haben und Sein, zwischen Materie oder Besitz und Sein unterschieden. Der Mensch kann seinen Körper aber nicht besitzen, er kann ihn nicht haben, sondern er *ist* Körper. Dass sich die physikalischen Bedingungen des Körpers nicht auf materielle Begebenheiten reduzieren lassen, wird jedem Menschen bewusst, der mit seiner schwindenden Jugendlichkeit kämpft oder einen oder mehrere Körperteile verloren hat. Selbst der Haarausfall bei einer Chemotherapie – auch wenn man weiß, dass die Haare am Ende der Behandlung wieder wachsen werden – ist ein tiefer Eingriff in das Sein dieses Menschen und bedeutet nicht nur den materiellen Verlust der Haare.

Folgt man also Plessners Argumentation, tritt die alte Verankerung in platonischen und kirchlichen Denkstrukturen zutage, die unsere ganze westliche Welt über Jahrhunderte entscheidend mitgeprägt hat. Das Anliegen der Katholischen Kirche ist es, den Körper durch Askese und sexuelle Enthaltsamkeit zu negieren, weil sie und auch VertreterInnen anderer Glaubensrichtungen annehmen, dass sich nur dadurch der Geist als das Höhere im Menschen entfalten kann. Diese Beeinflussung darf auch bei Descartes' Aufteilung zwischen Körper und Denken nicht außer Acht gelassen werden. Wenn nun das Positive der Körperlichkeit durch die Wiederbelebung eines alten deutschen Begriffs für Körper gerettet werden soll, wird damit gleichzeitig die »körperfeindliche« (da heißt es nämlich interessanterweise nicht »leibfeindliche«) Einstellung der Kirchen konserviert.

Gerade in der jetzigen Zeit muss dies kritisch hinterfragt werden, da es immer mehr Möglichkeiten gibt, den »Zustand« des Körpers durch äußere Eingriffe zu verändern. Diese Veränderungen werden aber nicht durchgeführt, um lediglich einen materiellen Ist-Zustand zu ändern oder um die Funktionsfähigkeit des Körpers zu erhalten, sondern weil das Erscheinungsbild des Körpers, so wie es sich durch genetische und lebensgeschichtliche Begebenheiten geformt hat, emotionale Unzufriedenheit auslöst, der Mensch sich also in seinem Sein beeinträchtigt fühlt.

Die Tanztherapie beschäftigt sich therapeutisch mit dem Körper, gerade weil sie das Materielle der Körperlichkeit nicht hierarchisch unter das Immaterielle, nicht Fassbare, Geistige, Psychische stellt. Nicht ohne Grund hat sie ihren Ursprung in den Befreiungsversuchen des deutschen Ausdruckstanzes. Der tanzende Körper wurde von den Spitzenschuhen, die die Zehen verunstalten, erlöst. Zur selben Zeit begannen die Frauen sich zu trauen, Hosen zu tragen, die ihnen einen größeren Bewegungsspielraum ermöglichten. Es war eine Absage an einen asketischen Lebensstil, der vor allem von der Kirche propagiert, aber von den Frauen eingehalten werden sollte.

Das Sein des Menschen ist also unabdingbar mit der Materie des Körpers (blaue Augen, dunkle Haare, kurze Beine, Hohlkreuz) und der Interpretation dieser Materie durch den Geist verbunden. Unser In-der-Welt-Sein wird durch unsere Körperlichkeit maßgeblich bestimmt. Stephen Hawking, der 2018 verstorbene britische Physiker, war mit Anfang 20 an Amyotropher Lateralsklerose, kurz ALS, erkrankt – einer degenerativen Erkrankung des motorischen Nervensystems – und infolgedessen vollständig gelähmt. Nach einer Lungenentzündung verlor er seine Stimme und konnte von nun an nur noch über einen Sprachcomputer, der durch seine Augenbewegungen gesteuert wurde, kommunizieren. Man kann davon ausgehen, dass sich seine wissenschaftlichen Leistungen nicht *trotz* seiner körperlichen Einschränkungen steigerten, sondern wahrscheinlich eher *wegen* seiner sich zunehmend eingrenzenden Beweglichkeit.

Auf der einen Seite gehört der Körper der Welt der Objekte an, aber auf der anderen Seite ist dem Menschen der eigene Körper näher als jeder andere Gegenstand – er bildet den Ausgangspunkt jeder Orientierung. Während sich durch körperliche Bewegungen die Position zu allen Dingen der Umwelt verändern lässt, gelingt dies nicht in Bezug auf den Körper selbst. Hier verschmelzen Objekt und Subjekt, denn der Körper nimmt sich aus sich selbst heraus wahr. Diese Verschmelzung verhindert Objektivität, sodass nur eine Selbstreflexion möglich ist. Edmund Husserl formuliert es so: »Derselbe Leib, der mir als Mittel aller Wahrnehmung dient, steht mir bei der Wahrnehmung seiner selbst im Wege und ist ein merkwürdig unvollkommen konstituiertes Ding« (Husserl, 1952, S. 158).

Jede Anthropologie des Menschenbildes, die einer Therapie zugrunde liegt, sollte auch die »Anschlussfähigkeit« (Luhmann, 1984) an die zu therapierenden Menschen berücksichtigen. Wenn ein Therapeut zwischen Leib und Körper unterscheidet, um mit dem Leib »die Gesamtheit aller sensorischen, motorischen, emotionalen, volitiven, kognitiven und sozial-kommunikativen Schemata bzw. Stile in ihrer aktualen, intentionalen [...] Relationalität mit dem Umfeld [...] in ihrem Zusammenwirken« (Petzold, 2006, S. 10) zu beschreiben, entfernt er sich vom Sprachgebrauch der KlientInnen/PatientInnen. Die Anschlussfähigkeit muss hier infrage gestellt werden.

Da bei genauem Studium der Schriften der LeibtherapeutInnen deutlich wird, dass auch sie die Trennung begrifflich nicht genau einhalten, scheint diese Aufteilung lediglich die negativ-ablehnende Grundhaltung der westlichen Denktradition dem Körper gegenüber zu zementieren. Wenn man nun noch bedenkt, dass die Tanztherapie ihren Ursprung in einem englischsprachigen Land hat (USA) und man sich hier um internationalen Austausch bemüht, so macht die Verwendung des Begriffes Leib nicht viel Sinn, weil durch ihn Kommunikationsprobleme sowohl mit KlientInnen/PatientInnen als auch mit nicht deutschsprachigen KollegInnen vorprogrammiert sind.

9.3 Die Emotionen

Wenn wir uns die alte kartesianische Trennung von Körper *(res extensa)* und Geist *(res cogitans)* anschauen, fragt man sich, welchen Platz die Gefühle und Emotionen darin haben und zu welchem Bereich das Gehirn dann gerechnet wird. Da es eindeutig die Fähigkeit zur Ausdehnung *(extensa)* hat, müsste es dem Körper zugeordnet werden. Mithilfe bildgebender Technikverfahren lassen sich in der Hirnforschung mittlerweile Hirnaktivitäten während des Denkvorgangs abbilden, auch wenn der einzelne Gedanke an sich nicht sichtbar gemacht werden kann. Somit ist das Denken – sicherlich ein wichtiger Bestandteil des menschlichen Seins – ohne den Körper nicht möglich. Aber auch die Unterteilung von Denken und Emotion scheint sehr willkürlich zu sein. Während dem Denken allgemein das Gehirn als Sitz zugesprochen wird, verortet man die Emotion im Körper. Das erscheint auf den ersten Blick logisch. Die meisten Menschen ordnen ihre Gefühle bestimmten Körperregionen zu, die meisten Gefühle lokalisieren sie dabei im Rumpf; das Denken sitzt allgemeiner Ansicht nach aber im Kopf – interessant wäre es zu sehen, ob die Menschen diesen auch dann angeben würden, wenn sie nicht wüssten, dass sich dort das Gehirn befindet, schließlich sind wir nicht in der Lage, unser Gehirn zu spüren. Erkenntnisse in der neueren Hirnforschung zeigen aber, dass diese dualistische Sichtweise nicht stimmt. Wenn Emotionen traditionell der Seele zugesprochen werden, dann ist die Seele ein genauso gleichberechtigter Bestandteil des Körpers wie das Herz, die Leber oder der Fuß.

In den Kognitions- und Neurowissenschaften waren Emotionen und damit der Körper lange kein Thema. Das Gehirn wird hier getrennt vom Körper betrachtet und gehört damit nicht zu dem komplexen, lebendigen Organismus. In der Kognitiven Psychologie (Beck et al., 1994) sah man Emotionen und Denken häufig diametral und unabhängig voneinander, gleichzeitig erkannte man aufgrund der Tatsache, dass sich eine verzerrte Wahrnehmung verändern ließ, auch die Möglichkeit, belastende Gefühle zu verändern (Goller, 1992).

Mittlerweile haben die neusten Erkenntnisse aus der Hirnforschung die Richtigkeit dieser Gegenüberstellung widerlegt. »Aus Sicht der Neuronen beginnt der Zyklus des Fühlens von Emotionen im Gehirn mit der Wahrnehmung und Einschätzung eines Reizes, der potenziell eine Emotion hervorrufen kann, und dem anschließenden Auflösen der Emotion« (Damasio, 2011, S. 124). Aus Denk- und Entscheidungsprozessen entstehen Emotionen, die sich reziprok bedingen. PatientInnen mit Läsionen im Stirn- und Scheitellappen des Großhirns verloren zum Beispiel nicht nur die Fähigkeit, bestimmte Emotionen zu fühlen, sondern waren gleichzeitig auch nicht mehr in der Lage, rationale Entscheidungen zu treffen und etwas im Voraus zu planen (Damasio, 1995).

Nur durch eine gesunde Emotionsregulation ist eine angemessene Denk- und Verhaltensweise möglich, die im privaten Bereich wichtig ist und besonders im Umgang mit anderen, da soziale Kontakte immer auch Auseinandersetzungen und Konflikte bereithalten können. In seiner Theorie von den somatischen Markern beschreibt Damasio (1995), wie sich emotionale Erfahrungen im Menschen verkörperlichen. Das so entstehende Vorstellungsbild beeinflusst schließlich die maßgeblichen Entscheidungen des Menschen.

Somatische Marker bilden sich durch Erlebnisse und Erfahrungen, indem Objekte, Menschen und Ereignisse mit einem positiven oder negativen Körperzustand in Verbindung gebracht werden. Mit ihrer Hilfe treffen wir Entscheidungen schnell und präzise, sodass wir umgehend auf gefährlichen Situationen reagieren. Sie dienen also vornehmlich der Komplexitätsreduktion, weil wir ansonsten von den Wahrnehmungsreizen überflutet würden. Die Wahrnehmung von Körpersensationen und Gefühlen sind also unerlässlich und bilden die Basis für unseren scheinbar so unabhängigen Verstand (Goller, 1992).

In der von Albert Ellis (1993) entwickelten Rational-Emotiven Therapie wird sich dieser Zusammenhang zunutze gemacht, aber auch in der Systemischen Therapie zeigt sich immer wieder deutlich, dass eine Veränderung im Denken auch die Gefühle und eine veränderte Gefühlslage die Gedanken modifizieren

(Schiepek, 1999; Schlippe & Schweitzer, 2002). Diese Vernetzung muss selbst verständlich auch auf körperliche Zustände übertragen werden. Jeder hat schon einmal die Erfahrung gemacht, dass es sehr schwer ist, bei Schmerzen zu lernen. Das Denken und körperliche Informationen und Erfahrungen beeinflussen sich gegenseitig, zwischen ihnen findet sozusagen ein Austausch statt. Somit sind Denken und Emotionen zwei gleichwertige, interagierende Informationsquellen, die der Lebensbewältigung dienen und sich, ständig miteinander vernetzt, aufeinander abstimmen (LeDoux, 1998).

LeDoux (1998) zeigte, dass an der Verarbeitung von Emotionen sehr viel mehr Hirnregionen beteiligt sind als Gedanken. Denn die Amygdala (Quelle der Emotionen) als Teil des limbischen Systems hat eine größere Wirkung auf den Kortex (Quelle des Denkens) als der Kortex auf die Amygdala. Gedanken werden also stark von emotionalen Regungen bestimmt und kontrolliert. Nicht nur beim Menschen, sondern bei allen Säugern verlaufen mehr Nervenbahnen von der Amygdala zum Kortex als umgekehrt. Eine bewusste Einflussnahme auf die Amygdala ist dem Menschen nur schwer möglich, weshalb er seine Emotionen auch nicht einfach abschalten kann. Jedoch sind die kortikalen Verbindungen zur Amygdala bei Primaten wesentlich ausgeprägter als bei den übrigen Säugern. LeDoux kommt daher zu dem Schluss,

> »dass der Kortex mehr und mehr Kontrolle über die Amygdala gewinnen könnte, falls diese Verbindungen weiterhin zunehmen sollten. Sollten die Nervenbahnen, die von der Amygdala zum Kortex und vom Kortex zur Amygdala verlaufen, jemals im Gleichgewicht sein, könnte der Kampf zwischen Denken und Fühlen letztlich im Sinne einer harmonischeren Integration von Vernunft und Leidenschaft entschieden werden« (ebd., S. 325f.).

Da sich das ganze Spektrum an Emotionen nicht klassifizieren und beschreiben lässt, beschränkt sich Damasio (2011) auf die universellen, kulturübergreifenden Emotionen wie Angst, Wut, Trauer, Glück, Abscheu und Überraschung. Emotionen können nicht erlernt werden, daher spult sich das emotionale Handlungsprogramm auf körperlicher Ebene – Veränderungen der Bewegung (wie z. B. Mimik), der inneren Organe (Herz, Lunge, Darm und Haut) sowie der Hormone – bei jedem immer wieder auf dieselbe Weise ab, auch wenn Intensität und Dauer unterschiedlich sind. »Emotionen und die ihnen zugrunde liegenden Phänomene sind für die Aufrechterhaltung des Lebens und für die spätere Reifung des Individuums derart unentbehrlich, dass sie schon im frühen Stadium der Entwicklung zuverlässig angelegt sind« (Damasio, 2011, S. 137). Jedoch sind die

Umstände, unter denen Emotionen ausgelöst werden, sowohl kulturell als auch individuell unterschiedlich.

Mithilfe der Hirnforschung lassen sich Gefühle lediglich anhand von hirnorganischen Vorgängen zeigen und erklären. Die Frage, wie die subjektiven Gefühle zu den entsprechenden Gehirnvorgängen passen, bleibt jedoch ungeklärt, da sie sich mit neurowissenschaftlichen Methoden nicht beantworten lässt.

> »Wie die Gefühle ihrerseits Produkte des totalen psychophysischen Zustandes und Funktionsganzen sind, so geschieht es wechselwirkend vornehmlich durch sie, dass Ganzheit prall erfüllten Lebens, ohne zu zerbrechen oder abzureißen, sich erhält und immer von neuem sich erzeugt [...]; dies aber heißt, dass sie eine gewisse Zeit hindurch als Gefüge psychophysischer Dauergeformtheit sich behaupten« (Krueger, 1953, S. 215f.).

9.4 Seele-Geist-Bewusstsein

Jeder Versuch, die philosophischen Ansichten von dem, was wir immateriell als zu uns gehörig empfinden, beispielsweise in Seele, Geist oder Bewusstsein aufzuteilen, scheitert bereits am wechselseitigen Gebrauch dieser Wörter – manchmal in einem Satz – in den meisten philosophischen Texten, was schon die Schwierigkeit einer Trennung dieser Begrifflichkeiten verdeutlicht. Auch wenn in Platons Vorstellung die Seele vom Körper getrennt ist und unabhängig von diesem existieren kann, so benötigt sie den Körper, um mithilfe der Sinnesorgane wahrzunehmen und mithilfe des Gehirns Vorstellungen und Erinnerungen hervorzurufen und logische Denkprozesse anzuregen (Perkams, 2002).

Laut Aristoteles hält die Seele den Körper zusammen. »Es ergibt sich mit Notwendigkeit, daß die Seele eine Wesenheit sei als die Form eines natürlichen Körpers, der potentiell Leben besitzt« (Aristoteles, 1996, S. 41). Nach aristotelischem Verständnis steht die Seele in direktem Bezug zum Körper, weil erst durch sie alle Aktivitäten, alle Möglichkeiten des Körpers realisiert werden. Die Körper-Seele-Einheit steht schon aus dem Grund nicht zur Debatte, da Einheit nach der zentralen Definition die Verbindung eines Stoffes mit seiner Form erklärt. Sie ist sozusagen das »Wesens-Was« des Körpers. »Wäre das Auge ein Lebewesen, so wäre seine Seele das Sehvermögen; wenn dieses wegfällt, existiert das Auge nicht mehr außer dem Namen nach wie ein steinernes oder gemaltes Auge. Dies ist nun vom Teile auf den gesamten lebenden Körper zu übertragen« (ebd., S. 42). Das Beseelte grenzt sich für Aristoteles durch Bewegung und Wahrnehmung vom

Unbeseelten ab. Lediglich die Trennung des Verstandes *(noûs)* von der Körper-Seele-Einheit hält er für möglich (Perkams, 2002).

Die Bewegung als Teilfunktion des Körpers ist ebenfalls eine Funktion der Seele, die durch den Körper sichtbar wird. Seele und Körper sind demnach nicht voneinander zu trennen: Stirbt der Körper, stirbt auch die Seele. »Es scheinen nun auch die Zustände der Seele alle zusammen mit dem Körper zu bestehen: Zorn, Milde, Furcht, Mitleid, Mut, Freude, Liebe und Haß. Denn von ihnen wird der Körper in Mitleidenschaft gezogen« (Aristoteles, 1996, S. 7).

Platoniker können mit einem solchen Seelenbegriff nichts anfangen. Für sie ist die Seele unabhängig vom Körper und geht erst nachträglich eine Verbindung mit diesem ein. Durch den Tod löst sich diese Bindung wieder auf, die Seele existiert aber als unsterbliche Wesenheit weiter, da sie eine vom Körper unabhängige Entität ist. Um das platonische Konzept der immateriellen Ideen zu bewahren, muss es von der materiellen Welt getrennt betrachtet werden, sodass angesichts dieser Trennung nicht von einer Körper-Seele-Einheit ausgegangen werden kann (Perkams, 2002). Der Seelenbegriff der Platoniker ist also untrennbar mit dem Glauben an ein wie auch immer geartetes Weiterleben nach dem Tod verbunden (Swaab, 2011).

Kant stellte fest, dass wir das, was wir anhand formaler Gesetzmäßigkeiten einer erfahrbaren Wirklichkeit zu wissen glauben, das ist, was wir in diese Realität hineininterpretiert haben. Der Verstand formt die Sinneswahrnehmung a priori nach seinen Denkformen, damit sind Begriffe wie Seele, Welt und Gott »Ideen« der Vernunft, »mit denen wir zur besseren Orientierung die von unserer Sinnlichkeit und unserem Verstand geformten Erfahrungen noch einmal zusammenfassen« (Spierling, 2004, S. 213). *Gott* steht für alle Erscheinungen überhaupt, das *Weltganze* für alle äußeren Erscheinungen und die *Seele* bildet die Ganzheit aller inneren Erscheinungen ab (ebd.).

Für Nietzsche hat die Seele nichts Ewiges, vielmehr ist sie das schmerzhafte Ergebnis triebunterdrückender Prozesse der Selbstzähmung, was seiner Ansicht nach die Kultur ausmacht. Für ihn entspringt der Seelenbegriff dem Aberglauben und besitzt eine reale psychopathologische Ursache: »Alle Instinkte, welche sich nicht nach außen entladen, *wenden sich nach innen* – dies ist das, was ich die *Verinnerlichung* des Menschen nenne: damit wächst erst das an den Menschen heran, was man später seine ›Seele‹ nennt« (Nietzsche, 1954, S. 824).

Würde die Tanztherapie dem Verständnis des platonischen Seelenbegriffs folgen, müsste sie sich zu einer platonisch-christlichen Eingebundenheit bekennen. Dies hätte wiederum zur Folge, dass sie die Getrenntheit von Körper und Seele anerkennt.

Anders ist es mit dem Verhältnis von Körper und Geist: Mit dem Begriff Geist, unabhängig von theologischen Auseinandersetzungen betrachtet, wird primär ein Verhalten zu sich selbst als Verhältnis beschrieben, das als Selbstbewusstsein für sich seiend ist (Kierkegaard, 2005). Der Geist ist demnach nichts, das losgelöst vom Körper existiert. Nach Kierkegaard *wird* das Selbst aufgrund von Freiheit. Das Werden des Selbst bedeutet das *Existieren*.

Selbst wenn der Geist bloß ein charakteristisches und gänzlich passives Merkmal des Gehirnzustandes wäre, hat er seinen Ursprung dennoch in einem Körperteil – nämlich dem Gehirn. Könnte der Geist den Körper dazu bringen, Naturgesetze außer Kraft zu setzen, wie es manchmal den Anschein hat, würde er die Exaktheit dieser rein physikalisch begründeten Naturgesetze auflösen. Da es aber vielmehr so aussieht, als räumten die physikalischen Naturgesetze dem immateriellen Teil des Menschen einen Freiraum zur Beeinflussung des Körpers ein, müsste diese Freiheit selbst ein wichtiger Inhalt dieser Naturgesetze sein.

Diese Freiheit der Entgrenzung zeigt sich besonders im Tanz. Die Drehungen im Derwischtanz, die Veitstänze des Mittelalters, das Headbanging, das als westliche Tanzform in den 1970er Jahren entstand, zeugen genauso von dieser Freiheit wie der stehengelassene Rollator eines alten, motorisch eingeschränkten Menschen nach einer Tanztherapiesitzung.

Die Geistesfähigkeiten sind meist ausschließlich von der Gehirnfunktion abhängig. Nur das menschliche Gehirn, das mit seinen unzähligen synaptischen Verschaltungen das komplexeste Organ überhaupt ist, kann den Fähigkeiten des Geistes gerecht werden. Für die Kommunikation mit anderen Menschen und der Umwelt ist der Geist jedoch auf den Körper und seine Bewegungen angewiesen (und wenn es nur die Mundbewegungen beim Sprechen oder die Handbewegungen beim Schreiben sind). Das bedeutet aber, dass eine Veränderung der Körperlichkeit ebenfalls die Kommunikationsart beeinträchtigt. So kann sogar der Ausfall bestimmter Hirnzentren aus einem friedfertigen Menschen einen gewaltbereiten machen (Swaab, 2011), und auch hormonelle Fluktuationen können einen Einfluss auf emotional-geistige Zustände haben (wovon einige Frauen während ihrer Menstruation betroffen sind).

Nach Goller (1992) spricht die subjektive Erlebnisqualität »gegen eine rein physikalische Theorie der Gesamtwirklichkeit«. Wenn wir von einer kausalen, physikalischen Geschlossenheit ausgehen, dann unterliegt der Mensch als Teil der Natur auch dem Kausalitätsprinzip. Unser psychisches Erleben besteht aus physikalischen Prozessen, die in unserem Gehirn stattfinden. Jeder Versuch, unmittelbar erlebte Zustände durch kausal korrelierende Gehirnzustände zu erklären, scheitert jedoch an der Subjektivität unseres Erlebens (ebd.).

Bewusstsein ist ein Gefühl, das sich einstellt, wenn wir deuten, was wir wahrnehmen, also sehen, hören, riechen, schmecken, berühren. Sensorische Wahrnehmungen sind subjektive Zustände und daher erlebt sie jeder Mensch anders. Sie ermöglichen dem Ich eine Beziehung zu inneren oder äußeren Zuständen, wodurch sich das Ich seiner selbst bewusst werden kann. Bewusstsein, so Damasio, »ist ein Geisteszustand, in dem man Kenntnis von der eigenen Existenz und der Existenz einer Umgebung hat« (2011, S. 169). Wenn man bedenkt, dass Emotionen in dem einen Bereich des Gehirns entstehen und die Verarbeitung des »Was« und »Wo« eines Reizes in einem ganz anderen Bereich stattfindet, wird die Komplexität des Bewusstseins deutlich. Nehmen wir mal an, wir schauen uns einen Sonnenuntergang an, der uns berührt. Wie bereits erwähnt erfolgt die Verarbeitung unseres Erlebnisses und die damit verbundenen Gefühle in verschiedenen Hirnregionen. So wird die von uns wahrgenommene Form und Farbe der Sonne beispielsweise im Schläfenlappen des Großhirns verarbeitet, während die Informationen zur Position und Bewegung der Sonne über Nervenbahnen zum Scheitellappen geleitet wird. Form, Farbe, Bewegung und Tiefe der Sonne und das Gefühl werden durch unser Bewusstsein zum Ganzen, zum Erlebnis *eines* wunderschönen Sonnenuntergangs (Goller, 1992).

Da es, so Goller, nach aktuellem Forschungsstand keinen zentralen Ort im Gehirn gibt, an dem alle Neuronen zusammenlaufen, sehen sich Tätige in der Bewusstseinsforschung mit der scheinbar unlösbaren Frage konfrontiert, wie es sein kann, dass die aktivierten Neuronen, die alle in verschiedensten Hirnregionen stattfinden, eine einheitliche bewusste Erfahrung generieren können (ebd.). Auch sind WissenschaftlerInnen zum jetzigen Zeitpunkt noch nicht in der Lage, zu erklären, welche Hirnprozesse bewusste Erfahrungen hervorbringen. »Eine klare Abgrenzung von Emotion, Motivation und Bewußtseinslage ist auf der neurophysiologischen Ebene nicht möglich« (ebd., S. 86).

Aus diesem Grund lässt sich auch das Bewusstsein nicht im Gehirn lokalisieren. Damasios detaillierten neurologischen Befunde zeigen, dass der menschliche Geist davon abhängig ist, ob alle Hirnregionen funktionieren oder nicht. Die Unterteilung in materiellen Körper und immateriellen Geist ist daher nicht haltbar (Damasio, 2000). Körper, wozu auch das Gehirn gehört, und Bewusstsein bilden eine Entität aller grundlegenden Lebensfunktionen.

Die optische Wahrnehmung kann durch Schädigungen des visuellen Kortex und das Hören durch Schädigungen des auditiven Kortex beeinträchtigt werden, ohne dass das Bewusstsein als solches verloren geht. Mithilfe neurowissenschaftlicher Forschung kann lediglich gezeigt werden, welche neuronalen Veränderungen oder Ausfälle sich im Wahrnehmen, Denken und Bewegen widerspiegeln. Das

Bewusstsein an sich kann damit nicht nachgewiesen oder verortet werden (Goller, 1992).

Nach heutigem medizinischem Wissensstand endet das Leben, sobald es keine Hirnfunktionen mehr gibt. Für die MedizinerInnen bedeutet der Hirntod das irreversible Ende aller Hirnfunktionen. Das Absterben der Nervenzellen im Hirn ist der naturwissenschaftlich-medizinische Beweis für den Tod eines Menschen. So fragt Goller zurecht, »wie […] die Abhängigkeit unserer Identität von Gehirnfunktionen zu verstehen [sei]« (ebd.). Schließlich lässt sich bisher auch die eigene Identität keiner bestimmten Hirnregion zuordnen (ebd.). So wie wir im Beispiel mit dem Sonnenuntergang die verschiedenen gleichzeitig ablaufenden Verarbeitungsprozesse als einheitliche Erfahrung wahrnehmen, erleben wir uns als *eine* Person, obwohl keine Stelle im Gehirn lokalisiert werden kann, an der alles Sein zusammenläuft. Das Wahrnehmen der eigenen Identität und das Bewusstsein sind nicht das Resultat gebündelter Informationen, sondern die komplexe Vernetzung von Hirnaktivitäten, Sinneswahrnehmungen, Erfahrungen, Umweltbezogenheit und Beziehungen. Wir können Identität nur erleben, wenn wir in unserem Körpersein eins sind (ebd.).

Unsere vielfältigen Gehirnaktivitäten laufen unbewusst ab, sodass wir sie nicht bewusst wahrnehmen können. Daher sind wir (bisher) nicht in der Lage zu erklären, wie aus Gehirnaktivität Bewusstsein entsteht (ebd.).

Neuronale Aktivitäten, die mit Bewusstseinsqualitäten korrelieren, lassen sich im kartesianischen Sinne als *res extensa* (räumlich ausgedehnt; Materie) bezeichnen. Diese Bezeichnung passt jedoch nicht für die phänomenalen Bewusstseinszustände selbst, für die in der Philosophie der Begriff *Qualia* verwendet wird. *Qualia* zeichnet sich durch ihren »holistischen, homogenen Charakter« aus (Siebert, 1998, S. 14), sie vereint alle persönlichen Erfahrungen, Gefühle und Empfindungen, die jede Wahrnehmung erst zu einem subjektiven Erlebnis machen. Erlebniszustände und Gefühle existieren nur zeitlich begrenzt, sie kommen und gehen und lassen sich nicht in einem physikalischen Raum verorten, auch wenn die körperlichen Reaktionen lokalisiert werden können. Die Intensität und Klarheit der *Qualia* variieren stark. Je nach mentalem Erlebniszustand werden Gefühle kaum registriert oder jede emotionale Regung wird differenziert und präzise wahrgenommen. Die unterschiedlichen Biografien und persönlichen Erfahrungen eines jeden Menschen machen die Folgen der *Qualia* sehr individuell (Goller, 1992).

Gerald Edelman (1995) unterscheidet in diesem Kontext zwischen einem *primären Bewusstsein* und einem *Bewusstsein höherer Ordnung*. Mit dem *primären Bewusstsein* nimmt der Mensch die Welt geistig bewusst wahr, das Erleben ist kurzzeitig, also weder an die Vergangenheit noch an die Zukunft gebunden, sondern vielmehr in der Gegenwart verankert. Edelmann spricht dieses Bewusstsein den meisten Tieren zu (Hannemann, 1995). Nach ihm sind zwei Signale für die Entstehung des primären Bewusstseins nötig: die wertebedingten Signale, die vom Selbst kommen und mit subjektiven Werten verknüpft sind, und die kategorisierten Signale, die aus der Außenwelt stammen. Sie bedingen einander und bilden das Gedächtnis, das bereits vorhandene Gedächtnispfade mit gegenwärtigen Signalen aus der Umwelt koppelt und kategorisiert. Mithilfe des primären Bewusstseins lassen sich Dinge und Ereignisse mit früheren, bewerteten Erfahrungen, die das Gedächtnis gespeichert hat, verbinden. So können komplexe Veränderungen in der Umwelt, an denen viele parallele Signale beteiligt sind, erkannt und beeinflusst werden, und das aktuelle Verhalten einer Person kann mit ihren früheren Handlungen verglichen werden. Durch die heraufbeschworene Korrelation der einzelnen Signale wird die Aufmerksamkeit gelenkt, während komplizierte Lernaufgaben ablaufen. Das primäre Bewusstsein kann nur solche Signale wahrnehmen, die in Zusammenhang mit individueller Biografie und persönlichen Werten entstanden sind. Durch diesen persönlichen Hintergrund können Lebewesen auch einige dieser Signale in der Außenwelt wahrnehmen und als Zeichen für Gefahr oder Belohnung deuten, die auf den ersten Blick kausal nicht miteinander in Beziehung stehen (ebd.). Das primäre Bewusstsein ist wie bereits erwähnt auf einen gegenwärtigen Zeitraum begrenzt: »Es fehlt eine ausdrückliche Vorstellung oder ein Begriff von einem persönlichen Selbst, und es bietet nicht die Möglichkeit, Vergangenheit oder Zukunft als Teil einer korrelierten Szene zu sehen« (ebd.). Da dem primären Bewusstsein keine Vorstellung vom Selbst zugrunde liegt, ist es auch zu subjektiven Berichten nicht in der Lage: »Entsprechend können Wesen mit nur primärem Bewusstsein keine Theorien des Bewusstseins entwickeln – nicht einmal falsche!« (ebd.)

Im Gegensatz dazu zeichnet sich das *Bewusstsein höherer Ordnung* dadurch aus, dass sich ein denkendes Subjekt seines Bewusstseins bewusst ist und somit eigene Handlungen oder Gefühle wahrnimmt, die es in einem zeitlichen Kontinuum von Vergangenheit, Gegenwart und Zukunft erkennt. »[Es] beruht auf dem Auftreten einer direkten Wahrnehmung in einem Menschen, der über Sprache verfügt und ein subjektives Leben lebt, von dem sich etwas berichten lässt« (ebd.). Ohne das primäre Bewusstsein ist die Entwicklung eines höheren Bewusstseins nicht möglich, dem die Fähigkeit innewohnt, ein Selbst zu entwickeln, das »auf Gemeinschaft gründet und die Welt also im bezug [sic!] auf Vergangenheit und Zukunft sehen und unmittelbar wahrnehmen [kann]« (ebd.). Hierzu sind Gehirnregionen wie zum Beispiel im Vorderhirn von Bedeutung, die für die

Reaktionsverzögerung zuständig sind. Diese Regionen müssen in der Lage sein, die Prozesse des primären Bewusstseins in Kategorien zu ordnen (ebd.). »Das wird größtenteils durch symbolische Mittel erreicht, durch Vergleich und Verstärkung während der sozialen Übermittlung und durch Lernen. Während des Erwerbs der Semantik ergibt sich diese Verstärkung durch die Verbindung von Sprachsymbolen mit der Befriedigung affektiver Bedürfnisse« (ebd.). Die Entwicklung dieser Fähigkeiten ist ohne ein symbolisches Gedächtnis nicht denkbar. Das Subjekt kann sich unmittelbar seiner gewahr werden, indem es geistige Vorgänge auch ohne die Beteiligung von Sinnesorganen und Rezeptoren vornehmen kann. Das höhere Bewusstsein ist das, was nur der Mensch zusätzlich zum primären Bewusstsein hat (ebd.).

Unser emotionales Leben setzt sich also unter anderem auch aus physikalischen Prozessen zusammen, die in unserem Gehirn ablaufen. Die Beantwortung der Frage, welche Beziehung zwischen den unmittelbar erlebten, emotionalen Zuständen und den mit ihnen korrelierenden Gehirnzuständen besteht, scheint jedoch an der subjektiven Erlebnisqualität psychischer Zustände zu scheitern. Die Beschreibung der Aktivierung von Hirnregionen sagt noch nichts über das Erleben eines Gefühls oder den Inhalt eines Gedankens aus (Brüntrup, 1996).

Wie ist die Ganzheit des Menschen zu denken? Die Einheit von Körper und Geist liegt beständig vor, weil ein und dieselbe Tätigkeit immer eine körperliche und eine psychische Seite hat, »sodass wir von einem Akt des ganzen Menschen sprechen müssen« (Goller, 1992). Von daher ist es auch der Tanztherapie nicht möglich die Integration von Körper und Geist zu fördern, denn diese ist in jeder Phase des Lebens gegeben. Es ist vielmehr ihre Aufgabe, die Konstruktion von Getrenntheit (manchmal auch der Wunsch nach Getrenntheit) durch die allgegenwärtige Körperlichkeit als Menschlichkeit aufzuheben. »Das Erleben mit Sinnes- und Körperempfindungen, Gefühlen und Bedürfnissen sind Beispiele für die untrennbare Einheit des Menschseins. Unser Erleben ist ohne unseren Körper nicht möglich« (ebd.), genauso wenig wie wir Mensch sein können ohne unseren Körper, in dem alle Aspekte des Menschseins beheimatet sind.

> »Unser Geist ist nicht nur auf das Gehirn, sondern auf den ganzen Körper angewiesen. […] Wenn Bewusstsein sich jedoch nicht […] aus physikalischen Gesetzen herleiten lässt, dann ist eine physikalische Theorie keine Theorie der Gesamtwirklichkeit [des Menschen]« (ebd.).

In der Tanztherapie geht es darum, den Menschen an die Tiefendimensionen seines Erlebens und somit an die Ganzheitlichkeit seines Seins heranzuführen.

Dabei gilt es zu unterscheiden zwischen dem Inhalt des Erlebens und den gedachten Bedingungen. Allein die Tiefenerlebnisse, die durch die dispositionellen Strukturen der Person bestimmt sind, geben unmittelbar Auskunft von der Wertigkeit, die ein Mensch Dingen oder Personen zukommen lässt (Krueger, 1953).

Dabei ist die Ganzheit des Menschen nicht eine nachträglich vollzogene Synthese, sondern sie wird als unmittelbar gegeben vorgefunden. Es ist sogar vielmehr so, dass die Trennung durch den Menschen und seine Theorien, nicht aber durch die Natur des Menschen erfolgt. Es scheint vielmehr so, dass der Mensch in der zivilisierten hochkomplexen Gesellschaft den Blick für die Ganzheit seines Seins aus den Augen verloren hat (ebd.). »Schon heute dürfen wir sagen: Psychische Ganzheit zu behaupten und immer neu zu gewinnen, dahin tendiert normalerweise jegliches seelische Sichregen und Sichbewegen« (ebd., S. 94).

9.5 Der Andere

»Alles echte Leben ist Begegnung.
Begegnung liegt nicht
in Zeit und Raum,
sondern Raum und Zeit
liegen in der Begegnung.«

Martin Buber

Jede psychotherapeutische Situation und vor allem jeder psychotherapeutische Erfolg ist vornehmlich geprägt durch die Begegnung mit dem Anderen. In einer solchen Situation haben wir es also immer mit einem Gegenüber zu tun. Von daher müssen wir uns auch der Auseinandersetzung stellen, wie wir diesen Anderen an sich und in Bezug zu uns selbst sehen. Diese Wechselseitigkeit geht in jede Richtung. Der Andere ist sowohl der Therapeut als auch der Klient/Patient.

»Wir nehmen nicht uns im Anderen wahr, sondern den Anderen oder den Sinn als etwas für sich Bestehendes, vielleicht das Erleben des Anderen als etwas, das wir selbst so nie gehabt haben« (Jaspers, 1965, S. 214). Jedes Zusammentreffen mit einem Anderen beinhaltet die Möglichkeit einer existenziellen Begegnung. Auch wenn der Andere bei der Begegnung ganz andere Momente und Situationen als wichtig erachtet, kann es dennoch für beide eine existenzielle Begegnung werden. Es ist in diesem Zusammenhang notwendig, zwischen dem *Dialog* und der *Begegnung* zu unterscheiden (Buber, 1973):

Ein *Dialog* ist eine intentionale Beziehung. Es ist also der Teil der Therapie, der von beiden Seiten erwartet, bewusst herbeigeführt und für den die Therapeutin bezahlt wird. Während sich in den verbalen Therapien diese Intentionalität auf das gesprochene Wort beschränkt, sucht die Tanztherapie einen bewussten verbalen sowie nonverbalen Dialog. Somit entsteht eine ganzheitliche intentionale Beziehung zur Klientin. Die Klientin/Patientin bedient sich bewusst meist nur eines verbalen Dialogs, weil ihr dieser für gewöhnlich vertrauter ist. Würde der therapeutische Verlauf auf die dialogische Ebene beschränkt bleiben, so wäre es lediglich eine Aneinanderreihung von intentionalen Worten und Taten, die mit hoher Wahrscheinlichkeit keine wirkliche Veränderung in der Klientin bewirken würde.

Erst wenn beide, der Therapeut und der Klient, bereit sind, sich auf eine *Begegnung* einzulassen, entfernen sie sich von der berechenbaren Intentionalität, und vorgefasste Meinungen bezüglich von Problemen, Krankheit, Beziehung etc. lassen sich verändern. Eine Begegnung entzieht sich häufig all unserer rationalen und vorgefundenen Wirklichkeit. In ihr können sich Dinge ereignen, die für uns nur transzendent erfassbar sind. Eine Begegnung kann nur gelingen, wenn beide Seiten geneigt sind, sich von bestehenden Wirklichkeiten zu lösen und sich für die Möglichkeit eines neuen Wirklichkeitserlebnisses zu öffnen. Eine Begegnung ist vielleicht nur deshalb realisierbar, weil die Gemeinschaftsstruktur, die ihr zugrunde liegt, die Differenzen der Sinngebungen von Körperlichkeit und schicksalhaften Ereignissen und Erlebnissen, die sich im Verlauf der persönlichen Lebensgeschichte entwickeln, aufheben kann. In der Begegnung sucht der Mensch eine Antwort auf seine Fragen, selbst wenn sie ihm verwehrt wird (Buytendijk, 1956).

Auch für Martin Buber (1973) ist der Andere eine eigenständige Gegebenheit. Er betont das dialogische Prinzip des Lebens. Zur Beschreibung der Eigenständigkeit dieser Wirklichkeit verwendet Buber den Begriff der Begegnung: »Alles wirkliche Leben ist Begegnung« (Buber, 1973, S. 15). Für ihn bedeutet die unmittelbare Beziehung »Erwähltwerden und Erwählen, Passion und Aktion in einem« (ebd.). Das Leben ist nicht von einem isoliert existierenden Erlebenden her zu begreifen, sondern ist ein wechselseitiger Prozess, der auf der Beziehung zweier gleichrangiger Wirklichkeiten beruht, nämlich eines Ich und eines Du.

Diese Intersubjektivitätstheorie macht deutlich, dass ich mit einem anderen Menschen nur eine Begegnung haben kann, wenn ich ihn nicht seiner Menschenwürde beraube und zum Objekt degradiere. Es ist sehr schwierig, ein solches Bewusstsein aufrechtzuerhalten, wenn im therapeutischen Sprachgebrauch, wie wir ihn in der Psychoanalyse vorfinden, vom Objekt als Bezeichnung für den Anderen gesprochen wird. Eine Begegnung ist also nur möglich, wenn eine Haltung bezogen auf den Anderen als gleichwertig angesehen wird und er nicht verdinglicht »behandelt« wird wie im Verhältnis von Ich und Es. Der Therapeut kann demnach einen Menschen nur kennen, »indem er ihm wirklich begegnet, und zwar mit ›ganzem Herzen‹, aber er soll ebenso bestimmt diese Kommunikation in der Reflexion über sie verneinen, indem er ihre Realität einklammert« (Buytendijk, 1958, S. 67).

In der therapeutischen Arbeit geht es darum, dass der Mensch und damit auch der Therapeut eine Vernetzung von Ratio und Emotionen schafft. Die Reflexion als Ausdruck rationaler Überlegungen hat ebenso Raum wie die Kommunikation »mit ganzem Herzen« (Buber, 1973, S. 19f.). »Beziehung ist«, so Buber, »Gegenseitigkeit. Mein Du wirkt an mir, wie ich an ihm wirke. [...] Unerforschlich einbegriffen leben wir in der strömenden All-Gegenseitigkeit« (ebd.). Dabei kann ein Mensch nur dem anderen verbunden sein, wenn er sich nicht hinter seinen »erfahrenden und gebrauchenden Fähigkeiten« (ebd., S. 41) versteckt, sondern den Geist dazu nutzt, zwischen Ich und Du zu treten. »Es ist nicht wie das Blut, das in dir kreist, sondern wie die Luft, in der du atmest. Der Mensch lebt im Geist, wenn er seinem Du zu antworten vermag. Er vermag es, wenn er in die Beziehung mit seinem ganzen Wesen eintritt« (ebd.).

Die Therapeutin muss also ihre geistige Kapazität für die Begegnung einsetzen und sie nicht als Schutz zwischen sich und den Anderen stellen.

> »Mit Wir meine ich eine Verbindung mehrerer selbständiger, zum Selbst und zur Selbstverantwortung erwachsener Personen, die gerade auf dem Bunde dieser Selbstheit und Selbstverantwortung beruht und durch sie ermöglicht wird. Die besondere Beschaffenheit des Wir bekundet sich darin, daß zwischen seinen Gliedern eine wesentliche Beziehung besteht oder zeitweilig entsteht; d. h., daß in dem Wir die ontische Unmittelbarkeit waltet, die die entscheidende Voraussetzung des Ich-Du-Verhältnisses ist. Das Wir schließt das Du potentiell ein. Nur Menschen, die fähig sind, zueinander wahrhaft Du zu sagen, können miteinander wahrhaft Wir sagen« (Buber, 1948, S. 115f.).

Aber eine Begegnung ist nur möglich, wenn Wahrnehmen und Empfinden nicht radikal getrennt und als Gegensatz betrachtet werden, sondern wenn es gelingt, die Wahrnehmung und das eigene Empfinden zu vereinen (Buytendijk, 1956). Wahrnehmung und Empfindung sind schon aufgrund der biologischen Bedingungen nicht voneinander zu trennen, wie der Begriff *Qualia* schon besagt. Wahrnehmungen laufen über die Sinnesorgane, und die Empfindungen sind nichts weiter als die Verarbeitung der Wahrnehmungsreize. Ein Geräusch wird zum Beispiel nicht nur als eine Tonfrequenz, sondern auch als eine bestimmte Emotion wahrgenommen, die wiederum nicht unabhängig von der Wahrnehmung und Erfahrung empfunden werden kann. So werden bestimmte hohe Frequenzen immer als schmerzhaft erlebt. Die Trennung von Wahrnehmung und Empfindung ist also lediglich ein theoretisches Konstrukt.

Wahrnehmung heißt aber auch immer, dass man in Kontakt tritt mit der Außenwelt. Wer nicht bereit ist wahrzunehmen, der sollte auch keine Begegnung erwarten und am besten einen Dialog vermeiden. Wenn ein verzweifelter Mensch zu einem anderen Menschen geht, erwartet er eine Gegenwärtigkeit, die ihm Sinn gibt.

Im *Dialog* finden wir das Beobachten. Als Beobachterin versuche ich so viele »Züge« wie möglich zu registrieren und diesen einen Sinn durch Interpretation zu geben. Dieser Sinn wird erzeugt durch eine biologische (z. B. Lächeln als universelle Botschaft), kulturell überlieferte und manchmal theoretische (wie in der Bewegungsanalysetheorie der Tanztherapie [Bender, 2014a]) Bedeutungsgebung. Bewegung wird dadurch zur Ausdrucksgebärde. Der Beobachtete braucht vom Beobachter gar nichts zu wissen, das gilt auch umgekehrt. Der Beobachtende erfährt im Beobachten lediglich etwas über den Ausdruck seines Gegenübers, den er in seine Beobachtungskriterien einsortiert. Erfährt der Beobachtete etwas von der Beobachtung, so kann über die Einordnung in das Beobachtungssystem ein Dialog entstehen, der durchaus aufschlussreich sein kann und hoffentlich in ein *Betrachten* wechselt, das sich dadurch auszeichnet, dass der Betrachter absichtslos und unangestrengt schaut.

> »Er nimmt die Haltung ein, die ihm den Gegenstand frei zu sehen gibt, und erwartet unbefangen, was sich ihm darbieten wird. Nur zu Anfang darf dabei die Absicht walten, alles weitere ist unwillkürlich. Er notiert nicht drauflos, lässt sich gehn, er fürchtet sich gar nicht, etwas zu vergessen« (Buber, 1973, S. 151).

Er vertraut auf die organische Arbeit des Gehirns, durch die alles Behaltenswerte nicht vergessen wird. Es ist also ein sehr offener, anstrengungsfreier Zustand. Da den Betrachter nicht der Ausdruck oder der Charakter des Betrachteten interessiert, nähern sich beide über das Betrachten der *Begegnung*. Diese innere Haltung ist für einen Großteil der tanztherapeutischen Arbeit wichtig (besonders in der Authentischen Bewegung). Aber sowohl die Beobachtung als auch die Betrachtung zielen auf die Wahrnehmung des Anderen ab. Es wird keine Aktivität außer der Wahrnehmung gefordert und es wird kein »Schicksal zugefügt« (ebd., S. 115).

Nur wenn der Therapeut sich aus der sicheren Position herauswagt, sich dem Du öffnet, ohne in Beobachtungs- und Diagnosekriterien zu verfallen, besteht die Chance, dass er in einer empfänglichen Stunde seines persönlichen Lebens einem Menschen begegnet, der etwas an sich hat, das ihn anspricht, was er aber gar nicht gegenständlich zu erfassen vermag, jedoch sein eigenes Leben bereichert (ebd.). Das kann mit dem Anderen oder dem Therapeuten zusammenhängen. Der Mensch ist nicht mehr Gegenstand, er hat mit seinem Gegenüber direkt zu tun, die Distanz ist aufgehoben. »Vielleicht habe ich etwas an ihm zu vollbringen; aber vielleicht habe ich nur etwas zu lernen, und es kommt nur darauf an, daß ich ›annehme‹« (ebd., S. 152). Diese demütige Haltung des »Innewerdens« führt an die Grenzen des *Dialogs* hin zur *Begegnung*. Es zeigt die Möglichkeitsgrenze des Dialogischen auf, die offen sein muss für Überraschungen (Buber, 1973, 1985a).

Für Buber (1985b) ist Gemeinschaft ein zentraler Aspekt des menschlichen Seins. Sie ist ein sozialer Organismus, der sich aus unmittelbaren persönlichen Beziehungen konstituiert. Eine unmittelbare Beziehung heißt, dass kein Mittel, kein Material und kein Medium dazwischensteht. Somit ist eine unmittelbare Beziehung immer mit der Gegenwärtigkeit der Körper verbunden, die den anderen wahrnehmen und auf ihn Bezug nehmen können. Die zunehmende Möglichkeit zur mittelbaren Kontaktaufnahme (via Brief, Telefon, Handy, SMS, E-Mail etc.) führen demnach nicht zu mehr Beziehung und schon gar nicht zu mehr Begegnung, sondern nur zu mehr Kontakten. Denn nur die unmittelbare Beziehung ermöglicht ein lebendiges Gemeinwesen (ebd.).

Die Organisation der Wirklichkeit nach raumzeitlichen und kausalen Strukturen wird durch die noch nicht erworbene Sprache im frühen Kindesalter über sensomotorische Lernprozesse erworben, das heißt, unsere ersten Erfahrungen mit Begegnung machen wir auf einer körperlichen Ebene, die nicht starr, sondern immer mit Bewegung verbunden ist. Der Mensch kann sich bereits im Mutterleib bewegen und wird in den ersten Jahren viel von den Pflegepersonen bewegt. So ist eine Begegnung nur dann möglich, wenn die Kontakte mit der Außenwelt, also die Wahrnehmung und die Bewegung, unzertrennlich miteinander verknüpft sind. Nur so wird das Verhältnis von Ich und Umwelt als eine ursprüngliche Einheit und ebenso ursprüngliche Zweiheit erfassbar. Wahrnehmung und Bewegung verhalten sich wie zwei Schachspieler in der Wirklichkeit eines Spiels, bei dem sie die Spielregeln einhalten müssen und die Freiheit gebunden ist.

Zwischen zwei Menschen kann sich eine Begegnung nur dann vollziehen, wenn es ihnen gelingt, die Kohärenz von Subjekt und Umwelt durch die Verschränkung von Wahrnehmung und Bewegung herzustellen. Anhand wiederholender Bewegungen, wie das Gehen und das Atmen, das Ertasten, die Anfertigung eines Gegenstandes oder die Orientierungs- und Gleichgewichtsreaktionen, zeigt sich, wie sich sowohl Subjekt und Umwelt als auch Wahrnehmung und Bewegung gegenseitig bedingen und voneinander abhängig sind. Sie stehen – wie ein Tanzpaar – in einem kontinuierlichen Verhältnis zueinander, wo der eine sich nach dem anderen richtet.

Für eine Begegnung (wie in einer Therapie) müssen zwei Menschen in ähnlichen Wirklichkeiten leben. Das teilnehmende Erkennen stellt in diesem Zusammenhang die Grundvoraussetzung dar, denn ohne dieses Erkennen könnten wir nicht am Leben teilhaben. »Dieses teilnehmende Erkennen«, so Buytendijk, »ist der eigentliche Inhalt des Begriffes *Erfahrung.* Jede andere Erkenntnisweise verwirklicht sich nur da, wo wir uns als ›neutrale‹ Beobachter einer Realität gegenüberstellen, die unabhängig von unserem eigenen Dasein bestimmte wechselseitige Beziehungen zeigt« (Buytendijk, 1956, S. 25f.). Da wir uns aber selbst und damit allen anderen Menschen niemals »neutral« gegenüberstehen können, greift der Mensch in der Auseinandersetzung mit seiner mitmenschlichen Wirklichkeit auf seine Erfahrung zurück.

Wir haben kein direktes Wissen über das Erleben anderer Menschen, da es niemand von innen erfahren kann. In tiefster, innigster Begegnung entsteht die neue Wirklichkeit des Wir, die sich von der subjektiven Wirklichkeit des Ich und Du unterscheidet.

Muskelkontraktion bedeutet immer ein Zusammenziehen des gesamten Körpers und damit ein auf Sich-selbst-gerichtet-Sein. Im Gegenzug bewirkt die Dehnung der Muskulatur ein sich Sich-Öffnen der Umwelt, dem anderen, dem Du, gegenüber, und ist damit eine notwendige Voraussetzung für die Begegnung. Diese kann aber nur stattfinden, wenn die Ich-Grenzen deutlich sind, da ich ohne eine solche dem anderen kein Du sein kann. Nur wenn ich auf einen Eigenrhythmus bestehe, mich aber gleichzeitig an einen Fremdrhythmus anpasse, kann ich den anderen als gleichberechtigte und ebenso mächtige Wirklichkeit wahrnehmen. Diese Entwicklung zur Getrenntheit als Notwendigkeit von Beziehung beginnt bereits mit der Geburt. Das Neugeborene muss nun als eigenständige, getrennte physiologische Einheit von der Mutter funktionieren. Der Verdauungstrakt entwickelt sich nun unabhängig vom Mutterleib, es muss selbstständig atmen und sich auf die Gravitation und auf schwankende Licht- und Temperaturverhältnisse einstellen. Mithilfe des Schreiens lösen sich muskuläre und emotionale Spannungen und die Bezugsperson wird mobilisiert, damit sie den Säugling füttert, wickelt, zudeckt etc. und somit den unlustvollen Spannungszustand in einen spannungsfreien Zustand verwandelt. Die Stimulation, die das Kind durch die

Berührungen der Mutter bekommt, helfen ihm dabei, seine eigenen Grenzen, die seines Ich, und die Anfänge der anderen Person, des Du, zu erfahren. Durch den präverbalen Austausch mit der Bezugsperson, differenziert sich das Erleben des Säuglings. Lässt sich das Kind anfangs auf die Kontaktwahrnehmung ein, entsteht eine Veränderung von der Kontaktwahrnehmung (Wahrnehmung durch Berührung) zur Distanzwahrnehmung (Schauen und Hören). Während des Stillens schaut der Säugling absichtlich in das Gesicht der Mutter, so verbindet es die orale mit der visuellen Sensation. Mit der Zeit zieht der Säugling den visuellen Kontakt der Berührung mehr und mehr vor, weil dieser eine stärkere Konstante für beide bedeutet. Im Laufe der kindlichen Entwicklung kann es mehr Distanz und eine größere Trennung von der Mutter tolerieren.

Auch die Hirnentwicklung ist an die Kommunikation gekoppelt. Das Wechselspiel von endogenen und exogenen Faktoren verschiebt sich allmählich. Im Mutterleib ist der Fötus zunächst passiv

> »der molekularen Zusammensetzung des Fruchtwassers [...] sowie den durch die Plazenta zugeführten Nähr-/Giftstoffen und Hormonen [ausgesetzt] [...]. Bei der Geburt nimmt dann die Komplexität der Umwelterfahrungen sprunghaft zu. Die neu hinzukommenden sensorischen, motorischen und vor allem auch emotionalen Erfahrungen übernehmen jetzt die Regie über die genetische und molekulare Zellmaschinerie, um die weitere Hirnentwicklung optimal auf die Umwelt- und Lebensbedingungen des heranwachsenden Individuums abzustimmen« (Braun, 2003).

Diese ersten Ich-Leistungen erlauben es, Reize nicht mehr nur körperlich, sondern auch differenziert wahrzunehmen. Ein Kind kann zwei und mehr Bindungsmuster entwickeln, die jeweils sehr speziell auf die Bezugsperson ausgerichtet sind und mit dem Muster der Bezugsperson korrelieren (D.J. Siegel, 2008). Dies geht einher mit der motorischen Entwicklung, sodass das Kind lernt, den Raum zwischen seinen Bedürfnissen und den Reaktionen der Mutter zu erfassen, den er hat anfangs nicht wahrnehmen kann. Je zuverlässiger die Mutter ist, desto sicherer wird sich das Kind fühlen. So traut es sich immer mehr, sich langsam von ihr wegzubewegen, um die Außenwelt zu erforschen. Da es gelernt hat, ihre Anwesenheit zu internalisieren, ist es fähig, einen größeren Abstand zwischen sich selbst und der Mutter zu tolerieren (Renggli, 1976).

Mit der willkürlichen Motorik entwickelt sich ein Übergang von der Kontakt- zur Distanzwahrnehmung, der besonders für die Arbeit des Tanztherapeuten wichtig ist, da die Fähigkeit, sich selbst und andere im Raum wahrzunehmen, den

Grad der erreichten Trennung von Selbst und Nicht-Selbst widerspiegelt. Diese Unterscheidung ist der erste Schritt zu einer Ich-Identität und bedeutet für Spitz (1960) die Voraussetzung für jede gelenkte Kommunikation und damit für die Begegnung im Buber'schen Sinne. Erst durch die Begegnung, die Kommunikation und die Auseinandersetzung mit dem Du, kann sich das Ich in seiner ganzen Komplexität entwickeln. Sie ist von daher der Grundstein jeder gelungenen Psychotherapie.

9.6 In-der-Welt-Sein

Im Kontakt mit einem Du kommen immer vier Elemente zum Tragen: das Ich, der Andere, die Situation und das Thema (bei Buber das Es). Da das Leben nicht konstant, sondern ein Prozess ist, der zu jeder Zeit und an jedem Ort stattfinden und Neues hervorbringen kann und der einer konkreten historischen, ökonomischen und politischen Situationen bedarf, bestimmt sich die eigene Existenz erst in Abgrenzung einer ihr gegenüberstehenden Wirklichkeit, das heißt, sie entsteht erst durch die Deutung des Menschen im Verhältnis zu seiner Welt. »Mit der Existenz ist also notwendig schon immer eine Welt gesetzt, und ohne diese kann Existenz gar nicht begriffen werden« (Bollnow, 1959). »Du nimmst sie [die Welt] wahr, nimmst sie dir zur ›Wahrheit‹, sie läßt sich von dir nehmen, aber sie gibt sich dir nicht. Nur über sie kannst du dich mit andern ›verständigen‹« (Buber, 1973, S. 35).

Heidegger (1967) wirft der traditionellen, christlich-abendländischen Anthropologie ebenso wie der Psychologie vor, in ihren Konzepten über die Wesensbestimmung des Menschen die Frage nach dessen Sein vergessen zu haben. Die Psychologie habe in Bezug auf Descartes nur das »cogitare« untersucht und das »sum« nicht beachtet. Als fundamentale ontologische Tatsache der menschlichen Existenz bezeichnet Heidegger das »In-der-Welt-Sein« des Menschen. Seiner Ansicht nach ist das denkende Ich immer auch ein weltimmanentes. Nicht die Spaltung ist das Primäre, wie Descartes es postuliert, sondern die Einheit von Ich und Welt. Erkennen vollzieht sich in der konkreten Lebenswirklichkeit des Menschen im »Entdecken von Bewandtnissen«, die sich subjektiv als bedeutsam herausstellen. Der Mensch als Seiendes und Erkenntnismittelpunkt wird von der »Umwelt« umspannt, in der er Dinge vorfindet, mit denen es eine bestimmte Bewandtnis hat. Heidegger nennt diese Alltagsdinge »Zeug«, wodurch jene »Vertrautheit mit der Welt« erschaffen wird, die alltägliches Handeln überhaupt erst möglich macht.

Heidegger konzipiert also den Menschen nicht als Substanz, die einer ebenfalls substantivierten Welt gegenübersteht, sondern als »In-der-Welt-Seiendes«, das ohne einen ontologischen Begriff von Welt gar nicht konstituiert werden kann: »Die Substanz des Menschen ist nicht der Geist als die Synthese von Seele und Leib, sondern die *Existenz*« (Heidegger, 1967, S. 212). Zu den unmittelbaren Gegebenheiten des In-der-Welt-Seins zählt Heidegger auch eine Mitwelt, das Mitdasein der Anderen. Die Welt ist also nichts vom Subjekt Getrenntes, sondern Teil des Menschseins, denn nur durch den Körper und seine Fähigkeit zur Wahrnehmung und zum Ausdruck kann der Mensch sich der Welt öffnen oder verschließen. Er kann nur in Bezug zur Welt existieren.

Der Mensch möchte in seinem Dasein die sinnhaften Bezüge, welche die Dinge in der Welt haben, verstehen, so befragt er das Sein der Dinge und das eigene Dasein auf ihren Sinn hin. Der Mensch ist also nicht nur ein erkennendes Subjekt, sondern als verstehendes, sinnstiftendes, weltbezügliches Dasein zu begreifen.

Die *Geworfenheit* des Menschen in sein Dasein »soll die *Faktizität der Überantwortung* andeuten« (ebd., S. 135). Der Mensch ist unausweichlich in eine kulturell überlieferte Welt eingebunden, indem es diese begreift, Möglichkeiten darin nutzt oder ablehnt. »Der *Entwurf* ist die existenziale Seinsverfassung des Spielraums« (ebd. S. 145). Der Mensch orientiert sich an den anderen. »Die *Verfallenheit an die ›Welt‹* meint das Aufgehen im Miteinandersein« (ebd., S. 175). Die Befindlichkeit, in der sich das eigene Dasein in seiner Geworfenheit erschließt, kennzeichnet Heidegger als »Stimmung«, die aber nicht konkrete Dinge und Verhältnisse der Lebenswirklichkeit widerspiegelt, sondern die Subjektivität, mit der das Subjekt das Ganze seines In-der-Welt-Seins überhaupt erfährt (ebd.).

> »Dasein versteht sich immer schon und immer noch, solange es ist, aus Möglichkeiten. [...] Befindlichkeit und Verstehen charakterisieren als Existenzialien die ursprüngliche Erschlossenheit des In-der-Welt-seins« (ebd., S. 145, 148).

So ist das In-der-Welt-Sein ein fundamentaler Bestandteil unserer Existenz: »Der Mensch erlebe sich *immer* schon als in der Welt und nicht vorgängig oder nachträglich oder abständig von dieser« (Binder, 2009, S. 133).

»Die vorgängige Zuhandenheit [...] hat in einem noch ursprünglicheren Sinne als das Sein des Zuhandenen *den Charakter der unauffälligen Vertrautheit*. Sie wird selbst nur sichtbar in der Weise des Auffallens bei einem umsichtigen Entdecken des Zuhandenen und zwar in den defizienten Modi des Besorgens« (Heidegger, 1967, S. 104). Gegenstände in der jeweiligen Gegend sind in ihrem Sinn zuhanden und besitzen den *Charakter unauffälliger Vertrautheit.* »Im Nichtantreffen von etwas an seinem Platz wird die Gegend des Platzes oft zum erstenmal ausdrücklich als solche zugänglich« (ebd.) Durch den Versuch der Objektivierung der Dinge entsteht eine Aufteilung von Bewusstsein und Dingen in Subjekt und Objekt. Dadurch verlieren wir nicht nur ihren alltäglichen Sinn, sondern auch unser ursprüngliches In-der-Welt-Sein (ebd.).

Von daher kann es in der Tanztherapie auch nicht darum gehen, den Menschen von seinem In-der-Welt-Sein zu befreien, sondern die bisher ausgeblendeten Möglichkeiten seines Entwurfs in der Geworfenheit und Verfallenheit an die Welt aufzuzeigen. Das Menschsein, das Dasein, gelingt also nur, wenn der Körper und die Psyche nicht als zwei getrennte Wirklichkeiten wahrgenommen werden, sondern sich die Komplexität des Körpers zu Raum, Schwerkraft und Zeit in Bezug setzt. Dabei wird sie getragen von einem Rhythmus des Universums und des Lebens. Raum, Schwerkraft, Zeit und Rhythmus sind die tragenden Elemente des Tanzes. Tanz bedeutet vor allem ein aufmerksames Im-Raum-Sein: Ich muss mich intentional mit der Schwerkraft auseinandersetzen und durch die Dynamik des Tanzes intuitiv auch ein Zur-Zeit-Sein entwickeln, das sich meist durch einen Rhythmus bestimmen lässt (Bender, 2014a).

9.7 Der »menschliche« Tanz

Auch wenn einige Autoren (z. B. Lange, 1975; Buytendijk, 1956) dem Tier ebenfalls tänzerische Bewegungen zuschreiben, so gilt es hier doch zu unterscheiden, dass letztendlich kein Tier im Sinne von *sich selbst zuwenden* tanzt. Das Zuwenden zur eigenen Person setzt ein Bewusstsein von sich selbst voraus. Tanzähnliche Bewegungen (z. B. der Tanz der Mücken) beruhen auf einer funktionalen und instinktmäßig gebundenen und gerichteten Getriebenheit und Gelenktheit. »Der Mensch dagegen ist das Wesen, das sich in seinem Menschsein sich selbst zuwenden kann und dadurch von aller übrigen Welt und Naturwirklichkeit abheben und sich ihr entgegenstellen und gegenüberstellen kann« (Drechsler, 1965, S. 89).

Nur der Mensch ist in der Lage, sich seinem körperlichen Sein zuzuwenden, denn er nimmt sich in seiner Körperlichkeit, Gestaltungs- und Bewegungsfähigkeit wahr und nimmt zu sich selbst in seinem Körper und seinen Bewegungen Stellung (ebd.).

Dieses Zu-sich-Stellung-Nehmen ist es letztendlich, was den Tanz des Menschen von den tanzähnlichen Bewegungen der Tiere unterscheidet. Nicht die Bewegungen eines Menschen bestimmen über Tanz oder Nicht-Tanz, sondern ob er durch die Bewegung zu sich Stellung nimmt und mit sich und dem Anderen oder seinem In-der-Welt-Sein kommuniziert. Es sind genau diese Bewegungen, die der Klient in der Tanztherapie sucht und (hoffentlich) findet. Wird das Gleichgewicht der »Geworfenheit«, der »Verfallenheit an die Welt« und des »Entwurfs« (Heidegger, 1967) im Dasein nicht mehr gespürt, verliert der Mensch seinen Lebenstanz und kann nicht mehr zu sich selbst Stellung nehmen. Tanz ist also im eigentlichen Sinne kein vom Alltagsleben abgetrennte Kunstform, sondern war schon immer ein Ausdruck menschlichen Seins. Fühlt sich der Mensch emotional abgeschnitten von seinem Dasein, hört er auf zu tanzen. Eingebettet in ein In-der-Welt-Sein – in der Begegnung mit dem Du – führt ihn allein die Suche nach seiner eigenen Ausdrucksform zurück zur individuellen Ausdrucksform seines Daseins, zu seinem Lebenstanz. Wenn ein Mensch sagt: »Ich kann nicht tanzen«, gilt es herauszufinden, ob er damit meint, dass seine Bewegungen nicht den Normen einer ästhetischen Kunstform entsprechen oder dass er sich nicht mehr in der Lage sieht, zu sich selbst Stellung zu nehmen. Ersterem würde ein Tanzkurs Abhilfe schaffen, Letzterem die Tanztherapie, bei der er das Eingebundensein in das eigene Dasein wiederentdecken kann.

Somit ist jede Alltagsbewegung, die diese Stellungnahme beinhaltet, ein tänzerischer Ausdruck. Solche Choreografien des Alltags tanzen beispielsweise

1) die Mitarbeiterin, die ihre Qualitäten vor ihrem Chef ausbreitet, um eine Gehaltserhöhung zu erwirken,
2) der Teenager, der sich durchs Haar streicht, weil er ein attraktives Mädchen gesehen hat, und überlegt, wie er es kennenlernen kann,
3) das neue Gruppenmitglied, das unsicher auftritt und sich erst einmal zurückhält,
4) das Schulkind, das den Lehrer nicht anschaut, weil es hofft, dann nicht aufgerufen zu werden,
5) das Kindergartenkind, das stolz seine Brotzeittasche auf der Brust wippen lässt, und
6) der Vorstandsvorsitzende, der in einem Interview einen glaubwürdigen Eindruck hinterlassen möchte usw.

In der Tanztherapie werden die Fähigkeiten des Menschen, sich im Körper selbst zu erfassen und sich ganzheitlich auszudrücken, genutzt.

»Wir können aber nicht vergessen, dass wir alles Wissen von fremdem Seelenleben nur auf dem *Wege* des Verstehens des Ausdrucks besitzen« (Jaspers, 1965, S. 215). Damit dem Menschen dieser Weg zugänglich wird, braucht es das Gegenüber, das sich ausdrückt, indem es Veränderungen in seine Bewegung, Mimik oder Körperhaltung bringt. Jaspers geht von einem ursprünglichen »Drang der Seele« aus, sich auszudrücken. Diesen Drang unterteilt er in

1) den »Ausdrucksdrang« im engeren Sinne als das unwillkürliche In-Erscheinung-treten-Lassen psychischer Regungen,
2) den »Darstellungsdrang«, der in den Ausdruck etwas Halbwillkürliches bringt:

> »Sich darzustellen ist ein Grundcharakter des Menschen, er gehört als unerlässliches positives Moment zu seinem Leben. Aber er kann in der Selbstdarstellung sich täuschen: Form, Szene, Gebärde werden, statt eine Auswirkung des Lebens zu sein, vielmehr zum eigentlichen Leben – als ständig wechselnde Augenblicklichkeit oder als versteinerte Haltung – und treten an die Stelle substantiellen Lebens« (Jaspers, 1965, S. 213).

3) den »Mitteilungsdrang«, da der Mensch sich mit anderen in Beziehung gegenseitigen Verstehens setzen will (Jaspers sieht allerdings nur die Sprache als Mitteilungsorgan und vergisst den Körper mit seinen mannigfaltigen Informationsmöglichkeiten), und
4) den »Tätigkeitsdrang« (ebd.).

Die Intensität der vier Drangarten ist sowohl vom Individuum als auch von der jeweiligen Form abhängig. Der *Ausdrucks- und Darstellungsdrang* findet sich in allen Kunstformen, aber auch in entsprechenden »Alltagsszenen«. Der *Mitteilungsdrang* zeigt sich beim Kleinkind bereits im vorsprachlichen Alter und im Wunsch des Gegenübers, die kindliche Mitteilung zu verstehen. Dieses wechselseitige Bedürfnis bildet die Grundlage für Bindung (Brisch, 2009). Diese Drangart zeichnet sich aber auch in Gesprächen oder schriftlichen Ausdrucksformen ab. Bei Menschen, die sich ohnehin gerne bewegen und die Welt mitgestalten wollen, findet sich ein ausgeprägter *Tätigkeitsdrang*. Die Drangart sagt noch nichts über den Inhalt der inneren Regungen aus. Es zeigt sich nur, dass jeder Mensch einem anderen Drang nachgibt, um seine inneren Empfindungen mitzuteilen. Während es für den einen nichts Besseres gibt, als Alltagsstress durch eine abendliche Joggingrunde abzubauen, also seinem Tätigkeitsdrang nachzugehen, so ist es für den anderen wichtig, über die Vorkommnisse des Tages mit dem Partner zu sprechen, also seinem Mitteilungsdrang nachzugehen. Häufig kann der Joggende nicht nachvollziehen, warum Reden für den anderen hilfreich ist, so wie es auch dem »Redenden« schwerfällt zu verstehen, wie allein Joggen gegen Stress helfen soll.

9.8 Zur Problematik der Ganzheit

> »Die Natur gibt das Kind als ein untrennbares Ganzes als eine wesentliche organische Einheit mit vielseitigen Anlagen des Geistes und des Körpers. Sie will entschieden, dass keine dieser Anlagen unentwickelt bleibe. Wo sie wirkt, wo das Kind rein und treu durch sie geleitet wird, da entfalten sich auch die Anlagen des Herzens, seines Geistes und seines Körpers zugleich in harmonischer Einheit. Die Entwicklung des einen ist nicht nur mit der Entwicklung des anderen unzertrennlich verbunden, sondern sie entwickelt auch eine jede dieser Anlagen vermittelst der anderen durch sie.«
>
> *Johann Heinrich Pestalozzi (1977, S. 56)*

Viktor von Weizsäcker (1940) propagierte die Abkehr vom mechanistischen Weltbild und setzte an dessen Stelle ein organismisches, in dem der Mensch ein fühlendes, denkendes und handelndes Wesen ist, das sein Leben selbst gestaltet, das heißt, agiert und nicht nur reagiert. Das Verhältnis zwischen Mensch und Umwelt stellt sich auf vielfältige Weise dar. Auch wenn der Mensch ohne die Umwelt, das Dasein ohne das In-der-Welt-Sein nicht vorstellbar ist, so trennen wir doch zwischen dem, was unseren Körper betrifft, und dem, was außerhalb dieses Körpers liegt. Diese gedachte Trennung löst sich jedoch sofort wieder auf, wenn man bedenkt, dass ohne den Austausch mit der Umwelt durch Atmung und Nahrung das menschliche Dasein nicht existieren kann. Auch vieles, was unseren Körper betrifft, ist Teil der Umwelt, wie zum Beispiel das Kind im Bauch einer Schwangeren, Parasiten im Darm oder Implantate im Mund. Die Demarkationslinie zwischen inneren körperlichen Vorgängen und der Umwelt außerhalb lässt sich nicht so eindeutig ziehen, wie wir Menschen es im Alltag zuweilen tun. Die immer wieder neu zu errichtende Trennung zwischen Dasein und Umwelt entsteht über Wahrnehmungs- und Bewegungsprozesse. Heideggers (1967) »Entwurf« ist ein Prozess der Wahrnehmung von Umwelt- oder Körperreizen, die zu Koordinations- und Verarbeitungszwecken ans Gehirn übermittelt werden. Aber bereits die Weiterleitung unterliegt persönlichen Erfahrungen, Erlebnissen und subjektiven Bewertungen (Zimmer, 2019). So hat jeder eine subjektive Vorstellung von der Welt. Bewegung bzw. eine motorische Reaktion entsteht durch Reizaufnahme und -verarbeitung, gleichzeitig bedarf es einer Bewegung in der Umwelt, um diese überhaupt erfassen zu können. Die Sinne, die zugehörigen Nervensysteme sowie die Verarbeitung im Gehirn sichern den Austausch zwischen der menschlichen Innenwelt und der Umwelt. Während des Wahrnehmungsprozesses findet ein ständiger Abgleich mit bereits Erfahrenem und Gelerntem statt. Dieser Prozess, in dem permanent Sinnesleistungen differenziert, modifiziert und kontinuierlich in das vorhandene Erfahrungs- und Erkenntnisrepertoire integriert werden, führt zur Weiterentwicklung des Menschen.

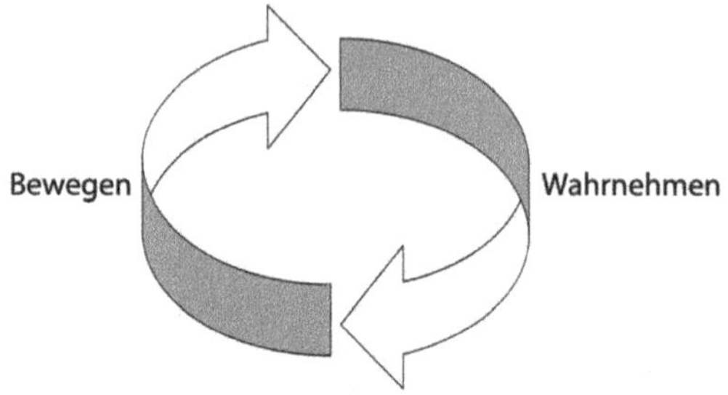

Abbildung 1 (nach von Weizsäcker, 1940)

In der somatophysischen Verschränkung von Bewegung und Wahrnehmung sieht auch von Weizsäcker nicht zwei getrennte Vorgänge im menschlichen Körper, sondern beide existieren als eine aufeinander bezogene ganzheitliche Gestalt. Durch die wahrgenommenen Bewegungskomplexe des eigenen Körpers, aber auch fremder Körper wird die Ganzheit im Rahmen der Natur inhaltlich in einer individuellen Weise erfasst. Sie bilden also eine Einheit. Demnach ist Wahrnehmung ohne Bewegung nicht möglich, was von Weizsäckers Beispiel von der Beobachtung eines Schmetterlings zeigt:

> »Man darf annehmen, daß zunächst sein Bild [des Schmetterlings] über ein Stückchen Netzhaut gleitet. Es folgt eine Blickbewegung in der Flugrichtung des Tieres, der bei dessen eigentümlicher Flugweise bald Kopfbewegungen, Rumpfbewegungen und Gangbewegungen folgen. Der Erfolg dieses vielseitigen Einsatzes der Muskulatur ist immer derselbe: sie ermöglichen eine möglichst kontinuierliche Abbildung des Tieres auf der zentralen Netzhautpartie. Auf diese Weise bleibt trotz mannigfacher Störung der Beobachter mit dem Tier vereint« (von Weizsäcker, 1940, S. 8).

Genau wie Viktor von Weizsäcker nimmt Hans Driesch die Bewegungskomplexe des eigenen Körpers als Argumentationsgrundlage für seine biologistische Theorie der psychophysischen Einheit des Menschen. »Der Organismus ist also nicht nur Einheit, denn für eine solche läßt sich [...] durch Isolation und Superposition ein Verständnis gewinnen, sondern er ist Ganzheit und ist wesentlich« (Driesch, 1921, S. 19).

Driesch als auch Felix Krueger (1953) sind der Meinung, Ganzheit lasse sich nicht eindeutig definieren. Für Krueger sind Gefühle zum Beispiel nicht isolierbare Einzeltatbestände, sondern als »Komplexqualitäten« der jeweils aktuellen seelischen Gesamtsituation zu interpretieren, die sich immer auf das gesamte Erleben beziehen. »Schon heute dürfen wir sagen: Psychische Ganzheit zu behaupten und immer neu zu gewinnen, dahin tendiert normalerweise jegliches seelische Sichregen und Sichbewegen« (Krueger, 1953, S. 94).

In der Tanztherapie geht es darum, den Menschen an die Tiefendimensionen seines Erlebens und somit an die Ganzheitlichkeit seines Seins heranzuführen. Dabei gilt es zwischen dem Inhalt des Erlebens und den gedachten Bedingungen zu unterscheiden. Allein die Tiefenerlebnisse, die durch die dispositionellen Strukturen der Person bestimmt sind, geben unmittelbar Auskunft über die Bewertung der Dinge oder die Person.

»Die *Werthaltungen* eines Menschen bilden das allbestimmende Kernstück seiner psychischen Struktur. Aber wir müssen darunter zusammenhangsvolle, relativ dauernde *Gerichtetheiten* der Seele, durchgreifende *Konstanten* des Gesamtverhaltens verstehen« (ebd., S. 74). Dabei ist das psychophysische Ganze keine nachträglich vollzogene Synthese, sondern es wird als unmittelbar gegeben vorgefunden. Es ist sogar vielmehr so, dass die Trennung durch den Menschen und nicht durch die Natur des Menschen erfolgt. Hier stellt sich allerdings die Frage, ob der Mensch der zivilisierten und damit stark strukturierten und gleichzeitig hochkomplexen Gesellschaft den Blick für die Strukturen selbst und die seiner Umwelt verloren hat und somit auch die Ganzheit seines Seins.

So kommt auch Krueger (1953) zu dem Schluss, dass das Erleben von Ganzheit nur als psychophysische Einheit möglich ist. In seinem Drang nach Ganzheit offenbart sich das Streben des Menschen nach einer befriedigenden Erfüllung im Leben, das heißt nach einem lustvollen Leben. Erreichen und bewahren kann der Mensch seine (Lebens-)Lust aber nur, wenn Wahrnehmung, Gedanken, Gefühle und Handlungen zu einem Strukturzusammenhang und damit zu einer Ganzheit verbunden sind. Damit ist nur dem ganzheitlichen Menschen Lusterleben möglich.

Eine solche Einheit lässt sich nicht durch die Tanztherapie herstellen, da sie als gegeben angesehen werden muss. In der Tanztherapie geht es nicht darum, dass sich Psyche und Körper wechselseitig bedingen oder psychische, physische und kognitive Prozesse integriert werden. Sie ist eine Therapieform, die den Menschen unterstützt, in seinem psychophysischen Dasein seine eigenen Schritte, seine eigene Bewegung, seinen eigenen Rhythmus – also letztlich seinen eigenen Tanz – zu finden.

> »Alle Formulierungen, denen die Vorstellung zugrunde liegt, daß psychische Erfahrungen organische Leiden erzeugen oder daß körperliche Ereignisse psychische Störungen verursachen, sind nicht wirklich ganzheitlich. Die psychische Seite [...] und die physiologische Seite [...] sind zwei Perspektiven, die wir von einem Menschen haben; sie sind aber nicht zwei verschiedene Vorgänge« (Cohn, 1984, S. 196).

10 Grundlagen der Tanztherapie

Wie wir gesehen haben, gehen zahlreiche Tanztherapieverbände und AutorInnen von einer Körper-Geist-Seele-Spaltung aus, die es zu überwinden gilt. Aufgrund dieses Verständnisses bleibt man in der Tanztherapie aber im plantonischen und kartesianischen Denken der Zweiheit von Körper und Geist verhaftet.

Eine andere in der Tanztherapie vertretene Auffassung ist die vom Körper als visuelle Repräsentation des gesamten Menschseins. Der Mensch ist also ein System, dessen einzelne Elemente ständig in Interaktion miteinander stehen. Das vorhandene duale Ursache-Wirkungsdenken scheitert an dieser Komplexität des menschlichen Seins. Das zeigt sich anhand unseres Gesundheitswesens, in dem mit seiner somatischen Medizin und der Psychotherapie die alte Körper-Geist-Seele-Spaltung sogar noch organisatorisch verankert ist. Die Tanztherapie wurde hierbei unter Psychotherapie eingeordnet, in der die menschliche Psyche über die Bewegung beeinflusst wird.

Der Erwerb einer tänzerisch-technischen Fertigkeit spielt in der Tanztherapie eine unwesentliche Rolle. Ebenso geht es nicht darum, ästhetische Kriterien zu erfüllen, sondern sich von der Vorstellung von falschen und richtigen oder schönen und unschönen Bewegungen zu verabschieden. Inhalt ist vielmehr das aktuelle Bewegungsmuster des Patienten in seinen expressiven und kommunikativen Qualitäten. Die Tanztherapeutin konzentriert sich auf seine Bewegungen, die im Moment der Begegnung als Ausdruck seiner inneren Befindlichkeit existieren. Dabei ist es völlig unerheblich, ob es sich um große oder kleine alltägliche oder eher ungewöhnliche Bewegungen handelt. Entscheidend ist die spezielle Bedeutung, die hinter dieser individuellen Bewegung steht, denn erst dadurch wird sie zu einem Tanz. Die TanztherapeutInnen suchen also nach der Choreografie des Lebens. Begibt sich ein Mensch in eine Therapie, dann passen Schritte und

Takt in seiner Lebenschoreografie nicht mehr zufriedenstellend. Im übertragenen Sinne gerät er immer wieder an derselben Stelle ins Stolpern oder er hat das Gefühl, man trete ihm ständig auf den Fuß. Somit muss die Tanztherapeutin erst einmal das vom Leben geprägte Bewegungsmuster erkennen, bevor sie sich mit dem Klienten gemeinsam auf die Suche nach einer befriedigenderen »Schrittkombination« machen kann.

Der Tanz wird also als Ausdruck des gesamten menschlichen Seins, als Medium zum Ausdruck von Emotionen, Zuständen und Bedürfnissen gesehen. Von daher unterscheidet sich die Tanztherapie wesentlich vom Tanzunterricht, und zwar nicht nur hinsichtlich des Ziels (Tanzunterricht = künstlerischer Ausdruck; Tanztherapie = Rekonstruktion der Lebenschoreografie), sondern auch in Bezug auf Inhalte und Methoden. Während im Tanzunterricht die Lehrerin sowohl tatsächlich als auch im übertragenen Sinne vor den SchülerInnen steht und ihnen Orientierung und Anweisungen gibt, positioniert sich die Tanztherapeutin im übertragenen Sinne hinter oder neben der Klientin, um ihre Impulse zu erkennen, aufzugreifen und durch kreative Interventionen zu erforschen und zu modifizieren.

Nach dem Therapieverständnis in der Tanztherapie wird nicht ausschließlich von Krankheiten ausgegangen, die geheilt werden müssen, denn eine verzögerte Entwicklung und Reifung kann ebenfalls das Leben des Einzelnen beeinträchtigen. Mithilfe der Tanztherapie können daher Entwicklungsdefizite aufgeholt werden, was die Bewältigung der jeweiligen Lebenssituation bereits verbessert, auch präventive Maßnahmen sind im Therapieverständnis der Tanztherapie miteingeschlossen, weshalb eine pädagogische Arbeit ebenso dazugezählt wird.

Ziel ist es, dass dem Patienten durch kreative Veränderungen des Bewegungsrepertoires innere psychophysische Blockaden bewusst werden – die meist in der Lebensgeschichte wurzeln – und so sein Körperbewusstsein zu ändern und damit Selbstbewusstsein zu entwickeln, was die Grundlage für spontanes und vor allem authentisches Sich-Bewegen ist. Schoop wollte, dass die PatientInnen ihre Gefühle benennen und eine tänzerische Form finden, die dem eigenen Gefühl am besten entspricht (Schoop, 1974; Briner, 1977).

Die oft vorherrschende Verwunderung darüber, dass »körperliche« Erlebnisse so weitreichende Auswirkungen auf das persönliche Leben haben können, beruht darauf, dass wir zwar theoretisch wissen, dass »Geist« und »Körper« eine Einheit bilden, praktisch jedoch nicht danach leben, sondern an der Unterteilung von somatischen und psychischen Befindlichkeiten und Symptomen festhalten. Da es in unserer westlichen Kultur keinen kulturell verankerten achtsamen Umgang mit uns selbst gibt, sind wir gezwungen, diese Achtsamkeit und

Wachsamkeit selbst zu entwickeln und lebendig zu halten. Erst wenn der Mensch lernt, offener gegenüber seinen inneren Empfindungen und Bewegungen zu sein, sie achtsamer wahrzunehmen und entsprechend zu reagieren, kann er mehr Bewusstheit entwickeln. Viele »moderne« Krankheiten wie Herz-Kreislaufbeschwerden, Depressionen und Burn-out lassen sich auf eine fehlende Achtsamkeit für innere Körpersignale zurückführen. Mit der Wahrnehmung dieser Signale wird der Mensch auch aufmerksam für das, was in ihm und um ihn herum vor sich geht, und für die Grenze zwischen Innen und Außen. Das Erleben des eigenen Körpers als begrenzte und deutlich unterschiedene Wirklichkeit von der Umgebung ist die Voraussetzung für ein Körperbewusstsein.

Das Körperbild, das wir von uns haben, bezieht sich auf die innere Vorstellung von unserem Körper mit seinen Bewegungsmöglichkeiten. Es handelt sich hierbei um ein konstruiertes Bild, das bewusst, aber auch zu einem großen Teil unbewusst entsteht, das sich aus verschiedenen Eindrücken zusammensetzt und als Ganzes wahrgenommen wird. Dazu gehört das Wissen um die einzelnen Körperteile und wie sie zueinander angeordnet sind. Damit verbunden ist die Information über die qualitative Beschaffenheit des Körpers (leicht/schwer, groß/klein, dick/dünn, flach/rund, kalt/warm) und den Platz, den beispielsweise der Körper im Raum einnimmt und braucht (Propriozeption).

Ein in das kindliche Selbstbild integriertes Körperschema, das heißt die neuropsychologische Korrelation von Körperwahrnehmung und -vorstellung (Schilder, 1923), ist die Voraussetzung für ein stabiles Ich und ein intaktes Selbstwertgefühl, was wiederum die Voraussetzung für eine befriedigende Beziehung zur Außenwelt ist, und Grundlage hierfür ist die Bewegung. Nur in Bewegung kann sich das Körperschema eines Kindes entwickeln, indem es Gegenstände »begreift«, Entfernungen durch Hin- und Herrennen überprüft, Höhe durch Klettern erlebt und Formen tastend erspürt. Erst wenn es weiß, wo sich seine Körperteile im Verhältnis zum Raum befinden, ohne sie sich zunächst durch Bewegungen bewusst zu machen (»herumzuzappeln«), kann es sich in fremden Räumen zurechtfinden und autonom werden.

Bewegungserfahrungen und Sinnesempfindungen beeinflussen die Entstehung und die Art des Körperbildes, und es wird durch spielerische Wiederholung psychophysisch verankert. Wunschbilder und Gefühlsregungen können eine verzerrende Wahrnehmung des Körperbildes verursachen. Das ist zum Beispiel bei Magersüchtigen der Fall, die sich noch dann als zu dick empfinden, wenn sie schon längst massiv untergewichtig sind. Nur im ständigen Austausch mit der Umwelt bildet sich das Körperbild und -schema heraus.

Tanztherapeutisch wird oft auf einem elementaren Niveau begonnen, um verdeckte Körperempfindungen als Erlebnisanteile wieder bewusst zu machen, denn nur bewusste Körperteile können auch bewegt werden, ansonsten verschwinden sie aus dem Bewusstsein, was den engen Zusammenhang zwischen dem Körperbild und der Bewegung deutlich zeigt. TanztherapiepatientInnen sind häufig verblüfft, wenn sie entdecken, wie beweglich ihr Körper eigentlich ist. Das Erstaunen ist umso größer, je ignoranter und unachtsamer sie ihrem Körper gegenüber waren.

Von daher ist das Ziel der Tanztherapie – unabhängig davon, welche Methoden und Techniken eingesetzt werden – zu einer authentischen Bewegung und einer direkten und ehrlichen Kommunikation mit sich selbst und anderen zurückzufinden. Denn Authentizität ist nur dann erreichbar, wenn die eigenen Gefühle wahrgenommen werden und eine Ausdrucksmöglichkeit erhalten. Eine authentische Bewegung zeichnet sich dadurch aus, dass sie frei fließend und ungehindert ist, ein unmittelbarer Ausdruck dessen, wie sich die Person in diesem Augenblick fühlt. Sie geschieht einfach, das Bewusstsein kann sie zulassen und eventuell mit einer Geschichte füllen (Adler, 2012; Bender, 1989; Bender & Fiedler, 2013a, 2013b).

Im Fokus steht das Vertrauen in den eigenen Körper, in die ihm innewohnenden Kräfte und die Gewissheit, dass er weiß, was das Richtige für einen ist. So lassen sich negative Kontrollmuster und Schranken, die durch die Interaktion mit der Umwelt zustande gekommen sind, abbauen. Um seine eigene Authentizität wiederzuentdecken, muss der Mensch seinem eigenen Potenzial vertrauen. Dann kann er seinen eigenen Weg gehen und seine eigene Entwicklungsrichtung bestimmen. Vielen KlientInnen fällt es schwer, den eigenen Stärken zu vertrauen, daher ist es zunächst einmal wichtig, dass der Tanztherapeut es stellvertretend für sie tut. Die KlientInnen selbst hoffen zu diesem Zeitpunkt noch, von dem Therapeuten einen hilfreichen »Tipp« zu bekommen. Erst allmählich entdecken sie ihr eigenes Potenzial in sich und können zu den Ursprüngen ihrer Persönlichkeit zurückkehren. Denn Authentizität muss nicht erlernt, sondern wiedergefunden werden. Kein Säugling macht sich Gedanken um die Echtheit seiner Gefühlsausdrücke. Erst durch Auseinandersetzungen mit der Umwelt und in Beziehungen kommt der Mensch in die Verlegenheit abzuwägen, ob es ratsam ist, ein bestimmtes Gefühl auszudrücken oder zu unterdrücken. Geschieht Letzteres zu häufig und die eigentlichen Impulse werden zugunsten des Erhalts von Beziehungen (um niemanden zu kränken, enttäuschen, verletzen oder zu verärgern) zu oft zurückgehalten, kann der Betroffene seine Gefühle vordergründig nicht mehr wahrnehmen. Es ist meist der Körper, der ihn an das Vorhandensein dieser versteckten Impulse und Regungen erinnert.

Letztendlich ist es das Ziel jeder tanztherapeutischen Intervention, eine Bewusstheit der eigenen Authentizität zu erlangen, sodass man innerlich frei ist zu entscheiden, wann man seine Gefühle offen zeigen möchte und wann es ratsamer ist, diese für sich zu behalten. Die Klientin kann die authentische Bewegung allerdings nur erreichen, wenn der Therapeut sich selbst authentisch wahrnehmen kann. Mit dem Erfahren der eigenen Authentizität geht auch die Entdeckung der menschlichen Vielseitigkeit einher: Wir erkennen, wie vielseitig (und wie verrückt) der Mensch sein kann und werden dadurch toleranter gegenüber dem Anderssein unserer Mitmenschen.

Während das kindliche Spiel noch von der Lust bestimmt wird und der Begeisterung vom dem, was das Kind gerade tut, nimmt die Hingabe im Laufe des Lebens immer mehr ab. Unter Lust wird das freie Fließen von Gefühlen als Reaktion auf die Umwelt verstanden. Viel zu selten erlauben sich die Menschen, im Hier und Jetzt zu sein. Gedanklich sind die meisten fast ständig in zwei und mehr »Welten« unterwegs: Die U-Bahnfahrt wird durch Musik im Ohr ergänzt, Mahlzeiten werden vor dem Fernseher eingenommen, Treffen mit Freunden werden durch andere Menschen, mit denen man via Smartphone in Kontakt steht, begleitet.

Das kindliche Spiel zeichnet sich durch alle Arten von Expression und durch eine tiefe »Versunkenheit« in die Spielhandlung aus – egal, ob der Anlass Funktionsfreude, Bewegungstrieb oder nur reiner Spieltrieb ist (auch wenn man dies meiner Meinung nach beim Kind nicht trennen kann), Spiele sind immer »lustbetont«. Die rhythmisch wiederkehrenden Bewegungsreize, wie das Festhalten und Loslassen in einer bestimmten Frequenz, dienen dazu, mit sich in Fühlung zu kommen, das heißt, seine Gefühle fließen zu spüren, ebenso aber auch andere spontane und unwillkürliche Bewegungen wahrzunehmen. Das bedeutet aber auch, bewegungsbehindernde Verspannungen wahrzunehmen, die Unlustgefühle hervorrufen.

Ein wichtiger Entwicklungsschritt des Kindes ist das Erlernen des aufrechten Ganges. Immer wieder lässt sich beobachten, dass beim Üben, das Gleichgewicht zu halten (was ein wesentliches Element des Tanzens ist), Lust in Form einer »Wonneangst« erlebt wird (Balint, 1994). Und genau zu diesem Zeitpunkt beginnen Kinder auch zu tanzen. Wenn sie sich im aufrechten Gang einigermaßen sicher fühlen, versuchen sie, sich zur Musik rhythmisch zu bewegen. Immer gezielter erprobt und testet das Kind seine körperlichen Fähigkeiten, seinen Gleichgewichtssinn, seine Kraft und seinen Rhythmus. Es nimmt verschiedenste körperliche Stellungen ein, probiert alle möglichen Bewegungsformen aus, um jeden Körperteil mit all seinen Funktionen zu spüren, damit alle Teile zu einem

Funktionsganzen zusammengesetzt werden können. Durch die bewusst erfahrenen Bewegungen entsteht ein ausgesprochener »Rauschzustand«: »Der Rausch ist wesentlich ein Aufheben des Seins, ein Sich-Verlieren, ein Sich-Aufgeben, aber nicht wie im Schlaf, sondern um sich in einem nicht persönlich umgrenzten Dasein zu erleben« (Buytendijk, zit. n. Günther, 1962, S. 32f.). Voraussetzung für das Lusterleben ist das Lockerlassen, man muss dem Körper zugestehen, frei reagieren zu können. In der Lust erlahmt die Kontrolle und Empfindungen übernehmen die Herrschaft über das Sein. Denken und Wollen treten hinter den Gefühlsfluss zurück. Lust kann man nicht besitzen, man kann sich ihr nur überlassen, sodass sie von unserem Dasein Besitz ergreift.

Im Vergleich zu alltäglichen Bewegungen erfordert der Tanz ein ausgeprägteres Bewusstsein für und ein stärkeres Empfinden der eigenen Körperbewegungen. Beim Tanzen wird daher häufig das Misstrauen gegen die Lust und damit gegen den eigenen Körper (und gegen sich selbst) deutlicher spürbar. Wird eine tänzerische Bewegung von Lust getragen, die sich entladen kann, so sind die Bewegungen getragen von Selbstvergessenheit während der momentanen Bewegungsfreude. Nur das Hier und Jetzt ist von Bedeutung, Sinnzusammenhänge müssen nicht erforscht werden, das Dasein ist verkörperlicht.

Der Tanz ist und war immer ein Spiegel gesellschaftlicher und kultureller Gegebenheiten (Sorell, 1995) und ohne gesellschaftliche Einbindung nicht vorstellbar und auch nicht lebensfähig. Ohne eine gesellschaftliche Aufbruchsstimmung wäre Tänzerinnen wie Mary Wigman oder Isadora Duncan kein Durchbruch gelungen, und ohne sie würde es wahrscheinlich keine Tanztherapie geben.

> Die Abhängigkeit von gesellschaftlichen Bedingungen habe ich während meiner Ausbildung am eigenen Leib erfahren. Ich hatte mir 1982 vorgenommen, mein Praktikum in einem Heim mit verhaltensauffälligen pubertären Jungen zu absolvieren. Diese wollten vom Tanzen allerdings überhaupt nichts wissen, weil sie das für »Weiberkram« hielten. Nur meine Kenntnisse von anderen Sportarten, die ich aufgrund meines Sportstudiums hatte, haben mich über diese schwierige Zeit gerettet. Als ich ein Jahr später das Heim besuchte, teilten mir die ErzieherInnen mit, dass ich dieses Jahr einen wesentlich leichteren Stand hätte, da der Breakdance populär geworden war, ein Tanz der Jungen von der Straße.

Jede seriöse Psychotherapieausbildung beinhaltet ein Maß an Selbstreflektion, um einerseits zu verhindern, dass die PatientInnen/KlientInnen-Beziehung unbewusst dazu benutzt wird, eigene ungelöste Lebensthemen zu klären, und andererseits um die eigenen Empfindungen und Wertesysteme bewusst für den therapeutischen Prozess nutzbar zu machen. So ist auch in der Tanztherapie die Persönlichkeit des Therapeuten ein unabdingbares Erfolgskriterium für die Therapie. Mithilfe seines Einfühlungsvermögens, Wissens und seiner Bewegungserfahrung muss er eine Beziehung zum Klienten aufbauen und ihm einen inneren und äußeren Rahmen bieten, der ihn dabei unterstützt, die Echtheit seines Körpers zu erforschen.

Die meisten Gründerinnen der Tanztherapie hatten eine tänzerische Ausbildung, der sie aber aufgrund ihrer traditionellen westlichen Ausrichtung zunehmend kritisch gegenüberstanden. Der Vorteil daran war, dass sie die Kraft des Tanzes entdeckten und selbst erfuhren, wie man sich diese in der Tanztherapie zu Nutzen macht.

In der tanztherapeutischen Theorie gibt es hervorragende bewegungsanalytische Instrumente (Laban, 1981, 1988, 1989; Laban & Lawrence, 1947; Lamb, 1965, 1979, 2012; Bender, 2014a; Kestenberg Amighi et al., 1999), die TanztherapeutInnen zur Hypothesenbildung nutzen. Zudem sollten sie die Bedeutung der Musik in ihrer Beziehung zum Tanz und ihre Wirkung auf bestimmte Emotionen kennen. In manchen therapeutischen Situationen ist es nötig, Musik als unterstützendes Medium einzusetzen, in anderen wiederum muss ohne Musik gearbeitet werden, da sie eine zu starke Reizwirkung haben könnte. Dies muss die Therapeutin in einfühlender Vorausschau mitplanen. Ebenso sind anatomische, physiologische und psychologische Kenntnisse notwendig, die manchmal psychoedukativ an die KlientInnen weitergegeben werden, damit diese ein Bewusstsein für die Funktionsfähigkeit ihres Körpers und ihrer Psyche mit ihren Möglichkeiten und Grenzen bekommen.

Nur wenn der Therapeut seinen Emotionen lauscht und sich seiner eigenen Bewegungen im therapeutischen Kontakt gewahr wird, ist ein empathisches therapeutisches Verhalten überhaupt erst möglich. Ist sich der Therapeut der Beziehung seiner Bewegungen und seiner inneren Haltung bewusst, dann kann er dies auch beim Patienten nachvollziehen. Bleiben diese Anteile unbewusst oder unreflektiert, so überträgt der Therapeut sie auf den Klienten, ohne dass beide die Möglichkeit zur Reflexion haben. Ich habe die Erfahrung gemacht, dass man in so einem Fall häufig Gefahr läuft, in die »Leistungsfalle« zu tappen. Das bedeutet, der Therapeut hat akribisch an seiner Bewegungsfertigkeit gearbeitet; den Leistungsgedanken, der dahintersteckt, überträgt er nun auf den Klienten, der diesen sofort aufnimmt, da er selbst auch dem Leistungsdenken verfallen ist. So wird die Tanztherapie zu einem Höher-schneller-weiter-kreativer-Prozess und nicht zu einer Begegnung sich bewegender Körper.

Die »Mütter« der Tanztherapie kamen alle über eine tänzerische Ausbildung zur Tanztherapie, sodass ihnen die psychotherapeutischen Grundlagen fehlten. Diese Lücke kompensierten sie aber mit viel Herz. Heute haben viele TanztherapeutInnen ein Studium in Psychologie, Pädagogik oder Sozialpädagogik absolviert – eine gute Grundlage, um das Wissen der Tanztherapie darauf aufzubauen. Aber ein Herz, wie es die Gründerinnen besaßen, sollte dennoch keiner Tanztherapeutin fehlen. Auch hier gilt es also den Dualismus aufzuheben: Wer Herz zeigt, kann selbstverständlich auch denken, und jeder Gedanke basiert auf einem Gefühl.

10.1 Wirkfaktoren der Tanztherapie

Nach Irvin Yalom (2001) gibt es elf therapeutische Faktoren, die sich aufgrund ihrer Universalität auch auf die Tanztherapie anwenden lassen. Wolfgang Tschacher, Melanie Munt und Maja Storch (2014) sowie Sabine Koch und Marianne Eberhard-Kaechele (2014) haben noch einige spezifische tanztherapeutische Wirkfaktoren ergänzt.

1. Hoffnung einflößen
Jeder Mensch lässt sich auf eine Tanztherapie ein in der Hoffnung, dass sich dadurch etwas ändert, daher ist auch die positive Einstellung des Tanztherapeuten bezüglich der Wirksamkeit der Tanztherapie bedeutsam. Menschen fühlen sich innerlich am meisten von denen angesprochen, die Ähnliches erlebt und überstanden haben. Der Veränderungsprozess, den diese bereits durchlaufen haben, macht den Betroffenen Mut. Fortlaufende Gruppen bieten sich diesbezüglich besonders an, weil die neuen Gruppenmitglieder von den »alten« erfahren können, was sich bei ihnen schon verändert hat. Im Umkehrschluss wird den »älteren« Gruppenmitgliedern oft erst dadurch bewusst, dass sich bei ihnen bereits einiges verändert hat.

Die ressourcen- und körperorientierte Arbeit erhöht die Selbstwirksamkeitserwartung und gibt Hoffnung auf Besserung. Schon Jerome Frank (1979) hat als unspezifischen Wirkfaktor die Besserungserwartung für alle Therapieverfahren angenommen.

2. Universalität des Leidens
Viele Menschen beginnen eine Tanztherapie in dem Glauben, ihr Problem sei etwas Besonderes oder Einzigartiges und deshalb sei es tabu, es offen zu zeigen

und darüber zu reden. Sie haben Angst, dass man sie nicht verstehen könnte oder gar ablehnen werde oder dass ihre Beziehungen belastet werden könnten. Durch den Austausch baut sich langsam das Gefühl, unverstanden und alleine mit seinem Problem zu sein, ab. Besonders gemeinschaftliche Bewegungen vermitteln das Gefühl: »Gemeinsam können wir es schaffen!«, »Wir sitzen alle in einem Boot.« oder auch »Not braucht Gemeinschaft.«. Herrscht in einer Gruppe eine unterstützende, akzeptierende Atmosphäre, so habe ich es nicht selten erlebt, dass sich die Gruppenmitglieder Geschehnisse und Empfindungen mitteilen, die sie vorher noch keinem Menschen erzählt haben.

3. Mitteilung von Information

Yalom (2001) unterscheidet zwischen der didaktischen Unterweisung, die er zur Strukturierung der Gruppe nutzt, und dem Prozess der Problemlage und -lösung. Solche Unterweisungen vonseiten des Tanztherapeuten, auch Psychoedukation genannt, dienen der Entlastung und sind eine erste bindende Kraft. So kann ein trauernder Klient es als sehr unterstützend empfinden, wenn man ihm erklärt, dass es eine normale Reaktion auf einen Verlust sei, sich seiner Fantasie hinzugeben, es sei alles wieder so wie es einmal war, und er brauche keine Angst davor zu haben, »verrückt« zu werden. Weiterhin versteht Yalom darunter den direkt adressierten Rat, den sich Gruppenmitglieder untereinander geben, der besonders für die Anfangsphase typisch ist. Nicht der gute Rat selbst scheint hierbei so entscheidend zu sein, sondern der Prozess des Ratgebens, wodurch Anteilnahme und gegenseitiges Interesse deutlich wird.

4. Altruismus

Unter Altruismus versteht man ein Handeln, das das Wohlergehen und die Bedürfnisse anderer vor das eigene Wohl und Interesse stellt, das heißt, dass eine Person durch ihr situatives Verhalten die Durchsetzung fremder Interessen begünstigt, und zwar unter Umständen zum Nachteil ihrer eigenen (Zimbardo, 2008). Da wir Menschen nur in der Gemeinschaft überleben können, führt Altruismus zu mehr Zufriedenheit als egoistisches Verhalten (Fehr, 2005). In der Therapie ist dies besonders für Menschen mit geringem Selbstwertgefühl eine wichtige Erfahrung, durch die ihre Selbstachtung wieder steigen kann. In einem »Duett« erlebt zum Beispiel eine ansonsten hilfsbedürftige oder hilflose Person, dass sie in der Lage ist, den Partner zu stützen, und offensichtlich gar nicht so hilflos ist, wie sie immer dachte. Auch verschiebt sich die oft intensive Beschäftigung mit sich selbst, die Ich-Bezogenheit, unmerklich zugunsten eines Blickes nach außen.

5. Die korrigierende Rekapitulation der primären Familiengruppe
Yalom (2001) geht davon aus, dass sich jeder mit seinem Beitritt in die Gruppe der Leiterin und den anderen Mitgliedern gegenüber so verhält und interagiert, wie er es in seiner Primärgruppe (meist der Familie) gelernt hat. In der Gruppentherapie können jedoch nicht nur alte Konstellationen und Konflikte durchlebt, sondern auch korrigierend verändert und neu interpretiert werden. Dies gelingt umso besser, je deutlicher die Rollen, Delegationen und Normen der Herkunftsfamilie im Laufe der Therapie hervortreten (Bender, 2014b).

6. Die Entwicklung von Techniken für den mitmenschlichen Umgang
Hier geht es um soziales Lernen, der Entwicklung von fundamentalen sozialen Fertigkeiten. Dieser Punkt ist bei Weitem nicht auf die Tanztherapiegruppe beschränkt, aber durch das gemeinsame Bewegen können eigene zwischenmenschliche Verhaltensweisen überprüft und neue Umgangsformen gelernt werden. Die Tanztherapie bietet hierzu ein besonderes Übungsfeld, weil sich Menschen in der Bewegung oft ehrlicher verhalten, als sie es verbal tun.

In der Tanztherapie wird direkt daran gearbeitet, soziale Entfremdung durch nonverbale und verbale Kommunikation zu vermindern (Koch & Eberhard-Kaechele, 2014). Interaktive Beziehungsmuster werden in der tanztherapeutischen Diagnostik der Bewegungsanalyse (Bender, 2014a; Kestenberg Amighi et al., 1999) erkannt. Meredith Ritter und Kathryn Graff Low zeigen,

> »dass Tanztherapie eine sozialintegrierende Wirkung entfaltet, indem die Interaktion im Tanz den Patienten ermöglicht, sich mit der Umwelt auseinanderzusetzen, mit den Mitmenschen zu kommunizieren und so ihre Empfindungen der Isolation zu reduzieren« (Ritter & Graff Low, 1996, zit. n. Koch & Eberhard-Kaechele, 2014, S. 152).

7. Nachahmendes Verhalten
In der Tanztherapie lässt sich immer wieder beobachten, dass sich unsichere GruppenteilnehmerInnen Verhaltensweisen, die ihnen als adäquat erscheinen, von anderen abschauen, diese übernehmen und ausprobieren.

> Die GruppenteilnehmerInnen sollen eine Aufgabe mit einer relativ freien Gestaltung ausführen. Eine Frau probiert einige Bewegungen im Stand aus, sieht dabei aber nicht sehr glücklich aus. Als sie eine andere Teilnehmerin beobachtet, wie sie sich auf dem Boden liegend bewegt, ist sie zuerst unschlüssig. Nach einem unsicheren Blick zur Tanztherapeutin, traut sie sich

schließlich und nimmt auf dem Boden Platz, um verschiedene Bewegungen zu testen. Schon bald findet sie welche, die eher ihrer Verfassung entsprechen.

Die KlientInnen können neue Verhaltensweisen als Alternative zu alten, weniger erfolgreichen Methoden ausprobieren und so feststellen, ob diese vielleicht besser zu ihnen passen oder es sinnvoller ist, weiter nach einer geeigneteren Verhaltensweise zu suchen.

8. Interpersonales Lernen

Sowohl in der Einzel- als auch in der Gruppentherapie fördert die handlungsorientierte Ausrichtung und das kreative Potenzial der Tanztherapie interpersonales Lernen und die aktive Teilnahme der PatientInnen. Gleichberechtigt, eigenverantwortlich sowie auf konstruktive und realistische Weise erreichen sie ihre eigenen Ziele und finden Lösungen für ihre Probleme. Besonders PatientInnen mit einem »stark nonverbal verankerten Ausdrucksrepertoire« (Koch & Eberhard-Kaechele, 2014, S. 153) (z.B. Kinder und Jugendliche oder Erwachsene mit Behinderungen, Psychosen oder Persönlichkeitsstörungen) werden hier nicht von der Interaktion ausgeschlossen. Alle TherapieteilnehmerInnen – Tanztherapeutin und PatientInnen – werden als ein handelndes und gestaltendes System angesehen (Bender, 2014b).

Durch funktionale Kompetenzerfahrungen und das erweiterte Bewegungs- und damit Handlungsrepertoire lernt die Klientin, »sich Konflikten zu stellen und neue Möglichkeiten der Regulation und Interaktion umzusetzen« (Koch & Eberhard-Kaechele, 2014, S. 153). Interpersonales Lernen ist aufgrund der höheren Anzahl von Interaktionspartnern in Gruppen wesentlich komplexer. Zur Beschreibung dieses Mechanismus unterscheidet Yalom (2001) drei Aspekte:

1) *Die Bedeutung interpersonaler Beziehungen:* Der Mensch ist abhängig von intensiven zwischenmenschlichen Beziehungen, da diese für sein psychophysisches Überleben und Wohlbefinden von großer Bedeutung sind.
2) *Das korrigierende emotionale Erlebnis:* In der Therapie erwarten KlientInnen, dass die anderen TeilnehmerInnen oder der Therapeut auf ein bestimmtes Verhalten so reagieren, wie sie es von Personen aus ihrer Vergangenheit kennen. Haben sie negative Reaktionen auf Verhaltensmuster erlebt, so vermeiden sie dieses Verhalten, weil sie stets dieselbe Reaktion hierauf erwarten. Erst die Realitätsprüfung erlaubt ihnen ein korrigierendes emotionales Erlebnis und den erlösenden Ausstieg aus der Kausalkette.

Die Klientin einer Gruppe für Authentische Bewegung konnte es kaum glauben, dass die Tanztherapeutin sie nicht böse anschaute, als sie sehr vorsichtig den ganzen Raum (sprich Blumen, Tücher, Boden, Fenster etc.) ertastete und erforschte, weil sie den strengen Blick ihrer Mutter bei jeder ihrer Erkundungsreisen abgespeichert hatte. Die daraus resultierende sinnliche Desensibilisierung konnte erst durch das Erforschen in der Therapiesituation korrigiert werden.

Eine solch korrigierende Erfahrung setzt zwei Bedingungen voraus: Erstens müssen die TeilnehmerInnen die Gruppe als genügend sicher und unterstützend erleben und zweitens muss so viel Feedback und Ehrlichkeit möglich sein, dass eine wirksame Realitätsprüfung erfolgen kann (Bender, 2014b).

3) *Die Gruppe als sozialer Mikrokosmos:* Der persönliche Kommunikations- und Interaktionsstil eines jeden Klienten kommt in der Gruppe zum Vorschein und die Interaktion zwischen den einzelnen Mitgliedern wird zu einem sozialen Mikrokosmos. Neu erlerntes Verhalten innerhalb der Gruppe wird auf die soziale Umwelt übertragen und dadurch ändert sich das interpersonale Verhalten außerhalb der Gruppensituation.

   Interpersonales Lernen ermöglicht,

   - das Bild des eigenen interpersonalen Verhaltens zu erweitern,
   - das Verständnis der komplexen Verhaltensmuster anderer Menschen zu erweitern,
   - ein anderes Verhalten nicht mehr als Katastrophe zu empfinden (ein ganz wichtiger Faktor) und
   - zu verstehen, wie es zu der eigenen Wirklichkeitskonstruktion gekommen ist und dass die Vergangenheit nicht geändert werden kann, aber der Umgang mit ihr und ihre Interpretation.

9. Gruppenkohäsion

Kohäsion (lat.: cohaerere = zusammenhängen) beschreibt das Phänomen des Zusammenhalts unter den Gruppenmitgliedern. Aktivitäten und gemeinsame Ziele, interpersonale Attraktivität und gegenseitige Unterstützung, ähnliche Vorlieben oder gegenseitige Zuneigung führen zur Befriedigung der individuellen Bedürfnisse und begünstigen den Gruppenzusammenhalt. Gruppenkohäsion wird definiert »als die Resultante aller Kräfte, die auf alle Gruppenmitglieder so einwirken, daß sie in der Gruppe bleiben oder einfach als Anziehungskraft, die eine Gruppe auf ihre Mitglieder ausübt« (Yalom, 2001, S. 68). Deutlich wird hier, dass die Tanztherapeutin nur einen Teil zur Gruppenkohäsion beitragen kann, weil viele Faktoren außerhalb ihres Einflussbereiches liegen. Vielmehr ist es ihre Aufgabe, den Gruppenprozess fachkundig zu begleiten (Bender, 2014b).

Gruppen in der »Offenheitsphase« (ebd.) sind kohäsiver, das heißt, die Mitglieder

- versuchen intensiver, andere zu beeinflussen,
- sind von anderen Gruppenmitgliedern stärker beeinflussbar,
- sind eher bereit, andere anzuhören und zu akzeptieren,
- erleben in der Gruppe mehr Geborgenheit und fühlen sich von Spannungen befreit,
- nehmen bereitwilliger und regelmäßig an den Sitzungen teil,
- riskieren mehr Selbstoffenbarung,
- schützen die Gruppennormen und üben beispielsweise mehr Druck auf Einzelne aus, die sich nicht an die Regeln halten, und
- verlassen die Gruppe nicht so leicht, selbst wenn ein Gruppenmitglied ausscheidet.

Für den Einzelnen ist das Verständnis füreinander und die gegenseitige Akzeptanz, die ihnen die anderen Gruppenmitglieder entgegenbringen, oft wichtiger als das Angenommensein von den TherapeutInnen. Denn umgekehrt wird es einem Teilnehmer schwerfallen in der Gruppe zu bleiben, wenn er sich nur durch den Therapeuten angenommen, von den Mitgliedern aber abgelehnt fühlt.

Kohäsive Gruppen sind nicht um ein friedliches, immer freundliches Miteinander bemüht, sondern wollen Konflikte ansprechen und auch austragen. Von daher ist die Gruppenkohäsion eine notwendige Grundlage, um Konflikte in der Verantwortungsphase zu bewältigen (ebd.). Kohäsive Gruppen sind beständiger, das heißt, die einzelnen Mitglieder nehmen regelmäßiger teil und wechseln insgesamt weniger. Oft verhindern oder erschweren allerdings die immer stärker zunehmende Unverbindlichkeit und damit einhergehende unregelmäßige Teilnahme an Therapiesitzungen die Entwicklung einer Gruppenkohäsion. Die vermeintliche Freiheit des Einzelnen wird dadurch zum Hemmnis für persönliches Wachstum.

10. Katharsis

Unter Katharsis (griech. = Reinigung) wird in diesem Kontext das Mitteilen, Zeigen und Erleben unter großer emotionaler Beteiligung verstanden. Das reine Ausleben und Abreagieren von Gefühlen zeigt allein keine große therapeutische Wirkung. Daher bedarf es einer Katharsis, bei der das Erlebte integriert wird, ansonsten bleibt sie ein intensives aber konsequenzloses Erlebnis. Besonders im tanztherapeutischen Prozess kann es zu intensivem körperlichem Erleben von Gefühlen kommen, was die anderen TeilnehmerInnen meist mehr verwirrt oder ängstigt als die Person selbst. Ungeachtet dessen ist das freie Ausleben von

Emotionen nicht nur im therapeutischen, sondern auch im gruppentherapeutischen Prozess sehr wichtig, denn nur so können enge Bindungen entstehen, die die Gruppenkohäsion stärken (ebd.). Die Intensität eines Gefühlsausdrucks ist zum einen sehr individuell und zum anderen kulturabhängig. Was der eine als schwachen Gefühlsausdruck empfindet, kann für den anderen eine intensive Offenbarung sein. Während wir hier zulande Trauer eher mit Stille assoziieren, schreien die Griechen laut oder verletzen sich die Menschen an der Elfenbeinküste selbst, um ihrer Trauer Ausdruck zu verleihen.

Kathartische Äußerungen müssen also in ein Beziehungsgefüge eingebunden sein, damit sie von KlientInnen als hilfreich empfunden werden (Yalom, 2001), daher sind sie erst ab einem späteren Stadium in der Therapie hilfreich. So können in der Offenheitsphase (Bender, 2014b) starke Gefühlsäußerungen und ein ehrlicher Umgang miteinander enge wechselseitige Bindungen fördern.

Die emotionale Expression in Bewegungen fördert häufig noch weitere unbewusste Aspekte zutage, die dann von den PatientInnen bearbeitet werden können. Affektives Erleben wird reaktiviert, denn was den Körper durchströmt, ist affektiv aufgeladen (Koch & Eberhard-Kaechele, 2014; Tschacher et al., 2014).

11. Existenzielle Faktoren

Unter existenziellen Faktoren versteht Yalom (2001) die Faktoren, die sich nicht durch eine Therapie ändern lassen, sondern denen sich jeder Mensch selbst stellen muss. Hierzu gehören

- die Akzeptanz, dass das Leben manchmal unfair und ungerecht ist,
- die Erkenntnis, dass man Schwierigkeiten im Leben und dem Tod nicht ausweichen kann,
- die Erkenntnis, dass man trotz der Nähe zu anderen Menschen im Leben auf sich gestellt ist und es allein meistern muss,
- die Konfrontation mit den Grundfragen seines Lebens und seines Todes, um ehrlicher und gelassener leben zu können, und
- das Übernehmen von Verantwortung für die eigene Lebensweise, unabhängig von der Anleitung und Unterstützung anderer.

Diese Faktoren schützen die PatientInnen und die Therapeutin vor Allmachtsfantasien bzw. unrealistischen Erwartungen bezüglich der Therapiewirksamkeit. Denn selbst nach einer erfolgreichen Therapie werden wir nicht alle Faktoren unseres Lebens beeinflussen können, wie es manchmal gerne suggeriert wird. Die Tanztherapie mit ihren Ritualen bietet hierzu eine wichtige Unterstützung, um das Unabänderliche zu akzeptieren und gut damit zu leben.

12. Ressourcenaktivierung
Die meisten Menschen werden durch eine Therapie nicht zu einer neuen Person, sondern vielmehr wieder zu der, die sie ursprünglich einmal waren. Somit ist die Ressourcensuche und -aktivierung mithilfe von Bewegung einer der wichtigsten Prämissen der Tanztherapie (Bender, 2014b; Koch & Eberhard-Kaechele, 2014; Tschacher et al., 2014). Aus bewegungsanalytischer Sicht bietet die Erforschung der persönlichen Spannungsflusseigenschaften eine gute Basis zur Ressourcenerkennung (Bender, 2014a).

13. Problemaktualisierung
Wird ein Problem nicht nur beredet, sondern in der Bewegung erforscht, löst dies häufig direkte Emotionen aus, sodass der Klient die Zusammenhänge besser erkennen und verstehen kann. Die direkten Bewegungserkenntnisse wirken oft schneller als die Erkenntnisse aus Verbaltherapien. Das unmittelbare Erleben von problematischen Situationen, zum Beispiel das Spüren nicht eingehaltener Grenzen, aktiviert das Körpergedächtnis und führt so meist schon zu Lösungsansätzen (Koch & Eberhard-Kaechele, 2014).

14. Affekt- und Verhaltensregulation und Desensibilisierung
Viele PatientInnen über- oder unterregulieren ihre Affekte. Aus diesem Grund ist die Affektregulation über den Körper – denn hier werden sie gespürt – meist nachhaltiger als über die Kognition und verbale Kommunikation. Auch wenn der Begriff der Desensibilisierung in der tanztherapeutischen Terminologie nicht aktiv benutzt wird, konfrontieren TanztherapeutInnen ihre KlientInnen häufig schrittweise mit herausfordernden Reizen in der Bewegung, damit die PatientInnen zunehmend die Affektregulation lernen. Mit eingeschlossen ist hier die Verhaltensregulation, weil das aktive Ausprobieren neuer Verhaltensweisen und die Regulation bereits vorhandenen Verhaltens probeweise in der Tanztherapie eingeübt werden kann. Bereits die Pionierinnen Trudi Schoop und Liljan Espenak beschreiben die systematische Vermittlung von Kompetenzen zur Veränderung von Verhaltensmustern (ebd.).

15. Klärung und Einsicht
Jede tanztherapeutische Intervention dient der Klärung und dem Verständnis von Problemsituationen oder schwierigen Verhaltensweisen. Methoden, wie zum Beispiel die Authentische Bewegung, geben KlientInnen die Möglichkeit, sich wiederholende Verhaltensmuster bewusst zu machen und zu hinterfragen und so ein eigenes Narrativ hierzu zu entwickeln, aus dem sich dann ein Veränderungs-

wunsch ableiten lassen kann, aber nicht muss. Mithilfe des Körpergedächtnisses können Probleme schon vor ihrer Verbalisierung geklärt werden. Ihre konkrete Übertragung in Bewegung hilft sehr häufig bei der Einsicht und Klärung (ebd.).

16. Problemassimilation/Problemkonfrontation
Die Konfrontation mit eignen Problemen erfolgt in der Bewegung anfangs symbolisch und schließlich direkter – oft verstärkt durch die Musik. Der Patient erkennt schneller seinen Eigenanteil an der Problemgestaltung, wodurch ihm seine Handlungskompetenz, die zur Lösung beiträgt, bewusst wird. Die tanztherapeutische Intervention wirkt direkt auf den Affekt und die damit verbundene kognitive Deutung des Problems (Fuchs & Koch, 2014).

17. Kognitive Umstrukturierung und neue Selbstnarration
Neue Verhaltensweisen und ein neues Erleben führen nachhaltig zu neuen kognitiven und neuronalen Strukturen, Reframings und zu Bedeutungsveränderungen, da sie den Körper mit all seinen Gefühlen und Bewegungen in den Prozess mithineinnehmen. Zusätzlich zur verbalen verändert sich die nonverbale, körperliche Narration in Bewegung. So erkennt eine Person mit Traumafolgeschäden beispielsweise, dass sie trotz des Traumas ihre Kraft nicht verloren hat (Bender, 2014a; Koch & Eberhard-Kaechele, 2014).

18. Selbstwirksamkeitserwartung
Mit Selbstwirksamkeitserwartung ist die Erwartungshaltung einer Person gemeint, gewünschte Handlungen mithilfe eigener Kompetenzen erfolgreich ausführen zu können (Bandura, 1977). Ohne Handlung also keine Selbstwirksamkeit. Da sich der Patient in der Tanztherapie neben der verbalen auch auf der Handlungsebene erlebt – affektive und kognitive Komponenten einbezogen –, kann er durch korrigierende Erfahrungen in der Bewegung nicht nur seine Selbstwirksamkeitserwartung entwickeln und festigen, sondern die Selbstwirksamkeit direkt einüben (Koch & Eberhard-Kaechele, 2014).

10.2 Das Erstgespräch

Dem Erstgespräch bzw. der Erstsitzung kommt in der Tanztherapie eine besondere Stellung zu: Der Therapieauftrag und Fragen zur tanztherapeutischen Arbeitsweise müssen geklärt sowie die Basis für die therapeutische Beziehung und die Voraussetzungen für eine gelingende Zusammenarbeit geschaffen werden.

Die Beziehung zwischen Therapeut und Klient beginnt nicht bei der ersten persönlichen Begegnung, sondern durch Internetrecherche, E-Mailverkehr oder Telefonkontakt schon lange vorher, schließlich kommt der Klient mit bestimmten Wünschen, Hoffnungen, Befürchtungen, Vorstellungen und vielleicht sogar Vorurteilen zum Therapeuten. Diese Erwartungshaltung bildet den Ausgangspunkt einer jeden Psychotherapie.

Erstgespräche werden in Kliniken unterschiedlich gehandhabt. Häufig finden sie gar nicht statt, sondern die PatientInnen werden der Tanztherapie zugeordnet. Gibt es ein Vorgespräch, dann ist die Zeit hierfür meist stark begrenzt. Von daher beziehen sich die Ausführungen in Tabelle 1 hauptsächlich auf die ambulante Behandlung.

Funktionen	Hinweise für die Gesprächsführung
gegenseitiges Kennenlernen durch Informationsaustausch	– klare Kontaktaufnahme und Gesprächseröffnung mit sofortiger Bewegungsanalyse – dem Klienten Raum zum Reden lassen – Unterstützung des Klienten beim Reden – gezieltes Fragen – Zusammenfassen und Rückfragen – Gelegenheit zu Fragen an den Tanztherapeuten
Einleitung der interpersonellen Beziehung	– vorläufige Definition der Rolle des Tanztherapeuten – Vertrauen erwecken durch Empathie, Verständnis, Akzeptanz und fachliche Kompetenz
tanztherapeutische Funktion	– Herausarbeiten des Auftrags – tanztherapeutisches Angebot vorstellen – klare Absprachen treffen – den Prozess in Gang bringen

Tabelle 1: Erstgespräch (nach Hoffmann, 2003, S. 365)

Viele TanztherapeutInnen glauben, sich im Erstgespräch die ganze Lebensgeschichte der KlientInnen erzählen lassen zu müssen. Bei dem Gespräch geht es jedoch in erster Linie darum, den KlientInnen neue Informationen zu geben, die ihnen bei der Entscheidung für oder gegen eine Tanztherapie helfen, und der Therapeutin den Raum zu geben, sich für eine Art des Settings zu entscheiden. Das Ziel ihrer anamnestischen Fragen sollte sein, an Informationen zu gelangen, mit deren Hilfe sie KlientInnen bestmöglich über den anzunehmenden Verlauf, die Dauer und, wenn kein Auftrag erteilt wurde, über die möglichen Ziele bei einer kurzen Therapiedauer (wie es oft in Kliniken der Fall ist) aufklären kann. Sinnvolle Fragen sind daher:

- Was sind Ihre aktuellen Konflikte im privaten und beruflichen Umfeld?
- Was ist Ihr derzeitig vorrangiges Problem?
- Was haben Sie für Symptome?
- Worunter leiden Sie?
- Was haben Sie bisher getan, damit es Ihnen besser geht?
- Was führt Sie zu mir?

Wie kommt der Klient in die Therapie?
Die Frage nach dem Prozess, den KlientInnen bei ihrer Suche nach einer geeigneten Therapeutin bis zum Erstgespräch durchlaufen mussten, kann sehr aufschlussreich sein, da Empfehlungen zum Beispiel oft mit Kommentaren versehen werden. Die darin mitschwingenden Erwartungen bestimmen oft auf die ein oder andere Weise den Auftrag an die Therapeutin bzw. die Institution mit. Und es ist immer gut zu wissen, welche »Versprechen« den PatientInnen gegeben wurden. Nur mit diesem Wissen kann überprüft werden, ob die Tanztherapeutin sie erfüllen kann.

Ziel- und Auftragsklärung
Eine besondere Rolle spielt die Auftragsklärung. Durch sie wird verhindert, dass die TanztherapeutInnen für die KlientInnen unrelevante Ziele verfolgen. Wenn das Ziel der Therapie nicht thematisiert wird und die Therapeutin sich gleich zu Anfang in den angebotenen lebensgeschichtlichen Inhalten »verliert«, kann dies dazu führen, dass sie sich – vorauseilend verstehend – ihren Auftrag selbst gibt, und der kann von dem abweichen, den die Klientin ihr gegeben hätte, hätte sie genau nachgefragt.

Die Hauptschwierigkeit liegt darin, dass die meisten TherapeutInnen sich zu schnell mit irgendwelchen Abstraktionen abspeisen lassen oder zu schnell glauben, sie wüssten, was ihre KlientInnen meinen. Da sich die individuellen Gefühle und Gedanken von außen nicht direkt beobachten lassen, sollte immer nach Verhaltensweisen gefragt werden.

Bei der Zieldefinition ist eine gewisse Penetranz in dem Bemühen, die Klientin zu verstehen, unverzichtbar, da sonst leicht schwammige Formulierungen zu Fehlinterpretationen führen (z. B. »Ich möchte, dass es mir bessergeht.«, »Ich möchte wieder mehr Lebensmut fassen.« oder »Ich möchte mich nicht mehr so stressen lassen.«). Im Alltag würde man natürlich nicht so beharrlich nachfragen, weil dieses Nachhaken in der Regel als aufdringlich wahrgenommen wird. In der Therapie ist es aber nötig, damit der Therapeut eine Vorstellung von seiner eigentlichen Aufgabe bekommt.

Negative Zielformulierungen (z. B. »sich nicht mehr unterbuttern zu lassen«) sind aus praktisch-therapeutischer Sicht ungünstig. Auch wenn ein Verhalten eine Zeitlang nicht mehr gezeigt wird, heißt das nicht, dass es nicht am nächsten Tag wieder auftritt.

Mithilfe des Erstgesprächs soll der Entschluss zu einer Tanztherapie überprüft und festgestellt werden, welche Ziele der Klient erreichen möchte bzw. welche Vorstellungen er mit ihr verbindet. Der Ratsuchende und der Therapeut bekommen einen konkreten Eindruck voneinander und können entscheiden, ob sie sich weitere Termine miteinander vorstellen können. Können sich beide eine Zusammenarbeit vorstellen, werden die Rahmenbedingungen (Therapiedauer, Kosten, Termine usw.) besprochen.

Folgende Fragen sollten am Ende des Erstgesprächs beantwortet sein:

1) Wurden Symptomatik und Beweggründe der Klientin für die Tanztherapie geklärt?
2) Was sind die ersten Hypothesen zur Symptomatik?
3) Habe ich die Möglichkeit, die Klientin zu behandeln?
4) Falls sich keine Behandlungsmöglichkeit ergibt:
   - Kann ich alternative Therapiemöglichkeiten (andere KollegInnen, Kliniken usw.) bereitstellen, sodass die Klientin auf keinen Fall den Eindruck bekommt, weggeschickt zu werden?
5) Besteht Suizidgefahr?
6) Zentrale Konzepte der Klientin sollten erfasst werden:
   - Wie denkt die Klientin über ihre Probleme?
   - Welche Erklärungen hat sie für ihre Schwierigkeiten?
   - Welche Ziele hat sie?
   - Was waren ihre bisherigen Lösungsversuche?
   - Hat sie schon andere Behandlungen ausprobiert?
   - Wenn ja, warum sind diese fehlgeschlagen?
   - Welche Faktoren verursachen vor allem ihren Leidensdruck?
   - Wie beurteilt sich die Klientin selbst?
   - Was sind ihre Stärken?
   - Was sind ihre Schwächen?
   - Durch welche Grundüberzeugungen wird ihr Handeln gesteuert?
   - Wie ist ihr Umgang mit Problemsituationen?
   - Welche Erwartungen hat sie an sich?
   - Welche Erwartungen hat sie an andere?
   - Welche Erwartungen hat sie an die Therapeutin?

- Was sind ihre zentralen Lebensziele?
- Welche Ressourcen sind bei ihr vorhanden?

Rahmenbedingungen
Rahmenbedingungen wie Raum, Geld, Therapiedauer und Bezahlung sind eine wichtige Basis für eine sichere Bindung. Nur wenn diese Bedingungen geklärt und ihre Wichtigkeit für den Klienten verständlich sind, kann er sich für die Therapie entscheiden. Sie müssen für den Klienten transparent sein und sollen die allgemeinen Behandlungsprinzipien und die Eigenverantwortlichkeit verdeutlichen. Organisatorisches sollte im Erstgespräch angesprochen, aber auch noch einmal schriftlich fixiert an den Klienten übergeben werden.

Schweigepflicht
Entgegen der allgemeinen Überzeugung unterliegt eine Tanztherapeutin nicht der Schweigepflicht. Von daher ist es umso wichtiger, dass sie sie explizit anspricht und deutlich macht, dass sie sich dennoch daran halten wird.

Terminabsage
Kann ein Klient aus welchen Gründen auch immer einen Termin nicht wahrnehmen, so sollte klar formuliert sein, wie mit dem Honorar verfahren wird. Dies sollte im Erstgespräch angesprochen und am besten schriftlich fixiert werden, weil es sonst bei eingetretenem Fall zu Unstimmigkeiten kommen kann, die die therapeutische Beziehung nachhaltig belasten kann.

Probatorische Sitzungen
Es kann hilfreich sein, vier bis fünf Sitzungen als probatorische Sitzungen festzulegen, nach deren Ende sich beide Seiten erst für eine Zusammenarbeit entscheiden müssen.

Kosten
In einer Privatpraxis muss der Therapeut die KlientInnen über die Höhe des Therapiehonorars informieren. In diesem Honorar sollten alle betriebswirtschaftlichen Kosten (Raummiete, Anfahrt etc.) bereits einkalkuliert sein, die gegenüber dem Klienten nicht offengelegt werden. Es liegt in der Verantwortung des Therapeuten, das Honorar angemessen zu berechnen. Unklarheiten bei der Honorarregelung schädigen die Beziehung. Durch die Bezahlung des Therapeuten kommt es zu einem Ausgleich in der Beziehung, was für die Fortführung der Therapie wichtig ist.

Bewegungseinheit
Damit die Klientin schon einmal ein Gespür für die Wirkung einer Tanztherapie erhält, sollte der Erstkontakt immer auch eine Bewegungseinheit beinhalten, die möglichst Bezug zum Geschilderten herstellt. So kann die Klientin das Potenzial sowie die Ängste, die die Auseinandersetzung in der Begegnung mit dem eigenen Körper auslöst, erfahren. Diese Erfahrung ermöglicht ihr zu entscheiden, ob sie sich diesem Abenteuer stellen möchte. Die Tanztherapeutin kann zudem anhand der Schilderungen der Klientin die Vorgehensweise in der Tanztherapie noch einmal verdeutlichen.

10.3 Therapeutische Beziehung

Es scheint heute so, als verkümmere die Psychotherapie zu einer Art Dienstleistung, die so lange in Anspruch genommen wird, wie der Klient das Gefühl hat, von ihr zu profitieren, und abgebrochen wird, sobald sie keinen Nutzen für ihn hat. Hierbei wird vergessen, dass die therapeutische Beziehung die tragende Säule eines jeden Therapieerfolgs bleibt.

Wie alle TherapeutInnen zeichnet sich auch die Tanztherapeutin dadurch aus, dass sie sowohl spezifische Methoden anwendet als auch tragfähige Beziehungen anbietet, die sie differenziert an der individuellen Person und am jeweiligen Rahmen ausrichtet.

In hunderten Studien ließ sich nachweisen, dass die therapeutische Beziehung einen erheblichen und konstanten Einfluss auf den Therapieerfolg hat (Norcross, 2010). Wird eine Therapeutin lediglich wegen ihres Therapieangebotes ausgesucht, unterminiert dies die Relevanz der Beziehung. Empirische Evidenzen zeigen, dass eine direktive, strukturierte sowie symptom- und fertigkeitenorientierte Therapie bei sogenannten externalisierenden PatientInnen erfolgreicher ist. Beispiele für eine Externalisierung sind Impulsivität, Aggressivität, Handlungs- und Stimulusorientierung sowie eine geringe Introspektionsfähigkeit. Interaktions- und einsichtsorientierte Therapien sind bei sogenannten internalisierenden PatientInnen erfolgreicher. Beispiele für eine Internalisierung sind Schüchternheit, Inhibition, Überregulation und Selbstkritik (Beutler & Harwood, 2002).

In der Tanztherapie wird eine tragfähige Beziehung zwischen Therapeut und Patient vor allem über »nonverbale Spiegelungstechniken« (Koch & Eberhard-Kaechele, 2014) aufgebaut (vgl. hierzu auch Punkt 10.4). Die nonverbale wechselseitige Gestaltung des therapeutischen »Tanzes« ist ein besonderes Merkmal der Tanztherapie: »Dabei tauschen Therapeut und Patient komplementäre Bewegungsrollen, um eine Integration regulierender Beziehungskompetenzen […] zu fördern« (ebd., S. 152).

In der Tanztherapie gibt es sowohl Techniken, die eine gute Struktur bieten (z. B. die Chace Methode), als auch bewegungsanalytische Übungsverfahren, die sich an Symptomen und Fertigkeiten der PatientInnen orientieren. Auch der Tanztherapeut kann entweder interaktions- oder einsichtsorientiert arbeiten und somit sein Angebot individuell auf externalisierende und internalisierenden PatientInnen anpassen.

Die therapeutische Beziehung bildet zwar eine Konstante, befindet sich aber in einem ständigen Prozess der Veränderung, der phasenabhängig ist. Der Therapeut passt sein Verhalten der jeweiligen Phase an, um dem Klienten eine sichere Basis zu bieten, auf der ein therapeutischer Prozess überhaupt erst möglich wird (Bender, 2014b).

10.3.1 Arbeitsbündnis, Rahmenbedingungen, Therapieauftrag

Unter einem Arbeitsbündnis versteht man jene Vereinbarungen, die Therapeut und Klient treffen, um eine sichere Grundlage für die therapeutische Arbeit herzustellen. Dazu gehören das Festlegen von Rahmenbedingungen wie Setting, Terminvereinbarungen, Verteilung und Dauer der Stunden, Honorarvereinbarungen usw., aber auch von gemeinsamen Therapiezielen und -aufgaben sowie das spezielle Vorgehen in der Tanztherapie. Im klinischen Setting sind diese Bedingungen meist durch die Therapieplanung geregelt, im ambulanten Setting müssen sie von der Tanztherapeutin festgelegt werden.

> »In jeder therapeutischen Beziehung […] ist die Allianz zwischen Klienten und Therapeuten eine entscheidende Komponente des Veränderungsprozesses, indem sie die Grundlage für die Schaffung einer Atmosphäre der Sicherheit, der Zuversicht und des Vertrauens bildet« (Marlatt et al., 2010, S. 164).

Das Arbeitsbündnis wird während der Therapiephasen trotz einzelner Unterbrechungen immer weiter gefestigt (Wampold et al., 2010). Es ist also Aufgabe der Tanztherapeutin, hinreichende Informationen über die Tanztherapie bereitzustellen sowie die Rahmenbedingungen und den Therapieauftrag zu klären.

Da in der Tanztherapie andere Rahmenbedingungen gelten als in anderen Psychotherapien, ist es besonders wichtig, diese eindeutig zu definieren und zu erläutern. Findet der Erstkontakt nicht im Bewegungsraum statt, ist es hilfreich, ihn dem Patienten zumindest zu zeigen. Sowohl die Größe als auch die Atmosphäre eines Raumes haben einen erheblichen Einfluss auf das Erleben der Therapie. Im ambulanten Setting müssen die üblichen Modalitäten wie Zeit, Bezahlung und Anwesenheit geklärt werden. In allen Settings muss ebenfalls über eine angemessene Kleidung gesprochen werden.

Formulierungen während der Auftragsklärung sollten so gehalten sein, dass sie anstatt »weg vom Symptom« »hin zum Ziel« führen. Der Auftrag kann in der ersten Stunde bestimmt werden, manchmal dient aber auch die anfängliche therapeutische Arbeit der Auftragsfindung. Die oft diffusen Aufträge – »Ich möchte mich mehr abgrenzen können.«, »Ich möchte mein Leben leben.«, »Es soll mir bessergehen.« – müssen konkretisiert werden, sodass die Beteiligten überprüfen können, ob sie ein Arbeitsbündnis eingehen können. Besonders in der Arbeit mit Kindern und averbalen Menschen (bei Demenz, Behinderung u. a.) muss die Tanztherapeutin anhand ihrer Beobachtungen von Verhalten und Bewegung den Auftrag entwickeln und der Patientin anbieten.

Die Klärung all dieser Fragen ermöglicht der Klientin die Überprüfung, ob sie sich auf diese etwas ungewöhnliche Therapieform einlassen möchte.

10.3.2 Positive Wertschätzung

Die aus der humanistischen Psychologie (Rogers, 1972; Maslow, 1985) entlehnte Grundhaltung der positiven Wertschätzung dem Klienten gegenüber bedeutet das Annehmen der Person, auch wenn seine Biografie und sein Umgang mit den daraus resultierenden Problemen für den Therapeuten befremdend sind. Besonders in der ersten Phase des Therapieprozesses, der Zugehörigkeitsphase (Bender, 2014b), ist es wichtig, dass das Verhalten des Therapeuten wertschätzend und tolerant gegenüber den Erfahrungen und Lösungsversuchen des Klienten ist. Es ist also von größter Relevanz, den Klienten mit all seinen Facetten anzunehmen und sein Handeln von ihm als Person trennen zu können.

10.3.3 Professionelle Authentizität

Eine wirkliche Begegnung zwischen Menschen findet nur statt, wenn sich die Beteiligten authentisch zeigen, also den Mut aufbringen, sich real, glaubwürdig und echt zu verhalten und aufzutreten. Nur wenn die Therapeutin bereit ist, authentisch zu sein, kann sich auch die Authentizität der Klientin entwickeln. Das bedeutet allerdings nicht, dass die Therapeutin ungefiltert allen Gefühlen freien Lauf lassen soll, sondern dass sie der Klientin selbstreflektiert die Gefühle und Gedanken zeigt, die in ihr durch den (Bewegungs-)Prozess der Klientin ausgelöst wurden. Damit dieser bipersonale Prozess effektiv verläuft, muss die Tanztherapeutin ein tiefes Verständnis für die bewussten und unbewussten Ebenen der therapeutischen Kommunikation haben (Lucchi, 2018). Nur mit professioneller Authentizität kann sie ihre eigenen Empfindungen gegenüber der Patientin immer wieder neu überprüfen und reflektieren. Aufgrund der Körperlichkeit und Direktheit in der tanztherapeutischen Arbeit ist dies ein wichtiges Kriterium. Jeder Mensch hat ein Anrecht auf eine wahrhafte Begegnung. Etwas Ähnliches ist gemeint, wenn Laura Perls von »selektiver Offenheit« oder Ruth Cohn von »selektiver Authentizität« spricht (E. Willke, 2007, S. 183).

10.3.4 Reparenting

Reparenting, das »nachnährende Beeltern«, ist ein aus der Psychotherapie stammender Ansatz, bei dem der Therapeut eine elterliche Funktion übernimmt und dem Patienten so die Zuwendung und Fürsorge zuteilwerden lässt, die ihm in seiner Ursprungsfamilie verwehrt blieb. Wichtig ist, dass dieses Beziehungsangebot dem therapeutischen Rahmen angemessen ist. Auch sollten sich sowohl Therapeut als auch Klient darüber im Klaren sein, dass die frühen unbefriedigten Bedürfnisse nur teilweise gestillt und die defizitären Bindungserfahrungen nur ansatzweise berichtigt werden können und immer Teil der Lebensrealität des Klienten bleiben werden. Das Reparenting dient dem Patienten als Stütze und Trost und ermöglicht ihm, eine neue emotionale Beziehungserfahrung zu machen und so alte, schmerzliche Erfahrungen bzw. Beziehungsannahmen zu korrigieren. Es ist Aufgabe des Therapeuten, dem Patienten neben der elterlichen Fürsorge und Unterstützung auch verantwortungsvoll und wertschätzend Grenzen zu setzen. Zuspruch, Gewährenlassen, liebevolle Blicke und Berührungen sowie eine angemessene Strenge und klare Strukturen müssen individuell auf den Patienten abgestimmt werden und im therapeutischen Rahmen erfolgen. Hier gibt es für die egoistischen bzw. persönlichen Wünsche des Therapeuten keinen Raum. Dies ist speziell in der Tanztherapie, wo es zu großer (körperlicher) Nähe kommen kann, von wesentlicher berufsethischer Bedeutung (Rahm et al., 1993; Young et al., 2005).

10.3.5 Lernen am Modell des Therapeuten

Interaktion findet in der Tanztherapie körperlich aktiv statt, daher darf die Kraft des Modelllernens nicht unterschätzt werden. Das Lernen am Modell geht auf Albert Bandura (1976) zurück und bezeichnet einen Lernprozess, bei dem sich KlientInnen neue Verhaltensweisen bei ihren TherapeutInnen abschauen, erproben und anschließend in das eigene Verhaltensrepertoire integrieren können. Die KlientInnen haben dabei aber immer eine gestaltende Funktion. Sie integrieren das Gesehene und Imitierte in ihr bisheriges Lebenskonzept.

> »Nach der Theorie des sozialen Lernens üben die Beobachter eine höchst aktive Funktion aus, indem sie die Modellierungsreize in leicht erinnerlichte Schemata umformen, klassifizieren und organisieren. Sie sind beileibe nicht regungslose Kameras oder Tonbänder, die einfach isomorphe Repräsentationen der modellierten Ereignisse aufnehmen« (Bandura, 1976, S. 28).

Die KlientInnen werden zu Beobachtenden, TherapeutInnen zu Modellen oder Leitbildern. Nur bei weitgehender Identifizierung der Beobachtenden mit dem Modell ist dieser Lernprozess möglich, für den die stellvertretende Verstärkung von Bedeutung ist. Die Klientin nimmt das Verhalten und die Bewegung der Therapeutin wahr und wendet es auf ihr eigenes Verhalten und ihre eigene Bewegung an (Zeier, 1976).

> Eine Klientin meldet sich nach dem Erstgespräch nicht mehr, obwohl sie sich sehr interessiert gezeigt hat und der Kontakt zwischen Klientin und Therapeutin gut war. Monate später fragt die Klientin nach einem neuen Termin. Bei einem zweiten Gespräch »beichtet« sie, dass sie nicht wiederkommen wollte, weil sie vom Erscheinungsbild der Therapeutin so beeindruckt gewesen sei und an sich denselben Anspruch habe, diesem aber nicht genüge. Jetzt habe sie sich aber dazu entschieden, die Therapeutin als Modell zu nehmen. Dadurch konnte sie mit der Therapie beginnen.

Nach meiner Erfahrung können Albert Banduras (1977) Formen des Modelllernens auf die Tanztherapie angewandt werden:

- *Entwicklung neuer Verhaltensweisen:* Die Therapeutin (das Modell) zeigt der Klientin ein Bewegungsverhalten, das diese nicht kennt und nicht Bestandteil ihres Bewegungsrepertoires ist. Durch die Beobachtung des Modells ist die Klientin aber imstande, dieses neue Bewegungsverhalten auszuprobieren, und wenn es als hilfreich erlebt wird, für sich zu erlernen und zu integrieren.

- *Verhaltensmodifikation:* Der Therapeut spiegelt eine Bewegung des Klienten, zeigt anschließend, dass sich die Bewegung hemmen und kontrollieren (er kann z.B. jederzeit in seiner Bewegung innehalten) oder enthemmen und befreien lässt (er singt z.B. zu einem Lied). Indem der Klient dieses Bewegungsverhalten aufgreift, kann er sein eigenes Verhalten modifizieren und erweitern.
- *Herausbildung diskriminativer Hinweisreize:* Ein Bewegungsverhalten der Therapeutin dient als Hinweisreiz, wodurch das Abrufen bereits erlernter Bewegungsmuster erleichtert wird. So nimmt die Tanztherapeutin zum Beispiel bei einem Kreistanz PatientInnen bei der Hand und suggeriert dadurch den anderen MitpatientInnen es ihr nachzutun.

Durch das Lernen am Modell muss der Tanztherapeut genau auf sein eigenes Bewegungsverhalten und seine Sprache achten, da er sonst Gefahr läuft, seine KlientInnen verbal zu etwas zu ermutigen, dass er selbst motorisch nicht ausführen kann. Ein Beispiel hierfür wäre, wenn ein Patient von seinem Therapeuten dazu angehalten wird, feste in die Kreismitte zu kicken, während sein eigenes Kicken aber im Vorantrieb »angestrengt« (Bender, 2014a) ausgeführt wird. Es sollte ihn in diesem Fall nicht wundern, wenn der Patient nicht seinen Worten folgt und ebenfalls »angestrengt« in die Mitte kickt.

10.3.6 Kinästhetische Empathie

Empathie, so Norcross (2010), übernimmt in der Therapie eine positive Funktion und hat damit einen positiven Effekt auf den Therapieerfolg: Sie erleichtert emotionale Erfahrungen, fördert die Exploration, unterstützt die Selbstheilung und erleichtert den Zugang zur inneren Welt des Klienten.

Der Begriff Empathie leitet sich vom griechischen Wort *empatheia* (Einfühlung) ab. Empathie bezeichnet die Fähigkeit, Gefühle, Bedürfnisse und Sorgen anderer wahrzunehmen und sich in deren Lage zu versetzen (Goleman, 2000).

In der therapeutischen Beziehung bildet das Vermögen, sich in die Lebenssituation des Patienten einfühlen zu können, eine vertrauensvolle Grundlage. Der Patient fühlt sich erst verstanden, wenn der Therapeut sich körperlich auf ihn und die Veränderung der Spannungsflusseigenschaften seines Körpers einstimmt, und zwar indem er seine Bewegungen spiegelt (Bender, 2014a). Auch umgekehrt spiegelt der Patient die Bewegungen des Therapeuten, sodass eine zirkuläre kinästhetische Empathie entsteht.

Die Spiegelneuronen im Gehirn sind für die menschliche Empathiefähigkeit verantwortlich. Durch sie sind wir in der Lage, über Bewegungen unsere Gefühle auszudrücken und so mit anderen zu teilen. Deshalb erleichtern das gemeinsame Tanzen und Bewegen in der tanztherapeutischen Sitzung nicht nur das empathische Einfühlen in die andere Person, sondern vermittelt auch schneller das Gefühl, verstanden zu werden. »Die Fähigkeit des Menschen zu emotionalem Verständnis und Empathie beruht darauf, dass sozial verbindende Vorstellungen nicht nur untereinander ausgetauscht, sondern im Gehirn des jeweiligen Empfängers auch aktiviert und spürbar werden« (Bauer, 2005, S. 17).

10.4 Spiegeln

Das Aufgreifen von Rhythmus, Form oder Qualität einer Bewegung ist eine essenzielle Grundlage für menschliche Beziehungen. Wenn jemand lächelt, muss das Gegenüber unwillkürlich auch lächeln. Auch eine Begrüßung wird durch ein Ritual koordiniert – Rhythmisierung des Händeschüttelns, Tiefe und Länge der Verbeugung, Intensität und Dauer einer Umarmung –, damit die Initiierung einer Beziehung gelingt. Aus diesem Grund haben die Gründerinnen der Tanztherapie alle intuitiv die Bedeutung des Spiegelns erkannt und angewandt (Sandel, 1993; H. Chaiklin, 1975; Schoop & Mitchell, 1974).

Die Wirksamkeit der intuitiven Vorgehensweise der Gründerinnen wird heute durch Ergebnisse in der Neurobiologie, der Säuglings-, Kognitions- und Psychotherapieforschung belegt (Schore, 2003; Stern, 1994; Ramseyer, 2010). Mutter und Kind stimmen sich empathisch, nonverbal und psychobiologisch aufeinander ein, indem sie sich gegenseitig spiegeln. Dieses Spiegeln ist die Basis einer sicheren Bindung und entscheidend für die psychophysische Entwicklung des Kindes (Trevarthen, 2001; Bauer, 2005).

10.4.1 Spiegelneuronen

Die Spiegelneuronen wurden 1991 in Parma von einem Forschungsteam entdeckt, einer von ihnen war der italienische Neurophysiologe Vittorio Gallese (Gallese & Goldman, 1998; Gallese et al., 1996; Bauer 2005). Das Team bemerkte mithilfe implantierter Elektronen im Hirn von Affen, dass bestimmte

Nervenzellen nicht nur aktiv wurden, wenn die Tiere selbst nach einer Erdnuss griffen, sondern auch wenn sie ihre Artgenossen oder die Forscher bei dieser Handbewegung beobachteten. Giacomo Rizzolatti taufte diesen Zufallsfund »Spiegelneuronen«. Hierbei handelt es sich um Nervenzellen, die bei der passiven Beobachtung einer Handlung dieselben Hirnregionen aktivieren, als wenn die Handlung selbst aktiv ausgeführt worden wäre. Spiegelneuronen sind nicht an einer Stelle im Gehirn verortet, sondern befinden sich im Prämotorischen Kortex (Verarbeitung von Bewegungen), im Insularen Kortex (Verarbeitung von Emotionen) und im Sekundären Somatosensorischen Kortex (Verarbeitung von Berührungen) (Gartner, 2004).

Beobachtet jemand einen anderen bei der Ausführung einer zielgerichteten Handlung, werden im Beobachter die prämotorischen Nervenzellen mitaktiviert, jene Zellen, die auch reagieren würden, wenn der Beobachter die Handlung selbst durchführen würde. Zur Mitaktivierung dieser Neuronen reicht es bereits aus, dass der Beobachter zu erkennen meint, worauf die beobachtete Aktion abzielt. Mithilfe seiner Spiegelneuronen und seiner Erfahrung kann er ein Ereignis schnell und vorausschauend einschätzen – durch diese Fähigkeit sind erfahrene AutofahrerInnen meist in der Lage, auf Gefahrensituation richtig zu reagieren. Die Fähigkeit des Vorausschauens impliziert allerdings auch die Möglichkeit einer falschen Bewegungsvorhersage (Bauer, 2005). Dieser Aspekt ist für die Tanztherapie von besonderer Bedeutung, weil eine angesetzte Bewegung beim Klienten eine Assoziation auslösen kann, die vom Therapeuten nicht intendiert war, aber zum Erfahrungsrepertoire des Klienten gehört. So kann beispielsweise eine unverfängliche Bewegung wie das Heben des Arms beim Klienten die Assoziation hervorrufen, der Therapeut hole zum Schlagen aus, was entsprechende Reaktionen auslöst.

Weitere Forschungen zeigen, dass Spiegelneuronen nur dann Signale senden, wenn eine Person eine zielgerichtete Bewegung mit einem Objekt ausführt. Das lediglich Beobachten eines Objekts oder einer Person löst keine Aktivitäten in den Spiegelneuronen aus. Es bedarf einer Kopplung von Person und Objekt. So bleiben Spiegelneurone inaktiv, wenn der Bewegungsablauf von einem Automaten durchgeführt wird. Daraus schlussfolgerte man, dass der Beobachter eine Theorie entwickelt, mit der er von der Bewegung einer Person auf deren Handlung schließen kann. Diese Fähigkeit bildet die Grundlage für Empathie und Verständnis (sofern die Interpretation der tatsächlichen Intention des Handelnden entspricht) (Bauer, 2005; Gallese & Goldman, 1998).

Bereits die Spiegelneuronen von Säuglingen senden Signale, sobald er Gesten und Gesichtsausdrücke wahrnimmt, auch wenn er zu diesen selbst noch gar nicht fähig ist (Gartner, 2004). Kleinkinder stehen konzentriert auf dem Spielplatz und beobachten Ältere, um neue Bewegungsherausforderungen voraussehen zu können.

> »Das Aktivitätsmuster der Spiegelneuronen kann dabei gespeichert und bei Bedarf abgerufen werden. [...] Die mentale Simulation hat einen lebenslangen Nutzen: Sie hilft, das Ziel einer Handlung zu erkennen, noch bevor diese vollständig ausgeführt wurde. Das Aktivitätsmuster der Spiegelneuronen verrät, ob ein Gegenüber die Hand zum Gruß ausstrecken will – oder zum Faustschlag ausholt« (ebd.).

Oft ist es nicht das motorische Verhalten selbst, von dem sich auf die dahinterstehende Intention schließen lässt, sondern der Kontext der Beobachtungssituation.

Fehlende Spiegelungsbewegungen führen häufig dazu, dass Menschen von anderen als weniger sympathisch, wenig emotional und mitfühlend beurteilt werden. »Spiegelneurone sind somit die neurobiologische Basis für unser intuitives Wissen und das Verständnis dessen, was andere Menschen fühlen. Sie melden uns, was Menschen in unserer Nähe erleben [...]. Deshalb ist Lachen so ansteckend« (Rotthaus, 2013, S. 142).

Spiegelneurone helfen uns also, die Bewegungen anderer Menschen einzuschätzen und ihr Verhalten vorauszusagen. Hier lauert aber auch die Gefahr für Fehlinterpretationen, denn wir können nur das voraussehen, was wir erfahrungsgemäß kennen. Haben also Handelnde und Beobachtende unterschiedliche Erfahrungsschätze, können die gezogenen Schlüsse falsch sein, was häufig vorkommt, wenn wir uns in einem anderen kulturellen Umfeld bewegen. Hier fällt es uns in der Regel schwer, die Zeichen unserer Mitmenschen richtig zu deuten oder zu verstehen. In diesem Fall ist unser Verstand gefragt, der den kulturellen Kontext berücksichtigt und damit unsere auf persönlichen Erfahrungen beruhenden Annahmen kritisch reflektiert und hinterfragt (Bauer, 2005).

10.4.2 Spiegelung in der menschlichen Entwicklung

> »Die genetische Grundausstattung stellt dem Säugling ein Starterset von Spiegelneuronen zur Verfügung, die ihm die Fähigkeit verleihen, bereits wenige Tage nach der Geburt mit seinen wichtigsten Bezugspersonen erste Spiegelungsaktionen vorzunehmen« (Bauer, 2005, S. 57).

Andrew Meltzoff und M. Keith Moore (1977, 1983) konnten belegen, dass bereits Neugeborene Gesichtsbewegungen imitieren können (Öffnen des Mundes und Herausstrecken der Zunge). Anhand dieser Beobachtungen wird die Bedeutung der Spiegelneurone für den Menschen klar. Nur durch die Spiegelneuronen erlangt der Säugling eine reziproke Einstimmung mit seiner sozialen Umwelt, die das Grundgerüst für eine sichere Bindung zwischen ihm und der Bezugsperson schafft.

> »Tatsächlich haben Beziehungserfahrungen und Lebensstile, die immer auch mit einer Aktivierung bestimmter neurobiologischer Systeme einhergehen, einen gewaltigen Einfluss sowohl auf die Regulation der Genaktivität als auch auf Mikrostrukturen unseres Gehirns« (Bauer, 2005, S. 59).

Dieses Resonanzverhalten ist z. B. bei Autisten eingeschränkt, auch zeigen sich bei ihnen Einschränkungen in der Funktion der Spiegelneuronen. Das Spiegeln lernen Neugeborene nur in der Interaktion mit Bezugspersonen, das heißt, die Bezugspersonen müssen dem Kind genügend Reize zum Spiegeln bieten, ohne die es das Spiegeln nicht üben kann. Für die Entwicklung der Spiegelungsfähigkeit spielt Empathie und Zuwendung eine große Rolle, und die Anleitung zum spielerischen, sensomotorischen Einüben von Bewegungs- und Handlungsabläufen differenziert und verfeinert die Körpersprache des Kindes (Bauer, 2005; Gallese, 2006).

Die Resonanzen, die dem Kind von seinem Gegenüber zurückgespiegelt werden, beeinflussen nicht nur seine Empathiefähigkeit, sondern tragen auch zu seiner Identitätsbildung bei (ebd.). Durch Spiegelungen erfährt das Kind eine Kontingenz zwischen sich und seiner Bezugsperson. Unter Kontingenz wird das gemeinsame Auftreten von Ereignissen verstanden, zwischen denen ein Zusammenhang besteht bzw. die sich gegenseitig bedingen, zum Beispiel lächelt der Säugling und die Mutter lächelt zurück. Je größer das Kind seine Kontrolle über die Reaktion des anderen erlebt, umso höher ist die Kontingenzerfahrung. Dadurch macht der Säugling erste Erfahrungen im Bereich Selbstwirksamkeit (Fonagy et al., 2004).

Sich aufeinander einstellen und sich ebenfalls voneinander abgrenzen zu können ist die Voraussetzung für eine sichere Bindung und Identitätsbildung des Kindes. Ist die Kontingenz zwischen Bezugsperson und Kind dagegen zu gering bzw. zu hoch, entstehen desintegrierte Selbstzustände zwischen isolierter Einsamkeit und Verschmelzung sowie eine gestörte Bindung zu anderen Menschen (Gallese, 2003).

10.4.3 Theory of Mind

Der Mensch ist mit der Fähigkeit ausgestattet, die Empfindungen, Motive und Absichten anderer sehr schnell intuitiv zu erfassen. Kommuniziert eine Person mit einer anderen, sind nicht nur ihre eigenen Gedanken und Empfindungen für eine gelingende Kommunikation relevant, sondern auch das Verständnis für die Gedanken und Gefühle des Kommunikationspartners. »Theory of Mind ist der Versuch, zu verstehen, was Andere denken, wissen, glauben, wollen, planen und mögen. Theory of Mind bezeichnet also den Prozess, die mentalen Zustände Anderer zu erschließen und über diese nachzudenken« (Böckler-Raettig, 2019, S. 11). Als Theory of Mind – kurz ToM – wird die Fähigkeit beschrieben, »Gedanken, Überzeugungen, Wünsche und Absichten anderer Menschen zu erkennen und zu verstehen, um deren Verhalten einzuschätzen und um vorhersagen zu können, was sie als Nächstes tun werden« (Attwood, 2012, S. 143). Im Laufe der kindlichen Entwicklung erlangt der Mensch ein Verständnis dafür, dass jeder Dinge aus einer anderen Perspektive und damit unterschiedlich wahrnimmt als er selbst. Der Mensch ist also präreflexiv in der Lage, sich eine Theorie über die Gedanken der anderen Person zuzulegen, die sein Handeln beeinflusst (Bauer, 2005; Förstl, 2007). Die Spiegelneurone bilden die neurobiologische Grundlage für die ToM. Durch sie sind wir in der Lage, uns in jemand anderes hineinzuversetzen, seine Perspektive einzunehmen und die sich daraus ableitenden Wahrnehmungen, Gedanken und Absichten zu erkennen. »Ohne Interesse am anderen, ohne Gefühl für dessen Bedürfnisse und ohne differenziertes Verständnis seiner Perspektiven entwickeln sich weder Mitgefühl noch Rücksicht noch Respekt« (Förstl, 2007, S. 4). Um die affektive und kognitive Perspektive des Kommunikationspartners einnehmen zu können, muss der Beobachter ebenfalls zwischen affektiven und kognitiven ToM-Leistungen unterscheiden. Um die Perspektive des anderen wahrnehmen und begreifen zu können, muss sie von der eigenen abgegrenzt werden. Selbsterkenntnis ist die Voraussetzung für Empathiefähigkeit und dafür, die Motive des anderen nachzuvollziehen. Störungen der ToM führen zu Beeinträchtigungen in sozialen Beziehungen, im Problemlöseverhalten und in der interpersonalen Verhandlungsfähigkeit (ebd.).

Erst mit zunehmender Sprachentwicklung können Kleinkinder eine ToM entwickeln. Voraussetzung hierfür ist die Herausbildung des Selbsterlebens ab dem zweiten Lebensjahr. Das Kind erforscht seine Selbstwirksamkeit, indem es kausale Zusammenhänge in seiner Umgebung immer wieder erforscht (z. B. Ein- und Ausschalten des Lichts). Bis zum Alter von drei Jahren halten Kinder meist ihre eigene Perspektive für eine Tatsache, sie können noch nicht erkennen, dass andere Menschen andere Ansichten bezüglich Ereignisse oder Objekte haben. Ab dem 18. Lebensmonat können Kinder ansatzweise Wünsche und Erwartungen anderer Personen erkennen und als unterschiedlich von ihren eigenen abgrenzen. Die mentalen Repräsentanzen ermöglichen dem Kind das Verhalten anderer vorherzusagen. Parallel zur Sprachentwicklung bilden Kinder im vierten Lebensjahr ein Konzept von mentalen Zuständen heraus, sie kennen den Unterschied zwischen Glauben und Wissen und nutzen Wörter wie »denken«, »mögen« oder »planen«. Das Kind muss kognitiv zwischen seinem eigenen realen Ich und dem des anderen differenzieren können, damit das eigene Gefühl als empathische Reaktion erfasst werden kann. Zwischen drei und sechs Jahren fangen Kinder an, zwischen Schein und Sein zu unterscheiden und Täuschungen zu verstehen, aber erst mit etwa sieben können Kinder sicher eine Täuschung erkennen. Es gelingt ihnen, zuerst die Vorlieben, dann die Überzeugungen, das Wissen und zuletzt falsche Überzeugungen und versteckte Emotionen des anderen wahrzunehmen. Erst in der Pubertät hat sich eine differenzierte ToM entwickelt. Sie können dann genauso zuverlässig wie Erwachsene physikalische (z. B. etwas an einem bestimmten Ort suchen) und kognitive Aufgaben (z. B. Wasser einfrieren) lösen, schneiden aber bei emotionalen (z. B. jemanden trösten) schlechter ab als Erwachsene (Böckler-Raettig, 2019; Förstl, 2007; Sodian, 2003).

Studien haben gezeigt, dass Kinder und auch Erwachsene mit einer Störung aus dem Autismusspektrum (selbst die mit einem hochfunktionellen Autismus) zwar zu einer moralischen Bewertung einer Situation fähig sind, aber Einschränkungen beim Erschließen mentaler Zustände anderer Menschen zeigen. Autistische Kinder, die sich mit der ToM schwertun, legen eher rigide Verhaltensweisen bei sozialen Normen an den Tag (Böckler-Raettig, 2019; Fadda et al., 2016). Da Menschen mit einer Störung aus dem Autismusspektrum die Regeln der Kommunikation nicht erkennen, empfinden sie den Umgang mit anderen Menschen häufig als anstrengend und verwirrend.

10.5 Kreativität

Jede Psychotherapierichtung hat ihre eigenen Kriterien, mit deren Hilfe ein Patient zu einer wichtigen persönlichen Veränderung gelangt, die ihm ein hoffentlich gesünderes und erfüllteres Leben beschert. In der Tanztherapie wird die Kreativität als veränderndes und damit notwendiges Element hervorgehoben. Sie erlaubt es, aus bekannten Mustern auszubrechen und neue Möglichkeiten auszuprobieren. Diese Ausrichtung geht unter anderem auf die Wurzeln des Tanzes zurück, der neben seiner gemeinschaftsfördernden Wirkung auch immer schon ein kreativer Prozess war.

Als Kreativität wird die Fähigkeit eines Individuums oder einer Gruppe bezeichnet, »in phantasievoller und gestaltender Weise zu denken und zu handeln. [...] Kennzeichnend für kreative Produkte ist, dass sie gleichzeitig neu und angemessen, nützlich oder wertvoll für die Lösung eines Problems sind« (*Gabler Wirtschaftslexikon*, 2016).

Der Begriff Kreativität hat verschiedene etymologische Wurzeln und geht auf die lateinischen Wort *creare* ([er]schaffen, [er]zeugen, [er]wählen) und *crescere* ([er]schaffen, erfinden) zurück (Landau, 1984; Wikipedia [Online-Artikel zu Kreativität]). Die Etymologie zeigt bereits, dass Kreativität bedeutet, etwas Neues zu erschaffen, es dafür aber Zeit und meist auch einen entsprechenden Rahmen (wie z. B. eine Tanztherapie) braucht.

Der Begriff ist noch relativ jung, er entstand erst in den 1950er Jahren, auch wenn die Menschheit sich seit jeher mit kreativen Prozessen beschäftigt hat, ohne sich jedoch um eine Definition, die Voraussetzung und Entstehung kreativer Prozesse Gedanken zu machen. Jeder Mensch entdeckt in seinem Leben zufällig Aspekte, die in einem höheren Zusammenhang stehen. Dieses Erleben zwischen »Aktivität und passivem Zufallen« (Mahrenholz, 2011, S. 14) erzeugt das Gefühl, eins mit dem Universum zu sein, dessen Verkörperung der Mensch ist. Im kreativen Prozess bricht man also mit dem Bekannten und entdeckt das noch Unbekannte (ebd.).

Das Konzept des schöpferischen Menschen geht bis in die Antike zurück. Bis zur Klassik war die Kreativität dem Kreis der Künstler vorbehalten, der Genius galt als so gut wie vollkommen, fast gottähnlich. Mit dem Realismus kam die Wende, der praktische Nutzwert erhielt mehr Aufmerksamkeit. So nahm man erstmals neben KünstlerInnen auch WissenschaftlerInnen als »genial« wahr. Aber nur bedeutenden, sich hervorhebenden Menschen wurde die Eigenschaft Kreativität zugesprochen. Auch in der Forschung fand der Begriff der Kreativität lange kaum Beachtung. In seiner Antrittsrede »Creativity« (1950) als Präsident der APA (American Psychological Association) analysierte der Psychologe Joy Paul Guilford, dass sich in den Jahren zwischen 1927 bis 1949 lediglich 186 Titel von 121.000 psychologischen Arbeiten mit Kreativität beschäftigten. Dieser Vortrag weckte das Interesse der Wissenschaft an der Kreativitätsforschung und leitete die Wende ein (Pimmer, 1995; Stocker, 1988). Interessanterweise fällt diese Wende zeitgleich mit den Anfängen der Tanztherapie in den USA zusammen.

Für Erika Landau bedeutet Kreativität

> »die Fähigkeit, Beziehungen zwischen vorher unbezogenen Erfahrungen zu finden, die sich in der Form neuer Denkschemata als neue Erfahrungen, Ideen oder Produkte ergeben. [...] Dieses kreative Potential ist jedem Individuum gegeben und kann in jeder Lebenssituation angewandt werden« (Landau, 1984, S. 14).

Als ein Kernmerkmal der Kreativität, so Arthur Cropley (1988), gilt Neuheit – die Voraussetzung für neue Produkte. Häufig wird der Begriff auch mit Worten wie originell, neu, gestaltend umschrieben, auch Offenheit, Erfindungsreichtum, Flexibilität, Originalität, Innovation, Spontanität sind Merkmale der Kreativität. Die kreative Handlung braucht also die Abgrenzung zur gewöhnlichen, gewohnten Handlung, den Bruch mit dem Gewohnten, denn sie ist anders als das bisher Bekannte. Somit ist das Konzept der Kreativität abhängig von dem, wovon es gleichzeitig abweichen soll (Mahrenholz, 2011).

In der Tanztherapie können wir häufig eine große Kluft zwischen Tanztherapeutin und Klientin feststellen. Für eine Klientin mag es bereits ein fast beängstigender kreativer Prozess sein, sich überhaupt für die Tanztherapie zu entscheiden, während die Therapeutin sie ermutigt, neue und ungewöhnliche Bewegungen auszuprobieren.

Cropley weist auf die beiden gegensätzlichen Pole von kreativen Menschen hin: »kreative Menschen weisen u.a. sowohl stereotyp ›männliche‹ (etwa Aggressivität oder Durchsetzungswille) als auch stereotyp ›weibliche‹ (z.B. Sensibilität oder Intuition) Merkmale auf« (Cropley, 1988, S. 274). Noch trennt seine Kreativität den Menschen von Maschinen und Computern ab (nur wissen wir leider nicht, wie lange dies noch der Fall sein wird).

Der kreative Mensch entwickelt also, wie Cropley (1988) betont, zahlreiche neue Ideen. Für die Tanztherapie bedeutet das, den KlientInnen Raum zum Ausprobieren zu geben, den Raum des Nichtwissens zu betreten, sich von Zielen zu lösen und neue Möglichkeiten zu entdecken und auszutesten.

> Eine Klientin war aus verschiedenen Gründen sehr wütend auf ihren Vater. Im Laufe der Therapie kam ihr die Idee, den Vater durch eine Matratze symbolisch darzustellen, an der sie ihre Wut ausdrücken wollte. Die Therapeutin machte keine Vorschläge, wie sie ihrer Wut Ausdruck verleihen könnte, sondern stellte lediglich die Matratze zur Verfügung. Nach einer Weile begann die Klientin den bereits etwas eingerissenen Bezug der Matratze ganz langsam zu zerreißen, bis er nur noch aus vielen kleinen Einzelteilen bestand.

Die meisten LeserInnen werden sich wahrscheinlich dabei ertappt haben, dass sie eine andere Vorstellung davon haben, wie sich Wut äußert. Die Klientin war aber kreativ genug, sich von allgemeinen Vorstellungen zu lösen und eine Form zu finden, die ihr mehr entsprach. Ein wahrlich befreiender, kreativer Prozess.

Kreativität kann sich nur dann frei entfalten, wenn die Person »den Mut [aufbringt], sich von Bekanntem [...] zu lösen, [sich auf] ein flexibles, spielerisch-ausschweifendes Denken [einzulassen], einen Wechsel von Betrachtungsweisen, eine Durchforstung neuer Erfahrungsfelder [zuzulassen]« (Schlicksupp, 1993, S. 65). Die »spielerische Imagination« ist die Voraussetzung für neue Prozesse: »Erst die Imagination produziert neue Ideen, die den kreativen Prozess beflügeln« (Guntern, 1995, S. 25). Kreativität kann »hypothetische und spekulative Elemente enthalten und wird immer durch den Versuch und Irrtum gekennzeichnet« (Schlicksupp, 1993, S. 65).

Wer schon immer im Voraus weiß, wie etwas gewesen ist und wie es sein wird, verhindert nicht nur die Chance, selbst kreativ zu sein, sondern schließt auch jede Möglichkeit auf Veränderung aus. Hier muss sich also auch der Tanztherapeut kritisch fragen, ob er bereits im Voraus glaubt zu wissen, warum der Patient seine Probleme hat und wie diese zu lösen sind, oder ob er sich ohne vorgefertigte Meinung auf den Patienten einlassen kann. Im ersteren Fall entzieht er sich jedem kreativen Prozess.

Für die Tanztherapie sind Heinrich Roths Ausführungen zur »Kreativität des Alltags« recht hilfreich, weil hiernach Kreativität unmittelbar erlebbar ist: »Wer zur rechten Zeit einen Zaun in eine Leiter zu verwandeln versteht, einen Vorhang in ein Kleid, eine Kiste in einen Tisch, einen Lappen in eine Puppe, ein Mikroskop in eine Waffe, handelt im Augenblick kreativ« (H. Roth, 1976, S. 145).

Kreative Menschen sind offen für Vielseitigkeit und Vieldeutigkeit. Da sie unabhängig in ihrem Urteil sind, können sie offen, originell, tolerant, differenziert, flexibel und mit Begeisterung auf Angebote aus dem Umfeld reagieren. »Sie sind [...] selbstbewußter, dominanter und narzißtischer und wehren sich gegen Unterdrückung und Einschränkung« (Landau, 1990, S. 19). Diese Charaktereigenschaften ermöglicht ihnen, mutig und autonom aus Konventionen auszusteigen und so Neues zu entdecken.

Unbefriedigte Bedürfnisse und Kommunikationsdrang sind in der Regel die Beweggründe, weswegen PatientInnen in die Therapie kommen, leider fehlt es ihnen häufig an Antrieb und Neugier – beides ist zwar angeboren, geht aber im Laufe des Lebens vielen verloren, dabei ist der natürliche Drang nach Neuem für neue Lösungswege unablässig.

Die Angst vor der eigenen Kreativität steht vielen Menschen im Weg, denn möglich ist sie nur, wenn man konfliktbereit ist, auch mal gegen den Strom schwimmt und unbequem ist. Das gleiche gilt für die Angst vor kreativen Menschen, die sich eben nicht immer nur anpassen und Neues ausprobieren. Von daher braucht es zunächst einmal therapeutische Vorbereitung, damit PatientInnen ihre Kreativität wiederentdecken können. Auch hier kann es aufgrund unterschiedlicher Weltwahrnehmungen des Tanztherapeuten und der PatientInnen zu Konflikten kommen. Während sich TanztherapeutInnen meist für diese Therapieform entscheiden, um ihr kreatives Potenzial ausleben zu können und dies nicht selten bereits künstlerisch getan haben oder parallel zur therapeutischen Arbeit tun, wird der Wunsch nach mehr Kreativität von den PatientInnen zwar genannt, ohne aber eine genaue Vorstellung davon zu haben, was das für sie bedeuten könnte. Von daher ist ein strukturiertes Vorgehen wichtig, um langsam das individuelle kreative Potenzial der KlientInnen zu entdecken. »Die Entfaltung von Kreativität ist nicht nur Teil der *individuellen Sinnfindung*, sondern gehört zum Lebendigsein, zur Auseinandersetzung mit der *inneren und äußeren Realität*« (Peter-Bolaender, 1992, S. 467).

Die Tanztherapeutin muss also ihre mentale Kreativität einsetzen, um aus den Themen der PatientInnen eine kreative Übung zu machen, die hoffentlich neue Wege und Möglichkeiten für sie aufzeigen.

10.6 Embodiment

Embodiment (Verkörperung/Leiblichkeit) oder *embodied cognition* ist ein kognitionswissenschaftliches Konzept. Gemeint ist damit, »dass ohne Bezug auf den Körper psychische und kognitive Konstrukte unzureichend spezifiziert sind« (Tschacher & Storch, 2010, S. 163).

> »[U]nter Embodiment (deutsch etwas »Verkörperung«) verstehen wir, dass der Geist (also: Verstand, Denken das kognitive System, die Psyche) mitsamt seinem Organ, dem Gehirn, immer in Bezug zum gesamten Körper steht. Geist/Gehirn und Körper wiederum sind in die restliche Umwelt eingebettet. Das Konzept Embodiment behauptet, dass ohne diese zweifache Einbettung der Geist/das Gehirn nicht intelligent arbeiten kann. Entsprechen kann ohne Würdigung dieser Einbettungen der Geist/das Gehirn nicht verstanden werden (Tschacher, zit. n. Storch et al., 2010, S. 15).

Dieser Ansatz hat weitgehend das alte Verständnis vom Geist als kausal funktionierende Rechenmaschine abgelöst. Er lässt sich nicht im Gehirn als eine Substanz lokalisieren, sondern Körpererleben, -bewegung und -haltung bestimmen die Wahrnehmungen und Handlungen eines Menschen. Geist und Bewusstsein sind die Summe der erfahrbaren Körperbewegungen und gehen als Teil menschlicher Handlungsprozesse aus der Welt hervor (Geuter, 2014; Gallagher, 2005; Varela et al., 1991; Wild et al., 2013). »Er bezeichnet dabei weniger ein einheitliches und klar abgegrenztes Konstrukt als vielmehr eine wissenschaftliche Einstellung« (Tschacher & Storch, 2012, S. 259).

Eine solche Erkenntnis hat bereits in den Anfängen der Tanztherapie das therapeutische Handeln begleitet, und auch in der Psychotherapie setzt man sich seit einigen Jahren verstärkt mit diesem Konzept auseinander (Koch, 2011; Leuzinger-Bohleber et al., 2013; Storch et al., 2010). Der englische Begriff hat sich auch in Deutschland etabliert, da es im Deutschen keinen passenden Terminus gibt. Verkörperung oder Leiblichkeit sind zu unpräzise und lassen die geistigen Prozesse als Teil der menschlichen Natur und eines jeden körperlichen Wesens außen vor. Der Körper bestimmt durch seine ständige Interaktion mit der Umwelt, durch seine Bewegungen und Funktionen die Wechselwirkung und Selektion des Denkens, Wahrnehmens und Lernens. Gedächtnis, Intelligenz, Problemlösung, Affekte und Einstellungen werden durch Körperlichkeit beeinflusst (Koch, 2011; Geuter, 2014; Tschacher & Storch, 2012; Storch et al., 2010).

Auch in der Tanztherapie wird sich vermehrt mit dem Embodiment-Ansatz auseinandergesetzt (Koch et al., 2013; Meekums, 2006). Die Interdependenz der kognitiven, emotionalen und körperlichen Aspekte des menschlichen Wesens hat das Verständnis in der tanztherapeutischen Praxis verändert: Über das Tanzen lassen sich nicht nur innere Befindlichkeiten ausdrücken, sondern umgekehrt kann sich die Befindlichkeit auch durch Tanz und Bewegung ändern. Aufgrund ihrer persönlichen Biografien als Ausdruckstänzerinnen war den Gründerinnen der Aspekt des Emotionsausdrucks des Embodiment-Konzepts wichtig. Erst durch die Embodiment-Forschung wurde deutlich, dass Bewegungen Gefühle und das In-der-Welt-Sein beeinflussen können. So zeigten Studien, dass durch eine bestimmte Körperhaltung oder Muskelanspannung bestimmte Emotionen und Affekte ausgelöst werden können. Eine der bekannteren Studien (Strack et al., 1988) hierzu untersuchte die muskuläre Anspannung im Gesicht und ging der Frage nach, ob und, wenn ja, auf welche Weise Emotionalität durch muskuläre Anspannung beeinflusst wird. Hierzu mussten drei Gruppen mit Versuchspersonen einen Stift entweder mit den Lippen, den Zähnen oder der nichtdominanten Hand halten. Wurde der Stift mit den Lippen gehalten, war die Muskulatur, die für das Lachen zuständig ist, im Gesicht gehemmt. Dagegen aktivierte die Stifthaltung mit den Schneidezähnen die für das Lächeln verantwortlichen Muskeln. Die Personen, die mit der nichtdominanten Hand den Stift halten sollten, fungierten als Kontrollgruppe. Anschließend sollten die VersuchsteilnehmerInnen Cartoons nach ihrer Witzigkeit beurteilen. Hier traten signifikante Unterschiede auf: Die Gruppe, die den Stift zwischen die Lippen presste, fand die Cartoons weniger witzig als die, die den Stift mit den Zähnen hielt. Die Kontrollgruppe lag dazwischen (Tschacher & Storch, 2010). Die Gesichtsmuskulatur scheint dem Ergebnis nach einen direkten Einfluss auf die Emotion zu haben, das heißt, dass sich Lächeln auch ohne spezifischen Grund bereits positiv auf die Stimmung auswirkt.

Gary Wells und Richard Petty untersuchten 1980 zudem in einer Studie, ob durch Bewegung auch die innere Meinung/Einstellung beeinflusst wird. Studierende, so lautete die Aufgabe offiziell, sollten den Tragekomfort von Kopfhörern testen. Sie hörten eine Radiosendung, in der neben Musik auch eine Informationssendung über die beträchtliche Anhebung der Studiengebühr ihrer Universität lief. Die Studierenden wurden in drei Gruppen aufgeteilt: Die erste musste während des Hörens den Kopf vertikal auf- und abbewegen (wie beim Ja-Sagen), eine zweite sollte den Kopf horizontal nach links und rechts bewegen (wie beim Nein-Sagen) und eine dritte, die Kontrollgruppe, sollte den Kopf stillhalten. In einem Fragebogen wurden die Versuchspersonen anschließend nach ihrer Meinung zur Angemessenheit der Studiengebühren befragt. Die Kopfnickgruppe stimmte einem signifikanten Studiengebührenzuschlag zu, die Kopfschüttelgruppe senkte die Studiengebühren und die Kontrollgruppe fand die derzeitige Gebühr angemessen (Tschacher & Storch, 2012). Solche Erkenntnisse lassen sich direkt in eine Aufwärmübung während einer Tanztherapiesitzung umsetzen.

Eine für die Tanztherapie relevante Studie ist die von Cacioppo, Priester und Berntson. 1993 untersuchten sie, welcher Zusammenhang zwischen Gefühlen der Annäherung bzw. der Vermeidung und der Beuge- und Streckmuskulatur der Arme besteht. Dafür sollten Versuchspersonen die Handflächen unter der Tischplatte nach oben pressen (Aktivierung der Beugemuskulatur) oder die Handflächen auf dem Tisch liegend nach unten pressen (Aktivierung der Streckmuskulatur). Diejenigen, die ihre Beugemuskeln aktiviert hatten, schätzten unbekannte chinesische Schriftzeichen positiver ein als die Gruppe, die ihre Streckmuskeln und damit das Vermeidungsverhalten aktiviert hatten (ebd.). Somit können schon einfache Übungen zu den Richtungsbewegungen PatientInnen helfen, sich von der Welt abzugrenzen *(quer, abwärts, rückwärts)* oder sich ihr gegenüber zu öffnen *(seitwärts, aufwärts, vorwärts)* (Bender, 2014a).

Diese und andere Studien belegen den nichtbewussten Einfluss des Körpers auf Variablen wie Emotionen und Einstellungen. Von daher sollten tanztherapeutische Interventionen auch immer als Zweibahnstraße verstanden werden. Zum einen bieten sie die Expression von Gefühlen und Befindlichkeiten, zum anderen fordern sie aber auch zu Bewegungen auf, die PatientInnen nicht eingefallen wären und denen sie vielleicht sogar widerstrebend gegenüberstehen. Die Tanztherapeutin weiß aber sehr wohl, dass diese Bewegungen die Befindlichkeit der PatientInnen ändern können, ohne dass sich notwendigerweise an den äußeren Umständen etwas ändert. Erst durch ein verändertes Empfinden können PatientInnen ihre Umwelt anders wahrnehmen und somit auch neu beeinflussen.

10.7 Einsatz von Musik

Auch wenn für eine tanztherapeutische Intervention die Musik nicht zwingend notwendig ist, so ist sie doch ein zentraler Bestandteil der Tanztherapie. Die Entscheidung für ein bestimmtes Musikstück wird durch die bewegungsanalytische Diagnose, den emotionalen, kontextualen oder gruppendynamischen Bezug und die sich daraus ableitende therapeutische Intervention bestimmt.

AlzheimerpatientInnen können sich beispielsweise noch lange an vertraute Lieder aus Kinder- und Jugendzeiten erinnern, auch die damit verbundenen Emotionen sind ihnen noch präsent. Das liegt daran, dass der hierfür zuständige mediale präfrontale Kortex auch nach der Erkrankung noch lange aktiv bleibt. Aus diesem Grund reagieren PatientInnen häufig auch nach fortgeschrittenem Krankheitsverlauf, wenn sich bereits enorme kognitive Defizite abbilden, auf ihnen vertraute Musik. Sie summen die Melodie und nicht selten können sie ohne Probleme den Text mitsingen (de Castro & Mercadal-Brotons, 2016). Ich kann das durch meine Erfahrungen in der tanztherapeutischen Arbeit mit neurologischen PatientInnen bestätigen. Musik scheint so engmaschig mit unserer Biografie verknüpft zu sein, dass sie emotional selbst dann noch erlebbar ist, wenn andere Persönlichkeitsanteile bereits verblassen und die Erinnerung schwindet.

10.7.1 Die körperliche Wirkung von Klang

In der Tanztherapie wird besonders die Verbindung von Bewegung und Musik erlebt. Durch eine entsprechende Musikauswahl gelingt es der Tanztherapeutin, eine stimulierende oder beruhigende Wirkung auf den Körper der PatientInnen zu erzeugen und in entsprechende Bewegungen umzusetzen. So können sie mithilfe ausgewählter Musik angeregt, aber auch beruhigt werden. Melodien, Schall,

Klänge und Töne wirken direkt auf den Sympathikus oder Parasympathikus des vegetativen Nervensystems, auf das der Mensch willentlich keinen Einfluss nehmen kann (Hesse, 2003).

Die Klangwirkung der Musik hat Auswirkungen auf den ganzen Bewegungsapparat und hat das Gewahrwerden von muskulären Verspannungen, ein kinästhetisches Empfinden, eine bewusste Körperhaltung und -bewegung sowie ein bewusstes Gleichgewichtsgefühl zur Folge (ebd.). Zur kinästhetischen Wahrnehmung – die Fähigkeit, den eigenen Körper, seine Bewegungen und seine Haltung auch in Bezug zur Umwelt wahrzunehmen – dient unter anderem das Gleichgewichtsorgan im Innenohr (Vestibularapparat), das »die gesamte Motorik und muskuläre Spannungsabläufe [kontrolliert], die beim Erleben von Musik eine zentrale Rolle spielen [...]. Vorgänge dieser Art werden im Einzelnen nicht bewusst, aber sie beeinflussen die Stimmung in starkem Ausmaß« (ebd., S. 91). Beim Musikhören spannen sich die Muskeln an, um so den musikalischen Verlauf zu kodieren, das heißt, wir tanzen selbst dann, wenn wir scheinbar regungslos der Musik lauschen (Jourdain, 2001).

Die aktivierende physische Wirkung von Musik führt zu einer erhöhten Erregung des Sympathikus: erhöhter Blutdruck, beschleunigter Atem und Puls, vermehrte rhythmische Muskelanspannung, Pupillenerweiterung und erhöhter Hautwiderstand (Decker-Voigt, 2000).

Kennzeichen anregender/aktivierender Musik sind

- Zeitstrukturen mit bevorzugt »rigiden«, das heißt durchgehend »harten« Rhythmen, zum Beispiel Stoßrhythmen (Bender, 2014a),
- ein stark akzentuierter Rhythmus,
- ein schnelles oder sich im Verlauf des Stückes beschleunigendes Tempo, zum Beispiel Stopprhythmen (Bender, 2014a),
- vorwiegend Dur-Tonarten,
- Dissonanzen,
- höhere Lautstärke,
- Staccato-Charakter und
- eine erhöhte harmonische Aktivität und Betonung des Dissonanten (Decker-Voigt, 2000).

Nur die Polarität von Harmonie und Dissonanz macht Musik für uns spannend (ebd.; Hesse, 2003).

Eine besondere Wirkung auf unser Nervensystem hat bei anregender Musik der Rhythmus als »regelmäßige Folge dynamischer Akzente, die durch die Betonung der metrischen Schwerpunkte entsteht« (Hesse, 2003, S. 156). Der

Rhythmus ermöglicht eine Synchronisierung von muskulären Spannungs- und Entspannungsverläufen (z. B. Fußwippen) sowohl beim Solo- als auch Gruppentanz. Typische Beispiele hierfür sind Marsch-, Tanz- und Arbeitsmusik (ebd.). Durch die Akzente werden sowohl Muskulatur als auch Atmung und Zirkulation synchronisiert. Ein Adaptions- und damit Entspannungseffekt wird durch Tempowechsel und häufige Lautstärkenveränderungen verhindert (ebd.).

Die entspannende Wirkung von Musik auf die Physis des Menschen zielt auf den Parasympathikus, den Antagonisten des Sympathikus im vegetativen Nervensystem. Sie bewirkt Blutdruckabfall, eine flachere Atmung, eine entspannte Muskulatur, eine Verengung der Pupillen, eine lustvolle Entspannung, Schläfrigkeit, einen verlangsamten Puls, einen geringeren Hautwiderstand sowie ein gelöstes und befreiendes Gefühl (Decker-Voigt, 2000).

Kennzeichen beruhigender Musik sind

- eine geringere Intensität,
- »schwebende«, das heißt wenig akzentuierte, Rhythmen wie im Fließrhythmus (Bender, 2014a),
- vorwiegend Moll-Tonarten,
- eine geringe und sich kaum verändernde Lautstärke,
- ein weiches Pulsieren, zum Beispiel beim Saugrhythmus (ebd.),
- ein Tempo inner- oder unterhalb der Herzfrequenz,
- ein gleichmäßiges Tempo und/oder langsames Tempo, zum Beispiel im Wiegerhythmus (ebd.),
- zweizeitige (gerade) Taktarten,
- ein geringer Tonhöhenumfang,
- enge und abwärts gerichtete Intervalle (Tonschritte),
- einfache Harmonik, überwiegend Legato,
- sanft fließende Melodien, zum Beispiel im Fließrhythmus (ebd.),
- weiche Klangfarben,
- konsonante Klänge und
- durchgängig harmonische Grundbewegungen (Decker-Voigt, 2000).

Das Wiegenlied weist die meisten beruhigenden Merkmale auf. Corbeil und KollegInnen (2015) konnten nachweisen, dass die beruhigende Wirkung von Gesang auf Säuglinge im Vergleich zum Vorlesen doppelt so lange anhält. Auch das gesamte pentatonische Liedgut gehört in die Kategorie beruhigender Musikstücke, da die fünf Töne der Pentatonik keine harten Dissonanzen beinhalten. »Durch ruhiges Tempo, geringe Dynamik, pentatonische Melodik, die keine Leittonspannungen kennt, und den Verzicht auf spannungserzeugende Harmonik entsteht eine Musik, die den Ruhebedingungen in der Natur dadurch entspricht, das musikalisch möglichst wenig geschieht« (Hesse, 2003, S. 157).

Die Wirkung von Musik hängt also zu einem Großteil von den eigenen Vorlieben ab. Beruhigende Musik sorgt allerdings eher für Entspannung, sodass sich Unruhe und geistige sowie muskuläre Verkrampfungen besser lösen können. Wer allerdings seine Lieblingslieder hört (und dazu tanzt), fühlt eher Erregung und Freude (Lynar et al., 2017).

10.7.2 Musik und Emotion

Musik ruft Emotionen und Empfindungen in uns hervor oder verstärkt sie. Obwohl Emotionen bereits seit den 1950er Jahren Gegenstand wissenschaftlicher Untersuchungen sind, wurden sie bisher in der Musikwissenschaft vernachlässigt. Es gibt nur wenige wissenschaftliche Untersuchungen zur emotionalen Wirkung von Musik, da der Musikgenuss äußerst komplex und individuell ist, obwohl das Hören vergleichsweise stärker auf unseren »emotionalen Haushalt« einwirkt als das Sehen. Es gibt eine direkte Verbindung vom Ohrkanal, der im Innenohr liegt, über den Thalamus, dem größten Teil des Zwischenhirns, zum limbischen System, das für die Emotionsregulation zuständig ist. Im Thalamus und limbischen System wird beim Eingang von akustischen Signalen entschieden, ob wir reflexartig mit Gefahrenabwehr reagieren oder ob uns die Klänge an etwas Vertrautes erinnern und emotional berühren. Deswegen werden wichtige Filmszenen immer mit Musik unterlegt (Decker-Voigt, 2000).

Die Wirkung der Musik ist deswegen so unterschiedlich, weil sie »aus den Faktoren Klang, Struktur und Symbol gebildet wird« (Hesse, 2003, S. 175), die das Nervensystem beeinflussen und zu Muskelreflexen und Hormonausschüttung führen. Die so entstehenden Assoziationen und Emotionen werden aufgrund von Resonanzen in weit verzweigten Hirnarealen erzeugt (Decker-Voigt, 2000; Hesse, 2003).

Musik, die bei einer Person Gänsehaut auslöst,

> »stimuliert das körpereigene Belohnungssystem, […] das mit der Ausschüttung von Dopamin […] und von endogenen Opioiden […] einhergeht. Umgekehrt durch angenehm empfundene Musik die Aktivierung zentralnervöser Strukturen, die unangenehme Emotionen wie Angst und Aversion signalisieren, gemindert. Musik, die der Hörer mag, wirkt damit auf doppelte Weise angenehm« (Spitzer, 2006, S. 397).

Die angstlindernde Wirkung von Musik basiert somit auf der Aktivierung des Belohnungssystems und der Deaktivierung des Angstzentrums. Da zusätzlich die für Aufmerksamkeit zuständigen Hirnareale aktiviert werden, lassen sich weitere positive Effekte auf das Wohlbefinden und die Leistungsstärke von PatientInnen annehmen (ebd.).

Musik scheint vornehmlich jene Emotionen anzusprechen, die aller Wahrscheinlichkeit nach entweder genetisch bedingt sind oder sehr früh erlernt werden wie Liebe, Schmerz, Freude, Trauer und Sehnsucht. Dagegen spielen die meisten sozialen Emotionen wie Scham, Stolz, Eifersucht, Ekel für die Musik kaum eine Rolle. Es darf allerdings nicht vergessen werden, dass »[z]u den Klängen eines Musikstückes [...] infolge der individuellen Erfahrungen vielfältige Assoziationen mit all ihren affektiven Bezügen hinzu[treten]« (Hesse, 2003, S. 167).

Musik kann Erinnerungen wachrufen, die in Vergessenheit geraten sind oder von denen wir nicht einmal wussten, dass wir sie überhaupt abgespeichert haben. Musik, die emotionale und vegetative Reaktionen bewirkt, bietet besonders viel Assoziationsmaterial und initiiert damit Erinnerungen an stark emotional besetzte Erlebnisse aus der Vergangenheit (Decker-Voigt, 2000).

> »Ob wir Nationalhymnen und Märsche lieben oder ablehnen, harten Rock oder Meditationsmusik, Kirchenmusik oder Bumsfallera-Lieder – wir erinnern immer unbewußt ein ›Früher‹, ein sehr viel Früheres in unserem Leben mit, das die Formel: M (Musik) führt zu E (Emotion) durch A (Assoziation) von S (Situationen) und damit P (Personen) jedoch nur lose skizzieren kann« (ebd., S. 143).

Möchte der Therapeut mithilfe der Musik eine entspannte, »erinnerungsarme« Wirkung erzielen, kann er das am ehesten gewährleisten, wenn er den KlientInnen eine ihnen unbekannte, aber beruhigende Melodie vorspielt. Da aber die KlientInnen in der Regel nicht wissen, welche Musik welche Erinnerungen und Assoziationen wachruft, ist die Auswahl des richtigen Musikstücks eher dem Zufall als der Gewissheit geschuldet.

> Die Therapeutin bietet der Klientin zu verschiedenen therapeutischen Themen entsprechende klassische Musik an. Bei jedem Stück betont die Patientin, dass sie mit der Musik nichts anfangen könne, sodass die Therapeutin ein anderes Lied auswählt. Schließlich berichtet die Klientin, dass sie als Kind gezwungen wurde, ein Instrument zu lernen, sodass ihr jede Art klassischer Musik durch den Instrumentendrill verleidet wurde. Fortan wählte die Therapeutin Musik aus anderen Musikrichtungen.

10.7.3 Musik und Gemeinschaft

Viele AnthropologInnen sind der Ansicht, dass die Entstehung der Musik dem Wunsch nach gesellschaftlich stärkeren Bindungen und der Deeskalation von Konflikten entsprang (Jourdain, 2001). Musik war schon immer ein fester Bestandteil in der Menschheitsgeschichte. Bis zum vierten Jahrhundert v. Chr. galt die Musik als die Kunst der Musen. Sie setzte sich untrennbar aus Metrik (Lehre vom Takt), Klang und Bewegung (orchisi) zusammen. Zudem stimuliert Musik in Gemeinschaft die rechte Gehirnhälfte und synchronisiert dadurch Blutdruck und Puls (Mouratidou, 1995; Spitzer, 2006).

Musik, Bewegung und Gemeinschaft waren also ursprünglich unauflöslich miteinander verknüpft. Die Tanztherapie trägt diesem Ursprung Rechnung und kehrt zu dieser Einheit zurück. Getragen von einem gemeinsamen Rhythmus können gemeinschaftliche Bewegungen entstehen, die einen Ausweg aus Isolierung und Einsamkeit bieten. Der Mensch erfährt sich als gestaltendes Wesen innerhalb einer Gruppe, sodass sich die Ambivalenz zwischen Individualität und Gemeinschaft aufhebt.

10.7.4 Musik als zeitlicher Begrenzer

Wenn mit Musik Gefühle evoziert werden können, so bietet sie auch die Möglichkeit, Emotionen in einen raum-zeitlichen Rahmen zu integrieren und somit »freiflottierende« Gefühle in eine Form zu bringen und in diesen Rahmen einzubinden. Die in Kombination von Musik und entsprechender Bewegungsaufgabe erzeugten Emotionen kommen durch das Ende des Liedes zu einem »natürlichen« Abschluss. Die PatientInnen erhalten somit einen Rahmen für den Ausdruck ihrer Gefühle und gleichzeitig eine Unterstützung zur Begrenzung, indem der emotionale Ausdruck mit dem Stück endet. Dies verringert die Angst vor der scheinbar unkontrollierbaren »Überflutung« eigener Emotionen und sie erleben, dass sich diese in einem geschützten Rahmen ausdrücken lassen und dadurch kontrollierbar werden. Die Begrenztheit eines jeden Musikstückes fördert also die Selbstregulation und damit auch die Selbstwirksamkeit.

Die begrenzte Dauer des Musikstücks hilft überkontrollierten Menschen, die Angst haben, ihre Gefühle nicht mehr »einfangen« zu können, dabei, sich vorsichtig der Gefühlsexploration zu widmen. Je nachdem wie ängstlich der Klient wirkt, kann der Therapeut sogar die zeitliche Länge des Stückes vorher bekanntgeben, um dem Patienten mehr Sicherheit zu vermitteln. Auch Menschen, die immer wieder Gefühlsexplosionen erleben, denen sie sich ausgeliefert fühlen, können von dieser Begrenzung profitieren. Mithilfe eines aktivierenden Musikstücks mit hohem Aufforderungscharakter können sie ihre Gefühle externalisieren und gleichzeitig am Ende des Stückes wieder kontrollieren.

10.8 Berührung

»Berührung hat eine grundsätzliche Bedeutung für die menschliche Existenz« (Geuter, 2014, S. 69). Der Tastsinn ist der früheste und damit erste Sinn des Menschen. Die Haut, die 20 Prozent des Körpergewichts ausmacht, ist unser größtes Sinnesorgan. Sie steht für Abgrenzung, denn Millionen von Sinneszellen zeigen an, wo die Grenze zwischen Mensch und Umwelt verläuft. Bereits ab der siebten pränatalen Lebenswoche versorgt der menschliche Tastsinn das Hirn mit einem andauernden Informationsstrom. Aktive und passive Berührungen sind für die Entwicklung des Körperbildes, die Bindungserfahrung und -entwicklung sowie für Abgrenzung und die Entstehung von Autonomie wichtig. Tatsächlich setzt sich der Tastsinn aus einem ganzen Tastsinnsystem zusammen: Es gibt die taktile Wahrnehmung, das passive Erleben von Berührung, die haptische Wahrnehmung, das Wahrnehmen durch aktives Greifen und Fühlen, und die Propriozeption, die Fähigkeit zur Wahrnehmung von Position und Bewegung des Körpers in Bezug zum äußeren Raum (Retzbach, 2015).

Das Wort Kontakt kommt vom lateinischen *contingere* (berühren) (Duden, 2001). Der Wortstamm macht bereits deutlich, dass der Mensch (und viele andere Lebewesen) für das Erleben eines wirklichen Kontaktes die körperliche Berührung braucht.

Selbst kleinste alltägliche Berührungen wie Händeschütteln, Schulterklopfen oder eine Berührung am Arm lassen Menschen hilfsbereiter und wohlwollender werden. Unsere Haut enthält Rezeptoren, durch die direkte emotionale Reaktionen hervorgerufen werden: Berührung, so ließ sich nachweisen, erzeugt bestimmte Gefühle (Retzbach, 2015; Hertenstein et al., 2006).

Der Tastsinn nimmt wie alle Sinne im Alter ab. In einer Studie der Ruhr-Universität Bochum konnte nachgewiesen werden, dass eine wöchentliche Tanzstunde über einen Zeitraum von sechs Monaten bei SeniorInnen im Alter zwischen 60 und 94 Jahren die Tastempfindlichkeit erheblich steigern ließ: Die TeilnehmerInnen nahmen feine Berührungen wieder besser wahr und ihre Feinmotorik hatte sich zudem verbessert (Retzbach, 2015).

Ein naher Körperkontakt regt zudem die Bildung und Ausschüttung des sogenannten Bindungshormons Oxytocin an. Es wird vor allem während des frühen und fürsorglichen Stillkontakts zwischen Mutter und Kind produziert und fördert die Bindungssicherheit. Zudem besitzt es eine schmerzlindernde Wirkung und kann stressbedingte Reaktionen beispielsweise aufgrund familiärer oder beruflicher Konflikte reduzieren. Auch die Insulinausschüttung wird durch Oxytocin angeregt, wodurch Kohlenhydrate aus der Nahrung besser aufgenommen werden können. Schon eine fremde Berührung mit der Hand hat einen beruhigenden und stressvermindernden Effekt, so sinken zum Beispiel bei einer Massage Cortisolspiegel, Blutdruck und Herzfrequenz. Da soziale Beziehungen überlebenswichtig sind, sichern gerade Berührungen soziale Bindungen, mit anderen Worten: Oxytocin ist die physiologische Brücke zwischen dem Ich und der sozialen Umwelt (Mandy & Koole, 2013; Retzbach, 2015).

Kaiser Friedrich II. soll im 13. Jahrhundert sogar ein grausames Experiment durchgeführt haben, um herauszufinden, welche Sprache die menschliche Ursprache ist. Hierfür ließ er Säuglinge völlig isoliert aufwachsen. Die Babys wurden zwar gefüttert, aber weder angesprochen noch berührt. Alle Kinder starben, weil ihnen menschliche Zuwendung fehlte. Auch wenn der Wahrheitsgehalt dieses Experiments nicht belegt ist, unterstreicht diese Geschichte doch die unumstrittene Bedeutung der Berührung für den Menschen (Retzbach, 2015).

Theorien aus der Bindungsforschung belegen, dass durch Berührungen zwischen Bezugspersonen und Kind ein Gefühl von Sicherheit erzeugt wird, sie bilden damit die Grundlage für eine sichere Bindung. Die Qualität der Berührung ermöglicht bzw. behindert die Erfahrung von emotionaler und Bindungssicherheit (Ainsworth et al., 1978). Auch bei Menschen mit einem geringen Selbstwertgefühl kann bereits eine kleine Berührung die innere Unsicherheit reduzieren (Gelitz, 2015).

Der unterschiedliche Umgang mit Berührungen und ihre oft abweichende oder sich im Laufe der Zeit verändernde Bedeutung wird gerade in verschiedenen Kulturen und Generationen deutlich. Im Westen zeigt sich schon seit Langem eine Veränderung bei Begrüßungsritualen. Das Händeschütteln lässt sich meist nur noch im offiziellen Rahmen finden, während sich Freunde zur Begrüßung umarmen oder Küsse auf die Wange andeuten. Während Männer vor 50 Jahren das Herumtragen ihres Säuglings noch für unmännlich hielten, tragen heutzutage immer mehr Väter ihr Kind in einem Tragesack vor dem Bauch, ihre Hand ruht dann auf dem Rücken des Kindes. In islamischen Kulturen ist der Körperkontakt zwischen den Geschlechtern untersagt, dafür berühren sich die Männer bei der Begrüßung wesentlich länger und herzlicher als im westlichen Kulturkreis. Gemein ist jedoch allen Kulturen und Geschlechtern die Wahrnehmung, dass die sanfte Berührung einer Frau als angenehmer empfunden wird als die eines Mannes (Mandy & Koole, 2013; Retzbach, 2015). Ein für viele TanztherapeutInnen entlastender Umstand, der die männlichen Kollegen aber dazu anhält, wesentlich vorsichtiger mit dem Thema Berührung im therapeutischen Setting umzugehen.

Wie jeder Satz so ist auch jede Berührung eine psychotherapeutische Intervention. Sie muss wohl überlegt und bewusst eingesetzt werden, darf im Rahmen des Arbeitsbündnisses nicht die Bedürfnisse des Therapeuten befriedigen und setzt die verbale oder nonverbale Einwilligung des Klienten voraus. Scheint eine Berührung als angemessen und therapeutisch hilfreich, ist es dennoch wichtig, dass der Therapeut überprüft, ob der Patient zu einer Berührung bereit ist. Denn nur authentische Berührungen haben eine positive Wirkung. Wenn die Berührung nur aus therapeutischer Notwendigkeit heraus erfolgt – das heißt, der Therapeut den Klienten gar nicht berühren möchte oder jemand ist, der mit Berührungen sehr sparsam umgeht und sie sich in einem professionellen Setting gar nicht vorstellen kann –, so wird sich im Körper des Therapeuten alles zusammenziehen, er schrumpft, wenn auch nur subtil, vom Klienten weg (Bender, 2014a). Der Klient erhält somit eine Doppelbotschaft: einerseits die Berührung (Hinwendung) und gleichzeitig ein Wegschrumpfen (Ausdruck von Unwohlsein). Diese Zweideutigkeit kann die Beziehung nachhaltig belasten.

Viele Menschen haben gravierende Berührungsmängel in ihrem Leben erfahren, was sich auch in ihrer derzeitigen Lebenssituation häufig widerspiegelt. Das Gehaltenwerden stützt den Klienten und nährt nach, denn Berührungen besitzen immer einen realen und einen symbolischen Charakter.

> In der tanztherapeutischen Arbeit mit neurologischen PatientInnen, die auf einen Rollator angewiesen sind und sehr ängstlich in die Tanztherapie kommen, zeigt sich immer wieder, dass sie mit einem Partner oder einer Partnerin stehend in Handhaltung behutsam, aber sicher tanzen können.

Cauna und Vende-Kotova (2017) analysieren auch die Bedeutung der Berührung von Objekten, was für die tanztherapeutische Arbeit mit Medien (Tücher, Bälle, Bänder, Stöcke usw.) nicht unerheblich ist. In diesem Kapitel konzentriere ich mich jedoch auf die Berührung zwischen Menschen.

10.8.1 Funktionale Berührung

Zu funktionalen Berührungen kommt es vor allem in der Physiotherapie, bei ärztlichen Untersuchungen oder in der Pflege. Gemeint sind damit Berührungen, die der Informationsbeschaffung dienen wie Pulsmessungen und den Körper beeinflussen wie die Korrektur von Fehlstellungen oder das Lockern der Muskulatur durch Massagen. In der Tanztherapie geht es jedoch weniger um funktionale Berührungen. Lediglich bei der Korrektur einer Körperhaltung oder beim Erlernen von Bartenieff Fundamentals sind sie zu finden (Bartenieff & Lewis, 1980), sie unterscheiden sich dann nicht von den Berührungen in der Physiotherapie, wo bestimmte korrigierende passive Bewegungen den Körper reorganisieren sollen, damit ein besseres Körperbewusstsein entwickelt werden kann.

10.8.2 Kommunikative Berührung

Wesentlich häufiger gibt es in der Tanztherapie kommunikative Berührungen sowohl unter den PatientInnen als auch zwischen Patient und Therapeut. So berühren sich die Beteiligten bei einem gemeinsamen Tanz oft mit den Händen und lösen sie wieder, wodurch sich das Gefühl für Nähe und Distanz erlernen und verbessern lässt. Eine Begrüßung, an der unterschiedliche Körperteile (z.B. Hände, Ellenbogen, Knie, Fuß, Finger usw.) beteiligt sind, regt die eigene Kreativität und ein besseres Körperbewusstsein an und fördert den Spaß im Umgang mit anderen.

Eine Berührung wird dann als angenehm empfunden, wenn es Klientin und Therapeutin möglich ist, die Art und Weise ihres Kontakts aufeinander abzustimmen und die Berührung einen Mehrwert für die Klientin hat. In den meisten Situationen reicht die Theory of Mind der Therapeutin, um sich vorstellen zu können, was der Patientin in dieser Situation guttun würde. Nicht immer ist es angebracht, erst um Erlaubnis für die Berührung zu fragen, da die Frage eine Kaskade an Gedanken auslösen kann, die den Prozess der Patientin eher hindert, als ihn durch die Berührung zu stützen. Wenn die Therapeutin zum Beispiel fragt, ob sie die Hand der Klientin halten darf, weil diese in großer emotionaler Not ist, dann muss sie die Frage erst beantworten, bevor die Therapeutin sie berühren darf. Die Therapeutin unterdrückt also zunächst ihren menschlichen Impuls, einen Menschen durch Berührung zu unterstützen. Die Klientin wird sich nun fragen, wieso die Therapeutin überhaupt fragt. Es kann einerseits als Erleichterung empfunden werden, dass sie fragt, aber andererseits kann die Frage auch innere Rückfragen auslösen: Wieso fragt die Therapeutin? Vielleicht will sie mich ja gar nicht berühren und bietet es nur an, weil ich es gerade brauche? Wenn sie mich gar nicht wirklich berühren will, dann will ich es auch nicht. Und so kann es passieren, dass sie das Angebot aus Unsicherheit zurückweist, obwohl sie sich so nach einer Berührung sehnt. Die gut gemeinte Intervention des Nachfragens wird konterkariert, weil die Klientin sich von ihrem eigenen Prozess entfernt und innerlich mit der Therapeutin beschäftigt ist. Ist die Therapeutin aber gut in sich verankert und nimmt achtsam, aber sicher die Hand der Klientin, wird die Patientin in ihrem Prozess unterstützt und muss sich keine Gedanken über die Bedürfnisse der Therapeutin machen.

Je nach Berührungsart und -erfahrungen können Berührungen aber auch als grenzüberschreitend und/oder gewalttätig erlebt werden. Dies muss bei der Nutzung von Berührungsinterventionen innerhalb eines psychotherapeutischen Prozesses unbedingt beachtet werden. Es gibt Menschen, von denen bereits die Handhaltung in einem Kreistanz als zu intensiv erlebt wird und die aus diesem Grund dazu (im Moment) nicht in der Lage sind.

10.8.3 Berührung und therapeutische Intention

Die Tanztherapeutin muss ihre Absicht bei jeder Intervention, vor allem wenn es um die der Berührung geht, reflektieren. Da Therapeutinnen auch nur Menschen sind, leiden sie wie viele andere auch unter Berührungsmangel. Daher ist es besonders wichtig, dass die Therapeutin selbstreflektiert handelt, um gewährleisten zu können, dass die Berührungsinterventionen dem Wohl und dem Wachstum der Klientin dient und nicht etwa der Befriedigung eines eigenen Nähebedürfnisses.

Stimmt die Therapeutin die Berührung sensibel auf die Patientin ab mit Hinblick auf die Intensität und Art der Gefühle, die durch sie mobilisiert werden können, entsteht eine unterstützende Therapieatmosphäre, in der sich die Klientin gehalten und sicher fühlt.

Menschen können in einer Therapie in kindliche Verhaltensmuster regredieren, das ist unter Umständen sogar gewollt. Denn Berührungsinterventionen können Erinnerungen an frühere, kindliche Bedürfnisse, Gefühle und Erfahrungen auslösen, die unter Umständen für die Therapie wichtig sind und sich dann, wenn nötig, bearbeiten lassen. Eine angemessene Grenzsetzung kann von der Patientin in der Regression nicht geleistet werden und muss daher von der Therapeutin übernommen werden. Es ist daher wichtig, mit der Patientin vor dem körperlichen Kontakt und danach ausführlich zu reden, um die Berührungsintervention in die Biografie der Klientin zu integrieren. Die Intensität des körperlichen Kontakts lässt sich durch ein behutsames Vorgehen dann auch vorsichtig steigern.

Es gilt immer zu berücksichtigen, dass das körperliche Erleben von Berührungsinterventionen im Hier und Jetzt durch vergangene Erfahrungen und den damit verbundenen emotionalen Bedürfnissen beeinflusst werden. Sie können Erinnerungen, Bedürfnisse und Gefühle stimulieren und so einer therapeutischen Bearbeitung zugänglich machen.

> Die Tanztherapeutin legt ihre Hände auf den Rücken der Klientin, um so eine haltgebende Beziehung zu ihren Eltern zu symbolisieren. Die Klientin exploriert den Schritt Richtung Zukunft, indem sie nach vorne geht, wobei sie jederzeit wieder zurückgehen kann, wo die haltgebenden Hände auf sie warten. So kann sie erspüren, ob sie auch ohne direkten Körperkontakt das Haltgebende der Beziehung fühlen kann und wie viel Nachnähren von ihr als nötig empfunden wird.

Geschlecht und Alter des Therapeuten/der Therapeutin spielen keine unerhebliche Rolle. Die Berührung einer älteren Therapeutin wird sowohl vom Klienten als auch von der Klientin als eine eher mütterliche Berührung erlebt. Umgekehrt wird die Berührung eines älteren Therapeuten als eher väterlich wahrgenommen. Im Zusammenspiel von junger Therapeutin und älterer Klientin löst die therapeutische Berührung eher Gefühle einer töchterlichen Zuwendung aus. Immer ist bei einer gegengeschlechtlichen Berührung bei heterosexuellen Klienten bzw. bei einer gleichgeschlechtlichen Berührung bei homosexuellen Klienten Vorsicht geboten, da jeder Körperkontakt schnell eine sexuelle Konnotation erhält, was zur Folge hat, dass die Grenzen oft verschwimmen und damit nur schwer erkennbar sind. So besteht bei einer jungen Tanztherapeutin beispielsweise eher die Gefahr, dass männliche Klienten die Berührung als sexuell gefärbt erleben, auch wenn es von der Therapeutin nicht so intendiert ist.

10.8.4 Haltende Berührungsinterventionen

Das Gehaltenwerden ist die erste Berührung zu Beginn des Lebens und hat dadurch eine existenzielle Bedeutung. Zu den haltenden Berührungen in der Tanztherapie gehören unter anderem das An-der-Hand-Halten, die Hand auf dem Rücken des Klienten, das Rücken-an-Rücken-Sitzen, aber auch das Im-Arm-Halten. Durch sie lassen sich früheste emotionale Erfahrungen aufspüren und gegebenenfalls korrigieren. Während der haltgebenden Berührung spiegelt der Therapeut die Intensität der Berührung über die »Spannungsflusseigenschaften« und vermittelt dem Klienten dadurch Empathie. Vertrauen wird durch die Anpassung des Therapeuten an den »Formfluss« des Patienten erzeugt, indem er seine Atmung mit der des Patienten synchronisiert (Bender, 2014a). Ziel hierbei ist es, dem Patienten zu signalisieren, dass er, so wie er ist, angenommen und gehalten wird. Er lernt sich im Kontakt zu entspannen, das heißt, der Sympathikus wird de- und der Parasympathikus aktiviert. Dieser Entspannungszustand ist wichtig, damit er einen Zugang zu sich selbst finden und sich auf sein Inneres fokussieren kann. Die erlernten positiven Erfahrungen werden im limbischen System gespeichert und so lassen sich vergangene emotionale (Mangel-)Erfahrungen Schritt für Schritt von dem neuen Gefühl von (Bindungs-)Sicherheit überschreiben.

10.8.5 Ethik der Berührung

Der Berufsverband der TanztherapeutInnen Deutschlands (BTD) formuliert in seinem Ethikkodex klare Regeln für den Körperkontakt:

> »Die Tanztherapeut/innen respektieren die körperlichen, persönlichen, kulturellen, spirituellen, religiösen und politischen Grenzen der PatientInnen/KlientInnen. Innerhalb dieser Grenzen kann es zu Körperkontakt kommen. Sexuelle Stimulationen und Handlungen sind Missbrauch der PatientInnen/KlientInnen und dürfen unter keinen Umständen stattfinden.«[18]

Die folgenden ethischen Richtlinien für die Nutzung von Berührungsinterventionen im Rahmen der Tanztherapie[19] (und in anderen kreativen und körperorientierten Psychotherapien) unterstreichen dies noch einmal mehr:

- Berührungsinterventionen sind psychotherapeutisch motiviert und ausschließlich auf die therapeutischen Bedürfnisse der KlientInnen ausgerichtet.
- Die Klientin muss die Berührungsinterventionen ausdrücklich verbal oder nonverbal (z. B. durch einen wachsenden Formfluss) befürworten.
- Berührungsinterventionen können jederzeit durch die Klientin beendet werden.

18 BTD (2018). https://www.btd-tanztherapie.de/uploads/File/2_Ethikkodex.pdf (26.08.2018).

19 Teilweise nach ADTA. https://adta.org/wp-content/uploads/2015/12/Code-of-the-ADTA-DMTCB-Final.pdf (01.01.2020).

- Intimbereiche werden nicht berührt und beide Parteien sind bei der Behandlung bekleidet.
- Berührungsinterventionen sind Teil eines psychotherapeutischen Prozesses, der Kognition, Emotion und Bewegungsexploration mit einschließt.
- Die Tanztherapeutin reagiert sensibel auf persönliche Vorlieben und kulturelle Konventionen in Bezug auf soziale Begrüßungs- und Abschlussrituale, bei denen es um Berührungen geht.
- Berührungsinterventionen werden abgestimmt auf Diagnose, Entwicklungsniveau, Berührungshistorie und die Fähigkeit des Klienten zur sinnvollen Integration von Berührungserfahrungen.
- Persönliche Themen mit Berührung werden kontinuierlich von der Therapeutin reflektiert und gegebenenfalls in Intervision, Supervision oder Eigentherapie bearbeitet.
- Die Räumlichkeiten des therapeutischen Rahmens sind so gestaltet, dass die Grenzen zwischen therapeutischer Behandlung und Privatleben unmittelbar deutlich sind.

Für Berührungen im therapeutischen Kontext bedarf es also viel Reflexion und Achtsamkeit vonseiten der Therapeutin. Nur so kann die Berührung für die KlientInnen zu heilenden und nachnährenden Erfahrungen werden.

10.9 Verbale Interventionen

Viele Menschen fragen sich verwundert, ob man in der Tanztherapie auch reden würde. In manchen Kliniken sind verbale Interventionen verboten, weil die Tanztherapie in diesem Kontext nicht als Psychotherapie angesehen wird. Die verbale Intervention wird, so die Ansicht, bereits durch psychotherapeutische Sitzungen abgedeckt. Solche Fragen und klinischen Anweisungen zeigen die Unsicherheiten vieler bezüglich der verbalen Kommunikation in der Tanztherapie, denn sie wird als ein nonverbales Therapieverfahren angesehen.

Aber das bedeutet nicht, dass die Tanztherapie den verbalen Austausch unterbindet. Sie ist lediglich nicht darauf angewiesen. Dadurch kann auch mit Menschen gearbeitet werden, für die verbale Therapien nicht oder nur schwer zugänglich sind, weil sie der Sprache der Therapeutin nicht oder nur unzureichend mächtig sind, wie zum Beispiel Kleinkinder, MigrantInnen oder geistig beeinträchtige Menschen aufgrund einer Behinderung oder Demenz.

Kommunikation kann auf vorgegebenen, geplanten Wegen erfolgen (formale

Kommunikation), wie durch die Erfassung von Anamnesedaten in einem Erstgespräch, oder ungeplant und ungesteuert ablaufen (informale Kommunikation), beispielsweise durch die Nebengespräche in einer Gruppentherapie.

Es gibt unterschiedliche Kommunikationswege, die wichtigste Unterscheidung ist die zwischen nonverbaler Körpersprache (in Form von Zeichen, Kleidung, Mimik, Ritualen, Sitten etc.) und verbaler Kommunikation (in Form von Worten, Monologen, Dialogen, Sprache etc.).

Der Sinn der verbalen Interventionen des Therapeuten hängt sehr von seinem theoretischen Gerüst und seiner Wertehaltung ab. Ist der Tanztherapeut der Meinung, der Patient müsse seine Ansicht teilen, damit es ihm bessergehe, verlaufen die verbalen Interventionen eher in Richtung Überzeugungsarbeit.

> »Ich erläutere ihm [dem Klienten] kurz anhand einer visualisierten Verlaufskurve, dass er meines Erachtens unter einer massiven Stress-Angstreaktion leide, die dadurch ausgelöst werde, dass er in den geschilderten Situationen an die als existenzbedrohlich erlebte und noch nicht psychisch verarbeitete Insolvenz erinnert werde« (Kehr, 2016, S. 80).

Ist die Arbeit des Therapeuten dagegen eher psychoanalytisch ausgerichtet erscheint folgende Interpretation eines Krankheitsverlaufs logisch:

> »Frau K. reagierte in erster Linie mit maladaptiven Coping-Strategien wie Abspaltung/Verdrängung der Ängste in Bezug auf die Schwere ihrer Erkrankung« (Mannheim & Gärtner, 2016, S. 75).

Der Tanztherapeut sollte sich also im Klaren über seine theoretische Grundhaltung sein und diese immer wieder kritisch reflektieren.

10.9.1 Fragen

Fragen gelten in der Regel als eine vorab notwendige Informationsgewinnung, mit deren Hilfe über geeignete tanztherapeutische Interventionen entschieden wird. Leicht lässt sich hierbei übersehen, dass bereits jede Frage eine wichtige psychotherapeutische Interventionstechnik darstellt. Denn jede Frage lenkt die Gedanken der KlientInnen bereits in eine bestimmte Richtung. Neben der Beantwortung werden sich ihre Gedanken auch um die therapeutische Absicht hinter der Frage und eine angemessene Antwort drehen.

Eine Frage dient dazu, einen Denkprozess zu initiieren. Der Befragte soll so Erkenntnisse über die Beweggründe (Motivation) seiner Handlungen bekommen. Durch diese entsteht in ihm ein Lösungsbild, das wiederum zum Ergebnis (Zielerreichung) führen kann.

Ein fragender Therapeut macht ein anderes Beziehungsangebot als ein deutender Therapeut (was nicht heißen soll, dass anders weniger gut bedeutet). Fragen transportieren Vorannahmen und verknüpfen sie in einer nicht zufälligen, sondern von der Therapeutin gezielt ausgewählten Weise.

Vor einer tanztherapeutischen Intervention versucht die Therapeutin so viele Informationen von der Klientin zu erhalten, wie sie benötigt, um eine entsprechende Bewegungsintervention formulieren zu können.

> Die Klientin berichtet von großem Druck, dem sie sich ausgesetzt fühlt und der sie belaste. Die Therapeutin fragt: »Wo genau im Körper spüren Sie diesen Druck.« Die Klientin berichtet, dass sie ihn hauptsächlich im Schulterbereich spüre. Aufgrund dieser Information entscheidet sich die Tanztherapeutin dazu, die Schultern der Klientin symbolisch mit Gegenständen (Decken, Matten) aus dem Raum zu »belasten«. Bei jedem neuen Gewicht fragt sie: »Wie ist das jetzt?« Die Klientin gibt überzeugend zu verstehen, dass es für sie handhabbar ist.

Nach einer Übung werden Rückfragen gestellt, um die Empfindungen und Emotionen während der Intervention zu reflektieren. Anhand dieser Informationen lassen sich weitere Schritte innerhalb oder außerhalb des Therapiesettings festlegen.

> Die Therapeutin hat die Klientin mit allen ihr zur Verfügung stehenden Gegenständen im Raum beladen. Und zur großen Verwunderung beider fühlt es sich für die Klientin gut an, so viel Gewicht auf ihren Schultern zu haben. Die Therapeutin erkundigt sich: »Was bedeutet das jetzt für Ihren Alltag?«, »Was sagt Ihnen das über Ihr Selbstbild?«

Die Therapeutin kann *geschlossene Fragen* stellen, wenn sie die erwartete Antwort auf ein Ja oder Nein, einen Begriff oder eine ganz bestimmte Information beschränken möchte (Bender, 2015; Thomann & Schulz von Thun, 1998; Cole, 1996).

Geschlossene Fragen sind sinnvoll, wenn

- die Therapeutin schnell eine bestimmte Information benötigt,

- die Klientin eher verschlossen, sprachungeübt oder emotional sehr beteiligt ist,
- die Klientin sich schämt, über ein Thema klar und offen zu reden,
- die Therapeutin ihre Annahmen durch eine Reihe gezielter Fragen überprüfen möchte oder
- das Gespräch eine bestimmte Richtung nehmen soll (ebd.).

Durch *offene Fragen* stehen dem Klienten zunächst einmal alle Antwortmöglichkeiten offen. Natürlich muss hier mitbedacht werden, dass der Klient immer herauszufinden versucht, warum die Therapeutin gerade diese Frage stellt, was sie damit bezwecken will und was sie hören möchte.

Offene Fragen sind sinnvoll, wenn

- der Klient frei formulieren soll,
- der Therapeut neue Informationen benötigt,
- der Therapeut umfangreiche und schwierige Probleme abklären muss oder
- mehrere Lösungswege optional sind (ebd.).

Aktivierende Fragestellungen knüpfen an den von der Patientin geäußerten Gedanken in Frageform an.

Durch *aktivierende Fragen*

- bekommt die Patientin die Bestätigung, dass die Therapeutin ihr zugehört hat und ihre Aussagen wichtig sind,
- wird die Patientin veranlasst, ihre Ausführungen noch einmal zu reflektieren und somit Entscheidungen gut abzuwägen,
- wird die Patientin dazu animiert, noch mehr über das Thema zu reden (ebd.).

Problemerschließende Fragen sollen dabei helfen, ein bestehendes Problem oder eine gestellte Aufgabe zu analysieren, zu erschließen und zu lösen.

Beispiele hierfür sind: Wie können wir vorgehen? Was ist genau passiert? Können Sie Vorschläge machen? (ebd.)

Solche *problemerschließenden Fragen* sind sehr offengehalten, sodass

- der Therapeut eine Bandbreite an Informationen und Lösungsvorschläge bekommt,
- der Patient sich nicht eingeengt fühlt,
- der Antwortspielraum sehr variabel bleibt und je nach Situation angepasst werden muss (ebd.).

Das menschliche Verhalten wird nicht von dem bestimmt, was andere *tatsächlich* über uns denken, sondern von unserer Vorstellung darüber, was die anderen *vermeintlich* denken. Daher ist es wichtig, dass die Therapeutin durch *zirkuläres Fragen* Vermutungen und Spekulationen entlarvt (z. B. »Glauben Sie, Ihre Frau denkt, der Erhalt der Beziehung sei Ihnen wichtig?«, »Was glaubst du, möchte der andere von dir, damit ihr wieder besser miteinander auskommt?«). Ist diese Person auch noch im Raum anwesend, dann erfährt sie hautnah, was andere über sie denken, wie sie wahrgenommen wird, welches Bild sich die anderen von ihr machen usw. (von Schlippe & Schweitzer, 2002).

Nur wenn die Therapeutin nach *Unterschieden fragt*, gewinnt sie Informationen. Gerade wenn Begriffe verwendet werden, die eine scheinbar klare Bedeutung haben, besteht die Gefahr, dass die Therapeutin voreilig der Meinung ist, ihre PatientInnen verstanden zu haben. Nur wer in der Lage ist, sich den Unterschied zwischen seinem Zustand/seiner Situation vor und nach einer Übung bzw. mit und ohne Therapie vorzustellen, kann auch Veränderung erkennen. Durch gezielte Fragen nach diesem Unterschied wird deutlich, wie weit die Patientin auf ihrem Weg zum Ziel schon fortgeschritten ist. Die Voraussetzung ist natürlich, dass ein solches Ziel konkret auf einer beobachtbaren Ebene, das heißt auf der Körper- oder Verhaltensebene, beschrieben wird und nicht in abstrakten Formulierungen verschwimmt, wie zu Beispiel: »Ich will, dass es mir besser geht.«, »Ich will glücklich sein.«, »Ich wünsche mir mehr Reife.« (ebd.).

Menschen, die sich damit schwertun, Unterschiede zu benennen, kann die *Skalafrage* helfen: »Auf einer Skala von 1 bis 10, bei der 10 voller Energie bedeutet, wo befinden Sie sich nach dieser Übung?«, »Was müsste sich ändern, damit Sie auf der Skala einen Punkt höher rutschen (z. B. von 4 auf 5)«?, »Was bedeutet es, dass Sie bereits bei 8 sind?«, »Auf welche Weise unterscheidet sich die jetzige 8 von der 5, auf der Sie sich zuvor befunden haben?« (ebd.)

Von Kindern oder Menschen, die Schwierigkeiten mit der Sprache haben, können solche Unterschiede auch grafisch erfragt werden (Abb. 2): »Welches Gesicht passt am besten zu deiner jetzigen Stimmung?«

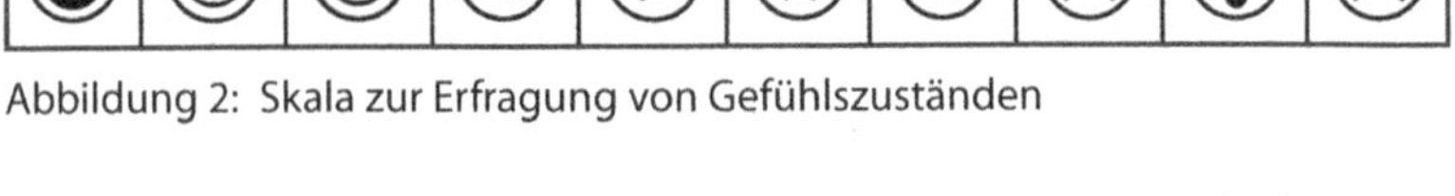

Abbildung 2: Skala zur Erfragung von Gefühlszuständen

Besonders bei Menschen mit chronischen Beschwerden kann es hilfreich sein, explizit nach *Ausnahmen* zu fragen, da sie häufig das Gefühl haben, ihr Zustand sei immer gleich schlecht. »Zu welchem Zeitpunkt war/ist das Problem nicht da?«, »Wann waren/sind ihre Beschwerden geringer?«, »In welchen Situationen war/ist das Problem nicht da?« (ebd.)

Die Fragen der Therapeutin sollte nicht nur dem Sammeln von Informationen vorbehalten sein, sondern in intervenierender Absicht gestellt werden, zum Beispiel um das oft starre Weltbild der KlientInnen mit den festgefahrenen Bewertungen bezüglich des eigenen Verhaltens und das der anderen zu »stören«. Wenn die Therapeutin lediglich die Sichtweise der Klientin bestätigt, wie das oft im Alltag geschieht, sind Entwicklungen wenig wahrscheinlich. Erst durch Verunsicherungen, Verwirrungen und das Infragestellen des eigenen Weltbildes, wird Veränderung angeregt (ebd.).

Um sich Veränderungen vorzustellen, kann eine Übung sinnvoll sein, bei der der Klient imaginär in die Zukunft reist. Zu den Zukunftsvisionen stellt der Therapeut *Fragen im Indikativ* und nicht im Konjunktiv, zum Beispiel: »Was tun Sie als Erstes auf der neuen Arbeitsstelle?«

Der Indikativ ist grammatikalisch natürlich falsch. Richtig wäre die Verwendung des Konjunktivs gewesen. Der Indikativ hat aber eine gewisse suggestive Wirkung, weil er die Zukunft als bereits geschehen formuliert (Simon & Rech-Simon, 2002).

Es darf nie vergessen werden, dass jede Frage – erscheint sie auch noch so harmlos – einen suggestiven Gehalt hat und bestimmte Vorannahmen transportiert. Das ist der interventive Charakter, der Fragen zugrunde liegt. Dem Therapeuten muss klar sein, dass jede Frage ein Anstoß ist, deren folgende Wirkung er nicht vorhersehen kann (von Schlippe & Schweitzer, 2002).

Eine der Hauptaufgaben der Therapeutin ist es, die Klientin in eine Situation zu versetzen, in der sie sich wieder mächtig (im Sinne von einflussreich, stark, potent, wirkungsvoll, wirksam) fühlt und in der sich ihr neue Handlungsmöglichkeiten erschließen. Da sich die Lebenssituation der PatientInnen im Allgemeinen schwer verändern lässt (oder das auch gar nicht gewollte ist), bleibt der Therapeutin nur, sie bei einer Neubeurteilung ihrer Situation zu unterstützen (ebd.).

10.9.2 Hypothese

Kein Therapeut kommt umhin, Hypothesen darüber aufzustellen, wie ein Problem entstanden sein könnte oder zumindest wie der Lösungsweg aussehen könnte. Er muss darüber nachdenken, in welchem Wirklichkeitsbereich es Sinn macht, Veränderungen anzuregen (der sogenannte Behandlungsplan) (Simon & Rech-Simon, 2002). Auf Grundlage seiner Wahrnehmung des Klienten und seiner Situation, seines Theoriewissens und seiner eigenen Körperreaktionen erstellt der Therapeut erste Hypothesen. Er sollte hierbei immer mitbedenken, dass alles auch ganz anders sein könnte. Diese innere Haltung entlastet ihn zum einen von dem Druck, wichtige, lebensverändernde Deutungen anbieten zu müssen, und schützt ihn zum anderen vor Allmachtsfantasien, tief greifende Veränderungen im Klienten linear erreichen zu können.

Auch muss man als Therapeutin akzeptieren, wenn die Klientin eigene, implizit oder explizit angebotene Deutungsschemata nicht annimmt oder sogar ablehnt. Es ist völlig ausreichend, einen Gedankenimpuls zu geben, der für die Klientin eine gewisse Relevanz hat, sodass er entweder in ihr weiterarbeitet oder in einem anderen Kontext wiederauftaucht. Genau das ist einer der »störenden« Effekte von Fragen. Hat die Beziehung zur Therapeutin für die Klientin eine gewisse Bedeutung erreicht, wird sie das Gesagte nicht einfach beiseiteschieben, sondern sich damit beschäftigen. Durch die innere Auseinandersetzung mit neuen Impulsen modifiziert sich das Weltbild etwas: Altes wird verworfen, Neues konstruiert. Damit einher geht eine Verhaltensänderung (ebd.).

10.9.3 Feedback

Besonders in Gruppentanztherapien stellt das Feedback ein wichtiges Element der verbalen Interventionen dar. Im Feedback geht es darum, dass die Gruppenmitglieder sich gegenseitig mitteilen, wie sie die anderen in der Bewegung und in ihren Äußerungen wahrgenommen und welches Bild sie von sich in dieser Situation gehabt haben. Das Feedback »exploriert nicht das Erleben des anderen, sondern klärt und schlägt etwas vor, was unserer gegenwärtigen Begegnung dienlich zu sein vermag. Beide Gesprächsteilnehmer sind gleichrangig. Keiner von beiden nimmt für sich in Anspruch, dem anderen gegenüber einen Expertenvorsprung zu haben« (Fengler, 2017, S. 13). Genauso wichtig, wie ein Feedback zu geben, ist es, eins ohne Erklärung, Entschuldigung, Ärger oder Abwehr anzunehmen und zu reflektieren.

Auch für den Tanztherapeuten handelt es sich bei der Rückmeldung um ein wichtiges therapeutisches Instrument. So kann er dem Klienten Informationen darüber geben, wie er ihn in seinem Verhalten und seiner Sprache wahrnimmt und mit ihm klären, ob sein Eindruck mit der Intention des Klienten übereinstimmt. »Wenn es überhaupt kein Feedback gibt, dann ›trocknen die Menschen aus‹ und verkümmern seelisch« (Cole, 1996, S. 110).

Für ein gelungenes Feedback sollten folgende Regeln beachtet werden:

FeedbackgeberIn	FeedbackempfängerIn
– für eine ruhige und angenehme Gesprächsatmosphäre sorgen – abklären, ob das Gegenüber an einem Feedback interessiert ist – FeedbackempfängerIn direkt ansprechen – moralisch wertfrei sprechen – konkret und spezifisch sein – nur das Verhalten ansprechen und keine eigene Deutung einfließen lassen – für sich selbst sprechen, Ich-Aussagen nutzen – konstruktiv sein, um FeedbackempfängerIn zu stärken und zu motivieren – angemessen formulieren – klar, offen und ehrlich formulieren	– Gehörtes aufnehmen und erst einmal sacken lassen – sich nicht verteidigen, rechtfertigen oder erklären – Gegenargumente zurückhalten – aktiv zuhören und Unverständliches klären – FeedbackgeberIn nicht unterbrechen und nicht diskutieren oder gegenargumentieren – bewusstmachen, dass jede Wahrnehmung subjektiv ist, es hier um Informationen über die eigene Fremdwahrnehmung geht – sich für das Feedback bedanken

Tabelle 2: Feedbackregeln (Cole, 1996; Bender, 2015)

10.9.4 Therapeutische Erklärungen

Im therapeutischen Kontext besteht eine große Gefahr, dass durch Erklärungen weitere Fragen verhindert werden. Bietet die Therapeutin dieselben Erklärungen wie die Klientin an, wird jedes innovative Denken und Handel im Keim erstickt. Sie »weiß« dann genauso viel (oder so wenig) wie die Klientin. Und wer glaubt, alles zu wissen, stellt keine Fragen mehr. Wer weiterforschen will, sollte sich nicht zu schnell auf die ihm angebotenen Erklärungen der Klientin einlassen (Simon & Rech-Simon, 2002).

Zur Entlastung der KlientInnen werden in der Tanztherapie übergreifende Erklärungssysteme angeboten, durch die Verschränkungen der psychophysischen Einheit mit interpersonalen Prozessen deutlich werden. Der Theorie der somatischen Marker (Damasio, 1999) folgend werden die Patienten ermutigt, zusätzlich auf Körpersignale zu achten,

> »um informierte alltagstaugliche Entscheidungen zu treffen. Es wird gezielt das Wahrnehmen und Einbeziehen interozeptiver [aus eigenen Körperabschnitten] und

> propriozeptiver [Körperbewegung und -position] Signale [...] geschult. Über den Einbezug dieser Informationsquellen in Entscheidungs- und Veränderungsprozesse wird neben dem Handlungssystem auch das Erklärungssystem um diese Komponenten erweitert« (Koch & Eberhard-Kaechele, 2014, S. 152).

Bewegungsanalysetheorien bieten Erklärungssysteme für Ressourcen und psychophysisches Wachstum (Bender, 2014a).

Da die Klientin eine »Fachfrau« aufsucht, kann die Therapeutin schnell der Versuchung erliegen, vorzugeben, etwas verstanden zu haben, was eigentlich noch gar nicht klar ist. Aus der Angst, inkompetent zu wirken, tut die Therapeutin so, »als ob« sie das Problem oder den Sachverhalt verstanden hätte. Die Folge ist ein Kommunikationsabbruch und zu viele Vorantriebe (unsichere Als-ob-Bewegungen) (ebd.) aufseiten der Therapeutin, was ihre Kompetenz eher schwächt.

> »Sich zu seinem Nichtverstehen zu bekennen und als Konsequenz daraus weitere Fragen zu stellen, ist eine der nützlicheren Interviewstrategien. Dem steht meist entgegen, dass Therapeuten meinen, sie würden ihre Qualitäten zeigen, wenn sie möglichst schnell – und manchmal gar ohne Worte – verstehen. Doch wenn sie ehrlich sind, tun sie das ja gar nicht, sondern sie tun nur so, als ob ...« (Simon & Rech-Simon, 2002, S. 52).

Sein Nichtverstehen führt auch dazu, dass der Therapeut den Patienten an seinem therapeutischen Blick (Fremdwahrnehmung) auf ihn bzw. seine psychischen Mechanismen teilhaben lässt. Hier unterhalten sich also zwei Experten: Der eine – der Klient – kann die Prozesse, über die gesprochen wird, direkt wahrnehmen und spüren, der andere – der Therapeut – kann sich nur auf die Beschreibung des Klienten und seine Bewegungsäußerungen stützen. Der Experte für sein subjektives Erleben tauscht sich mit dem Experten für allgemein menschliches Erleben aus (von Schlippe & Schweitzer, 2002).

Psychoedukative Erklärungen bilden hier eine Ausnahme, da sie zur Entlastung der KlientInnen eingesetzt werden. Psychoedukation ist die Vermittlung von Informationen über psychische Erkrankungen. Dem Patienten werden die theoretischen Aspekte und Behandlungsmöglichkeiten der Erkrankung erklärt, um hierdurch eine Krankheitseinsicht und -bewältigung zu unterstützen (Pitschel-Walz, 2018).

In der Tanztherapie beschränkt sich die Psychoedukation nicht auf psychische Erkrankungen und ihre Auswirkungen, sondern sie schließt auch körperliche, anatomische und motorische Symptome einer Krankheit mit ein. Gerade zu Therapiebeginn dient die Psychoedukation dazu, dass der Patient seine Erkrankung und den möglichen Behandlungsverlauf besser versteht. So kann er seine Symptome und die Dauer seines Heilungsprozesses besser einschätzen und die Krankheit insgesamt einfacher bewältigen. Missverständnisse werden aufgelöst, falsche Annahmen über Symptome überdacht und korrigiert sowie dysfunktionale Verhaltensweisen und Einstellungen verändert. Das Verständnis und die richtige Einordnung des eigenen Leidens ins vorhandene Krankheitsbild hat oft eine entlastende Wirkung, weil eigene Verhaltensmuster und Befindlichkeiten nachvollziehbar werden.

Psychoedukative Informationen kann der Therapeut während der Tanztherapiesitzung immer wieder einfließen lassen und dem Patienten durch entsprechende Übungen direkt körperlich erfahrbar machen. Dies verstärkt bei PatientInnen den Compliance-Faktor (das kooperative Verhalten im Rahmen der Therapie).

10.9.5 Umdeutungen

Bei einer Umdeutung »wird einem Geschehen dadurch ein anderer Sinn gegeben, daß man es in einen anderen *Rahmen* (engl. ›frame‹) stellt, einen Rahmen, der die *Bedeutung* des Geschehens verändert« (von Schlippe & Schweitzer, 2002, S. 177). Neigt eine Klientin zu einer negativen Konnotation ihrer Verhaltens- oder Denkweise, werden sie von der Therapeutin als »Stärke« (positive Konnotation«) umformuliert. Die Umdeutung der Therapeutin muss für die Klientin einen signifikanten Unterschied zu ihrer bisherigen Weltsicht darstellen. Die Hervorhebung der Funktionalität des beklagten Verhaltens dient als Gegenmaßnahme gegen kritisch-abwertende Sichtweisen und Kommunikationsmuster. Aus sogenannten Defiziten werden bislang nicht gesehene und gewürdigte Kompetenzen. Die Umdeutung muss die bisherige Sicht auf die Dinge »verstören« (ebd.).

Die Tanztherapeutin ist also aufgefordert, geistig flexibel und kreativ zu reagieren, um Umdeutungen jederzeit anbieten zu können. Auf der therapeutischen Beziehungsebene haben Umdeutungen den Vorteil, dass die Ansicht der Klientin nicht infrage gestellt wird, sondern lediglich eine alternative Sichtweise angeboten wird. Ein Beispiel hierfür wäre folgender Dialog: Klientin: »Meine Rückenschmerzen behindern mich im Alltag, weil ich mich immer wieder setzen muss und meine Arbeit nicht weiterführen kann.« – Therapeutin: »Ihre Rückenschmerzen sorgen dafür, dass Sie mehrere Pausen am Tag einlegen.«

10.9.6 Anleitung von Bewegungsinterventionen

Neben den üblichen therapeutischen verbalen Interventionen muss der Tanztherapeut auch die Bewegungsintervention angemessen anleiten, die auf vielfältige Weise scheitern kann und damit den Übungseffekt erheblich beeinträchtigt.

Intention

Die Art der Anleitung wird durch die Intention der Tanztherapeutin bestimmt. Möchte sie zum Beispiel, dass sich die KlientInnen unvoreingenommen auf eine Übung einlassen, wird sie diese nur schrittweise anleiten, damit die KlientInnen möglichst keine Vorstellung davon bekommen, wohin die Übung führt. Dadurch sind sie offen für die aktuelle Bewegungserfahrung.

Die hier in diesem Beispiel dargestellten Aktionen zur Vorbereitung einer Übung werden von der Therapeutin in vier einzelne Anweisungen aufgeteilt, die von den PatientInnen Schritt für Schritt ausgeführt werden sollen:

1) *Anweisung:* »Suchen Sie sich eine Partnerin, die eine ähnliche Haarfarbe hat wie Sie.«; *Intention:* eine zufällige Partnerwahl; *Handlung:* Paare finden sich.
2) *Anweisung:* »Nehmen Sie sich zusammen eine Matte und verteilen Sie sich gleichmäßig im Raum.«; *Handlung:* Jedes Paar nimmt eine Matte.
3) *Anweisung:* »Entscheiden Sie sich, wer Person A und wer Person B ist.«; *Handlung:* Die Paare einigen sich.
4) *Anweisung:* »Person A stellt sich mit dem Rücken vor Person B.«; *Handlung:* Die Paare stellen sich entsprechend hin.

Erst jetzt beginnt die eigentliche Übung:

5) *Anweisung:* »Person B legt die Hände auf den Rücken von Person A und beim Einsatz der Musik gibt sie Person A durch die Hände Bewegungsimpulse, die Person A umsetzt.«

Mit den Anweisungen verfolgt die Therapeutin folgende Absichten:

1) Die Partnerwahl nach irgendwelchen kreativen Kriterien ermöglicht ungewöhnliche und zufällige Zusammensetzungen und bietet dadurch den PatientInnen neue Beziehungserfahrungen.
2) Sollen die Paare sich eine Matte nehmen, kommt es trotz der klaren Ansage zu Nachfragen bezüglich der Mattenanzahl, was bereits zeigt, dass die KlientInnen eine Theorie dazu entwickeln, was als Nächstes passieren wird. Nicht selten legt sich bereits eine/r der KlientInnen hin, weil sie annehmen,

dass nun eine Entspannungsübung folgt. Die Therapeutin hat nun Zeit, um zu schauen, ob der Raum auch optimal genutzt wird, damit sich die Beteiligten bei der anschließenden Übung nicht gegenseitig behindern.

3–4) Die Festlegung auf Person A und B erleichtert es der Therapeutin, anschließend die Bewegungsanweisung zu geben bzw. während der Übung Beobachtetes zu kommentieren.

5) Jetzt wird die eigentliche Übung erklärt.

Weiß der Tanztherapeut, dass die PatientInnen mehr Sicherheit und Vorhersehbarkeit brauchen, wird er die Übung zunächst komplett erklären, um Angst zu reduzieren und eventuell eine Alternative anbieten zu können. Eine Anweisung könnte in diesem Fall lauten:

> »Ich möchte jetzt gerne eine Partnerübung mit Ihnen machen, bei der eine Person vor der anderen steht. Die hintere Person gibt der vorderen Bewegungsimpulse, indem sie die Hände auf ihren Rücken legt. Der Vordermann kann dann schauen, wie er darauf reagieren möchte. Sie erhalten dadurch die Möglichkeit, sich mit den vielfältigen Reaktionen auf Impulse auseinanderzusetzen.«

Der Therapeut wartet die Reaktion der Gruppe ab und gibt bei Bedarf weitere Erklärungen. Erst dann geht er zum oben beschriebenen Übungsaufbau über.

Es gibt nicht *die* richtige Erklärung, sondern nur die Kongruenz von Intention und Erklärung, die eine Anweisung sinnvoll macht.

Während einer Intervention

Nicht immer ist es für die Tanztherapeutin leicht zu erkennen, wie viel verbale Unterstützung die PatientInnen während einer Übung benötigen. Ein gewisses Maß an Unsicherheit müssen sowohl die Tanztherapeutin als auch die PatientInnen aushalten, um neue Verhaltensmöglichkeiten zu erkunden. Zu schnelle Eingriffe mit Vorschlägen verhindern diese Exploration. Hat die Unsicherheit aber eine lähmende Wirkung, kann die Beschreibung von Bewegungsexplorationen am Beispiel von anderen TeilnehmerInnen erforderlich sein, sodass die gehemmten PatientInnen eine Vorstellung von der Ausführung der Übung bekommen.

Auch die Positionierung des Tanztherapeuten im Raum stellt eine Intervention dar, die nonverbale Informationen enthält, bewusst gewählt werden sollte und häufig von verbalen Interventionen begleitet wird:

Am Rand sitzend: Der Tanztherapeut vermittelt den KlientInnen, dass sie nun Zeit haben, in die Bewegungsexploration einzusteigen. Er bietet eine sichere »Homebase« (Mahler et al., 1980) an, die aber genug Freiraum für Exploration und Interaktion lässt. Um diesen Freiraum nicht zu stören, interveniert er verbal in dieser Position in der Regel nur zu Beginn und am Ende der Übung.

Im Raum stehend: Durch diese Position vermittelt die Tanztherapeutin, dass es sich um eine kurze Übung handelt, in die die KlientInnen nicht zu tief einsteigen sollten. Sinnvoll ist eine solche Übung, wenn nicht mehr ausreichend Zeit bleibt. Sie dient meist eher einem Abschluss als einer Öffnung. In dieser Position streut die Tanztherapeutin die ein oder andere verbale Intervention ein, um den Rahmen der Übung zu gewährleisten.

Sich mit im Raum bewegend: Tanzt der Tanztherapeut mit, wie das zum Beispiel bei der Marian-Chace-Methode der Fall ist, dann bietet er sich als Modell an, an dem sich die PatientInnen bei Bedarf orientieren können. Häufiger kommt das beim Aufwärmen oder bei der psychiatrischen Klientel vor. Selbstverständlich übt er dabei stets eine beobachtende Funktion aus. Seine Beobachtungen lässt er verbal gewährend einfließen.

Abschluss

Auch das Ende einer Übung will richtig angeleitet sein. Hier ist es wichtig, die Übung wirklich zu beenden und nicht einfach abzubrechen. Bestenfalls hört die Musik mit dem Ende eines Musikstücks auf. Sollte dies nicht möglich sein, dreht die Tanztherapeutin die Musik langsam runter. Haben die KlientInnen eine Übung gemeinsam durchgeführt, muss das Ende des Kontaktes eingeleitet werden, zum Beispiel durch die Aufforderung: »Finden Sie jetzt einen Weg, sich voneinander zu trennen und wieder für sich zu sein.« Wurden Medien benutzt, sollten auch diese in den Abschluss mit einbezogen werden: »Finde jetzt ein Schlussbild am Boden für deinen Tanz mit dem Tuch.« oder »In deiner eigenen Zeit bringst du alle Medien, die du für deinen Raum gebraucht hast, wieder an den ursprünglichen Platz zurück.« Durch einen sichtbaren Abschluss bietet die Tanztherapeutin ein Containment an, das heißt, die Gefühle, die in der Übung aufgetaucht sind, werden symbolisch »eingesammelt«. Dies verstärkt die Selbstwirksamkeit der KlientInnen. Sie machen die neue Erfahrung, dass sie sich auf Gefühle einlassen und diese auch wieder eingrenzen können, ohne Angst haben zu müssen, von ihnen überflutet zu werden.

Reflexionsrunde

In der Regel gibt es nach einer beendeten Übung eine Reflexionsrunde. Wichtig ist, dass der Tanztherapeut hier in Kontakt mit seiner inneren therapeutischen

Intention ist. Ihm muss bewusst sein, dass er mit jeder Frage eine Richtung vorgibt, diese sollte daher auch intendiert sein. Als hilfreich werden üblicherweise fokussierte Fragen empfunden, bei denen es nicht wie bei allgemeinen Fragen um die Befindlichkeit während der Übung geht.

Ein Beispiel für eine fokussierte Frage ist: »Wie haben Sie sich entschieden, mit den Impulsen Ihrer Partnerin umzugehen?« Die Intention des Therapeuten hinter der Frage ist, noch einmal deutlich zu machen, dass jeder eine eigene Entscheidung treffen konnte und nicht den Impulsen und Handlungen der Partnerin ausgeliefert war.

Eine allgemeine Frage ist beispielsweise: »Wie ist es Ihnen in der Übung ergangen?« Diese offene Fragestellung intendiert die Beantwortung allgemeiner und breiter Fragen der KlientInnen.

Im weiteren Gesprächsverlauf kommen alle regulären verbalen Therapieinterventionen zum Einsatz, die von der jeweiligen therapeutischen Ausrichtung geprägt sind. So wird beispielsweise eine psychoanalytisch orientierte Tanztherapeutin eine Deutung anbieten, während eine systemisch orientierte Tanztherapeutin Umdeutungen, Skalenfragen, Lösungen etc. erfragt.

11 Methoden, Techniken und Interventionen in der Tanztherapie

Immer wieder muss theoretisch darum gerungen werden, auf welchen Ebenen des therapeutischen Seins und Handelns sich die Tanztherapeutin befindet. Elke Willke (2007) weist darauf hin, dass im Feld der Pädagogik und Therapie die Begriffe Methode und Technik nicht eindeutig definiert sind und wechselseitig angewendet werden. Petra Klein (1993) spricht von allgemeiner und spezieller Methodik, ohne genau zu beschreiben, was sie genau unter Methodik und dieser Einteilung versteht.

In der neueren Tanztherapieliteratur wird sich mit dieser grundsätzlichen Frage erst gar nicht beschäftigt (Payne, 2006; Levy, 2005; Chaiklin & Wengrower, 2009). Lediglich Penny Lewis Bernstein (1979) setzt sich mit dieser Thematik auseinander. Ein theoretisches Bezugssystem besteht aus einer Reihe von wechselseitigen, in sich geschlossenen Konzepten, Definitionen, Postulaten und Grundsätzen, die eine systematische Beschreibung und Verschreibung für die Interaktion einer Praktikerin innerhalb ihres Fachbereichs zur Verfügung stellt. Konzepte werden als Abstraktion definiert, die bestimmte Kategorien von situativen Vorkommnissen oder Verhaltensweisen repräsentieren.

Postulate bestehen aus der Beziehung zwischen korrelativen oder Ursache-Wirkung-Konzepten. Sieht man beispielsweise gewohnheitsmäßige Bewegungswiederholungen als ein Erlebnis an, das an die Vergangenheit gekoppelt ist, ergibt sich daraus eine eingeschränkte Handlungsmöglichkeit in der Gegenwart. Ursache und Wirkung werden also in Zusammenhang gestellt und bilden die Grundlage für therapeutische Interventionen (Levy, 2005).

Die Theorie der Tanztherapie verbindet eine Reihe von Methoden, um bei unterschiedlichster Klientel Veränderungen zu initiieren und zu manifestieren. Methoden, denen logische Konzepte zugrunde liegen, beinhalten zueinander in Beziehung stehende Techniken und kongruente Erklärungen.

Welche basalen Theorien muss eine Tanztherapeutin also kennen, um therapeutisch verantwortlich handeln zu können? Die Antwort auf diese Frage sind bestimmte tanztherapeutische Methoden, die sich aus Klientel und Zielsetzung aller beteiligten Subsysteme (Patient, Tanztherapeutin, Ärzte, Eltern usw.) ergeben. Anschließend wählt die Tanztherapeutin wiederum eine bestimmte Technik der zugrunde liegenden Methode aus, die sich schließlich auf eine ganz konkrete Intervention herunterbrechen lässt. Diese Intervention wird zu einer sichtbaren therapeutischen Handlung, die all die anderen Parameter impliziert.

Wie in anderen Berufsfeldern oder Therapierichtungen ist es auch in der Tanztherapie nicht eindeutig, was unter Theorie, Methode, Technik und Intervention verstanden wird. Sicherlich wehren sich aber alle künstlerischen Therapien dagegen, eine Methode zu sein, die zum Beispiel der Integrativen Therapie untergeordnet wird, wie es Hilarion Petzold (2003) vorschlägt. Eine Methode ist einer Therapierichtung subsummiert.

Eine Umfrage meinerseits unter Mitgliedern des Berufsverbandes der TanztherapeutInnen Deutschlands (BTD) ergab ein ähnlich uneinheitliches Bild. Besonders ersichtlich wird es bei der Laban-Bewegungsanalyse und dem Kestenberg Movement Profile. Für 69 Prozent der Befragten zählten beide Beobachtungsanalysesysteme zum tanztherapeutischen Grundlagenwissen, also zur Theorie, 29 Prozent ordneten sie den Methoden der Tanztherapie zu. Ein anderes Bild zeichnet sich bei dem tanztherapeutischen Ansatz von Marian Chace ab. Hier war nur eine Person der Meinung, dass sie zu den Grundlagen gehöre, aber 64 Prozent hielten sie für die wichtigste tanztherapeutische Methode.

Eine scharfe Abgrenzung der Begrifflichkeiten wird es sicher nie geben, aber eine anhaltende offene Diskussion hierzu ist sinnvoll. An dieser Stelle folgt daher eine kleine Übersicht über die verschiedenen Begrifflichkeiten.

Der Begriff *Theorie* leitet sich vom griechisch-lateinischen *theōría/theoria* (Zuschauen, Betrachtung, Untersuchung) ab und beschreibt ein System von Aussagen und Behauptungen zur Erklärung bestimmter Erscheinungen, das nach Möglichkeit mithilfe verschiedener wissenschaftlicher Instrumente validiert wird. Damit ist die Theorie das Antonym zur Praxis, die das Handeln oder eine konkrete Anwendung/Überführung von Gedanken, Vorstellungen etc. auf die Wirklichkeit beschreibt sowie die hieraus gewonnene Lebenserfahrung (Duden, 2001). Eine Theorie ist ein abstraktes Modell der Realität und bildet daher nie die Realität selbst ab. Ein Beispiel für eine Theorie ist die in westlichen Ländern gängige Psychopathologie, die ein Modell für Verhaltensweisen zur Verfügung stellt. In anderen Kulturen gibt es für dieselben Verhaltensweisen wieder andere Erklärungsmuster. Eine Theorie beinhaltet üblicherweise deskriptive und kausale Aussagen über einen bestimmten Realitätsausschnitt. Besonders anschaulich wird dies anhand des Klassifikationssystems für Diagnosen ICD-10 (Müssigbrodt et al., 2006), in dem sowohl deskriptive als auch kausale Beschreibungen einzelner Psychopathologien zu finden sind. Auf dieser Grundlage werden Vorhersagen getroffen und Diagnosen gestellt, die sich auf die Praxis übertragen lassen. Im psychotherapeutischen Bereich (wie auch in vielen anderen Bereichen) muss sich jede Theorie durch Beobachtungen (z. B. mittels Experimenten oder anderer Beobachtungsmethoden) überprüfen lassen (Empirie), um Bestand zu haben.

Das Wort Methode setzt sich aus dem griechischen *metá* (hinterher, nach) und *hodós* (Weg, Gang) zusammen und beschreibt ein planmäßiges Vorgehen, das auf festen Regeln und Grundsätzen aufbaut. Die Methode beschreibt einen Weg zur Erlangung von Wissen und Erkenntnissen (Duden, 2001). Zur Erreichung eines festgesetzten Ziels wird in der Regel eine bestimmte Methode gewählt. Methoden sind universale Handlungsstrategien, die mit den Zielen der Theorie korrespondieren müssen.

Der Begriff Technik stammt vom neulateinischen *technica* (Kunstwesen, die Anweisung zur Ausübung einer Kunst oder Wissenschaft) ab. Mit Technik wird also eine Handhabung oder Kunstfertigkeit bezeichnet (Duden, 2001). In der Tanztherapie gibt es zum Beispiel die Technik des Spiegelns, mit der wir uns der therapeutischen Handlung nähern. Sie basiert auf einer Theorie und ist in eine bestimmte Methode, in diesem Beispiel dem Chace-Ansatz, eingebettet. Durch die Technik wird das therapeutische Setting im Rahmen einer Methode strukturiert.

Zu guter Letzt muss sich der Tanztherapeut für eine ganz konkrete Intervention entscheiden. Hierunter versteht man die eigentliche therapeutische Handlung in einer bestimmten Situation, mit einer bestimmten Person oder Gruppe auf der Basis tanztherapeutischer Theorien. Intervenieren leitet sich von dem lateinischen *intervenire* (dazwischenkommen, -treten) ab (Duden, 2001). Intervention meint, dass durch einen von außen gegebenen Impuls auf ein System (z. B. Patient, Gruppe, Familie, Klinik) Einfluss ausgeübt wird (Bender, 2014b; Schiepek, 1999). Der Therapeut darf aber nicht vergessen, dass er mit der Intervention lediglich einen Impuls setzt, auf den das System gemäß den internen Regeln und der eigenen Historie reagiert. Der Therapeut greift vermittelnd ein und gibt dann ein Angebot, das hoffentlich zum Erkenntnisgewinn oder zur Exploration des therapeutischen Auftrags beiträgt. Im Fokus steht hierbei die Aktivierung personaler und/oder sozialer Ressourcen (ebd.). In der Tanztherapie versteht man unter Interventionen häufig auch Übungen, selbst wenn nur ein kleiner Bereich der Interventionen tatsächlich einen übenden Charakter besitzt.

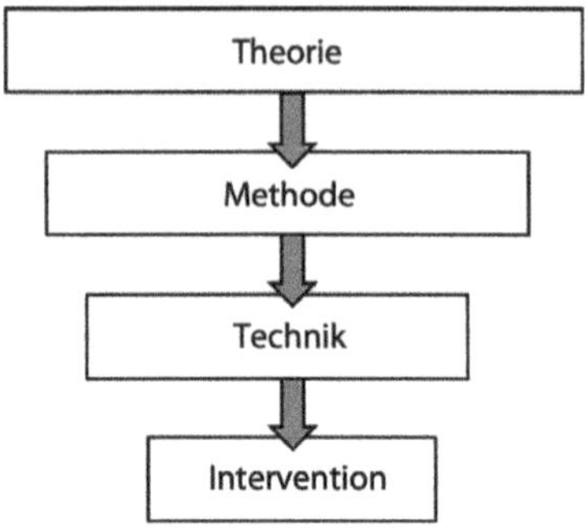

Abbildung 3: Grundlagen therapeutischen Handelns

11.1 Bewegungsanalyse

Jeder Psychotherapieansatz verfügt über sein eigenes »Handwerkszeug«. Die Couch und den Sessel findet man in der Psychoanalyse, der leere Stuhl vor dem Klienten lässt eine Gestalttherapie vermuten. Die Fragetechniken verdeutlichen die theoretische Verwurzelung: »Woher kennen Sie das?« deutet auf einen psychoanalytischen Hintergrund hin, »Was muss sich ändern, damit es für Sie besser wird?« lässt eher auf einen systemischen Ansatz schließen.

Für die Tanztherapie ist die Bewegungsanalyse *das* »Handwerkszeug«. Sie befähigt zur genauen und differenzierten Beobachtung jedweder Bewegung (nicht nur der tänzerischen) und bietet ein Theoriegerüst, das dem Tanztherapeuten ermöglicht, die nächsten Interventionsschritte zu initiieren. Zwischen menschlichen Arbeits- und Ausdrucksbewegungen gibt es eine hohe Übereinstimmung, und die Kontrolle und Entfaltung der persönlichen Bewegungsgewohnheiten sind der Schlüssel zur Bedeutung der Bewegung (Laban, 1981). Es wird an dieser Stelle nur ein kurzer Überblick über die von TanztherapeutInnen verwendeten Bewegungsanalyseinstrumente gegeben.[20]

---

20 Zur theoretischen Vertiefung bietet sich folgende Literatur an: *Die psychophysische Bedeutung der Bewegung* (2014a) von Susanne Bender, *Bewegtes Wissen* (2014) von Antja Kennedy, *The Meaning of Movement* (2018) von Janet Kestenberg Amighi, Susan Lo-

> »Die zielgerichtete Einschätzung des Bewegungsverhaltens einer Person sollte in dem Moment beginnen, wo man sich das erste Mal sieht. Wie jemand einen Raum betritt, wie er weitergeht, stehen bleibt sowie seine Haltung beim Stehen, Hinsetzen oder in irgendeiner anderen Position kann sehr bedeutsam sein« (Laban, 1988, S. 96).

Mögen Ausdruck und Zweck der Bewegung noch so unterschiedlich sein, die Bewegungselemente bleiben immer die gleichen. Sie lassen sich systematisch beobachten, analysieren und interpretieren (Bender, 2014a). Bewegungsanalytische Theorien werden dann spannend, wenn man durch sie einen fundierten Einblick in die psychophysische Bedeutung von Bewegung bekommt.

Die Laban-Bewegungsanalyse (LBA) (Laban, 1981, 1988) basiert auf den Beobachtungen Erwachsener und setzt sich aus vier Grundstrukturen zusammen:

1) *Antrieb* (»Wie mache ich eine Bewegung?«)
2) *Formgebung* (»Was mache ich?«)
3) *Raumnutzung* (»Wie nutze ich den Raum in der Bewegung?«)
4) *Körpereinsatz* (»Welche Körperteile sind bei einer Bewegung involviert?«) (Bender, 2014a)

Das Kestenberg Movement Profile (KMP) (Kestenberg Amighi et al., 2018) baut auf der Laban-Bewegungsanalyse auf und basiert auf Beobachtungen von Säuglingen und Kindern. TherapeutInnen, LehrerInnen, ÄrztInnen, ErzieherInnen, die entwicklungspsychologisch orientiert arbeiten, können unter anderem mithilfe der Bewegungsanalyse das psychoemotionale Entwicklungsalter von Kindern und Erwachsenen bestimmen, therapeutische und pädagogische Interventionen verdeutlichen sowie die Behandlungsfortschritte validieren.

Besonders hilfreich ist das KMP, weil es alltägliche Bewegungen beschreibt und PatientInnen keine speziellen Bewegungsaufgaben erfüllen müssen. Es lässt sich in jedem Alter anwenden und eignet sich besonders für Menschen mit eingeschränkten verbalen Möglichkeiten. Der Therapeut erhält ein theoretisches Gerüst für den Behandlungsverlauf. Mit dem KMP kann man außerdem erkennen, welche Bewegungsqualitäten beim Patienten/Klienten fehlen.

Es setzt sich aus acht verschiedenen Kategorien zusammen:

---

man und Mark Sossin sowie *Der moderne Ausdruckstanz in der Erziehung* (1981) und *Die Kunst der Bewegung* (1988) von Rudolf von Laban.

1) *Spannungsflussrhythmen* (»Welche Bedürfnisse werden verkörpert?«)
2) *Spannungsflusseigenschaften* (»Wie werden durch das Temperament Gefühle reguliert?«)
3) *Vorantriebe* (»Wie *versuche* ich eine Bewegung auszuüben?«)
4) *Antriebe* (vgl. LBA) (»Wie ist meine innere Beteiligung?«)
5) *bipolarer Formfluss* (»Wie reguliere ich meine allgemeine Bedürftigkeit?«)
6) *unipolarer Formfluss* (»Wie reguliere ich meine gerichtete Bedürftigkeit?«)
7) *Richtungsbewegungen* (vgl. LBA) (»Welche Verbindungen zur Umwelt stelle ich her?«)
8) *Formen* (vgl. LBA) (»Was mache ich?«) (ebd.)

Das Verstehen der Körper- und Bewegungssprache ist für die Tanztherapie essenziell. Die Tanztherapeutin muss erkennen können, was die Klientin in ihren Bewegungen ausdrückt, und ihre Beobachtung einem theoretischen Rahmen zuordnen, der ihr einen therapeutischen Handlungsspielraum vorgibt (Bender, 2014a).

Mithilfe der Bewegungsanalyse können Stärken, Vorlieben und Potenziale, die für die Entwicklung des Klienten von Bedeutung sind, beschrieben werden.

11.1.1 Bewegungs- oder Spannungsfluss

Mit Bewegungs- oder Spannungsfluss ist der Wechsel von Muskelan- und -entspannung im Körper gemeint. Dieser Wechsel beruht auf einem grundlegenden Rhythmus von gebundener, kontrollierter und freier, unkontrollierter Spannung in der Bewegung. Die gebundene Bewegung wird geführt, geplant und kontrolliert ausgeübt und kann daher jederzeit gestoppt werden. Die Energie wird *gebunden* und im Körper festgehalten. Fließt die Bewegungsenergie frei durch den Körper und sogar aus dem Körper heraus, sprechen wir von einem *freien Bewegungsfluss*. Die Bewegung kann nicht unbedingt und jederzeit gestoppt werden (ebd.).

11.1.2 Spannungsflusseigenschaften

Judith Kestenberg hat verschiedene Wechselspielmöglichkeiten von *gebundenem* und *freiem* Spannungsfluss beschrieben, mit denen Gefühle reguliert und kontrolliert werden und das individuelle Temperament zum Ausdruck kommt.

Muskuläre Vorbereitung für die Raumantriebe	
adaptierend Durch kleine und große Bewegungen des Rumpfes oder der Gliedmaßen verändert sich das Spannungslevel beständig, sodass eine ständige Anpassung und Adaptierung an die Umgebung möglich sind.	*gleichbleibend* Werden die Muskeln konstant auf dem gleichen Spannungsniveau gehalten, sie sich also weder weiter entspannen noch anspannen, entsteht ein gleichbleibender Spannungsfluss.
Muskuläre Vorbereitung für die Kraftantriebe	
niedrige Intensität Ist die Anspannung oder das freie Loslassen der Muskulatur nur gering im Körper vorhanden, gibt es eine niedrige Intensität im Spannungsfluss.	*hohe Intensität* Wird im Körper durch intensive Gefühle ein sehr freier oder sehr gebundener Spannungsfluss erzeugt, entsteht eine hohe Intensität gebundener oder freier Muskelspannung.
Muskuläre Vorbereitung für die Zeitantriebe	
graduell Die Körperanspannung wechselt nur sehr graduell und langsam in einen anderen Spannungszustand. Dieser Wechsel geschieht allmählich und berechenbar.	*abrupt* Das Spannungslevel (von frei zu gebunden, von hoher zu niedriger Intensität) wechselt sehr abrupt und unerwartet in einen anderen Spannungszustand.

Tabelle 3: Spannungsflusseigenschaften (nach Bender, 2014a)

Diese Spannungsflusseigenschaften haben sowohl eine entwicklungspsychologische als auch psychophysische Entsprechung. Kinder üben die Spannungsflusseigenschaften in den ersten drei Lebensjahren mit wechselnder Präferenz:

Lebensjahr	Spannungsflusseigenschaften	Zeigen von Bedürfnissen, Gefühlen, Temperament
1.	gleichbleibend	gleichgültig, kraftlos, nett, echt, heiter, höflich, getragen, harmonisch, ausgeglichen, an etwas oder jemandem dranbleibend, nicht intensiv
	adaptierend	Gefühlsmodulation, Spaß, Lust zum Ausprobieren
2.	hohe Intensität	gefühlsintensiv, anstrengend, theatralisch, überwältigend, kraftvoll, Energie freisetzend, stark, geerdet
	niedrige Intensität	weniger gefühlsintensiv, entspannend, wie ein Blatt im Wind, läppisch, zusammenhangslos, abgerissen, getrennt
3.	abrupt	impulsiv, ungeduldig, dramatisch
	graduell	geduldig, gefühlvoll, ausdrucksintensiv, mehr Raum einnehmend, weich, berührt

Tabelle 4: Spannungsflusseigenschaften (nach Bender, 2014a)

11.1.3 Spannungsflussrhythmen

Während ihrer Beobachtungen von Säuglingen und Kleinkindern entdeckte Kerstenberg, dass sich aus den Spannungsflusseigenschaften bestimmte Rhythmen ableiten lassen. Obwohl alle Rhythmen bereits von Geburt an sichtbar sind – sie sind sogar schon beim Fötus beobachtbar (Loman, 1992, 1994) –, treten bestimmte Rhythmen zu bestimmten Zeiten häufiger auf (Bender, 2014a; Kestenberg Amighi et al., 2018).

Saugrhythmus

Wir kommen mit einem Saugreflex zur Welt. Der Saugrhythmus zeigt sich in den ersten fünf bis sechs Lebensmonaten am deutlichsten, ohne jedoch jemals völlig aus dem Bewegungsrepertoire eines Menschen zu verschwinden. Er zeichnet sich durch einen weichen Wechsel vom gebundenen zum freien Fluss in gleichmäßigen Intervallen aus, was ihm eine monotone Qualität verleiht, ähnlich der Herzschlagfrequenz.

Es ist der Rhythmus der Einverleibung.

Beißrhythmus

Dieser Rhythmus entwickelt sich mit den Zähnen. Der Mund, der zuvor noch eine Quelle der Lust war, wird durch das Zahnen zu einem Ort der Schmerzen. Das Baby (vierter bis neunter Monat) findet durch das Herumbeißen auf Gegenstände Entlastung. Der Beißrhythmus ist dem Saugrhythmus sehr ähnlich, nur sind die Übergänge vom freien zum gebundenen Fluss schärfer.

Es ist der Rhythmus der Trennung.

Verdrehrhythmus

Mit ungefähr neun bis zehn Monaten fängt das Kind an, sich in der Beweglichmachung der Wirbelsäule zu üben, durch die es sich aus dem Schoß der Mutter winden kann, zum Sitzen kommt, um schließlich in den aufrechten Stand zu gelangen. Hierbei handelt es sich um Verdrehungen des ganzen Körpers oder auch von Körperteilen in einer adaptierenden Spannungsflusseigenschaft.

Es ist der Rhythmus des Ausweichens.

Pressrhythmus
Hat das Kind einen sicheren Stand erlangt und laufen gelernt, tritt im zweiten Lebensjahr deutlich der typische Rhythmus der Darmentleerung hervor. Der gebundene Fluss wird abrupt mit hoher Intensität angespannt, eine Zeit gleichbleibend gehalten und dann abrupt losgelassen. Der Pressrhythmus zeigt sich beim Klettern, Zudrücken oder Mundzusammenpressen.

Es ist der Rhythmus der Autonomie.

Fließrhythmus
Im dritten Lebensjahr steht das Laufen im Vordergrund. Die Kinder bewegen sich mit einer eher fließenden Qualität durch den Raum. Noch fällt es ihnen schwer, während des Laufens anzuhalten, sie fallen häufig hin und lassen sich dahintreiben. Dieser Rhythmus zeichnet sich durch kleine, graduelle Veränderungen bei fehlender Kontrolle, das heißt den freien Spannungsfluss, aus, wie er beim Urinieren zu beobachten ist. Die Blase entleert sich am besten, wenn keine Spannung im Körper aufgebaut wird, sondern der Urin frei aus dem Körper abfließen kann.

Es ist der Rhythmus des Laufenlassens.

Stopprhythmus
Mit ungefähr zweieinhalb Jahren haben Kinder gelernt, ihre Laufbewegung zu unterbrechen und anzuhalten, sie haben jetzt mehr Kontrolle über Start und Stopp der Bewegung. Die Übergänge bei diesem Rhythmus sind daher kurz, scharf und abrupt. Das Kind ist nun in der Lage, die Bewegung willentlich zu stoppen. Der Rhythmus ähnelt sehr dem Beißrhythmus, ist aber abrupt. Dadurch wirkt er ungeduldiger.

Es ist der Rhythmus des Unterbrechens.

Wiegerhythmus
Im vierten Lebensjahr wird bei Kindern häufig ein graduelles Wiegen aus der Beckengegend heraus beobachtet. Dieser Rhythmus lässt sich leicht mit dem des Saugens verwechseln, da beide sehr ähnlich sind. Der Wiegerhythmus ist allerdings graduell, das heißt länger und mit weniger Intensität.

Es ist der Rhythmus des Ausbrütens.

Wogerhythmus
Bei diesem Rhythmus lässt sich ein graduelles Ansteigen und Fallen von Wellen mit bis zu hoher Intensität beobachten. Er ähnelt also in der Intensität

dem Pressrhythmus, unterscheidet sich aber durch den graduellen Auf- und Abbau von Spannung. Sichtbar wird er vor allem während der Geburt, wo sich Spannungen graduell aufbauen. Frauen müssen hier ein langes Durchhaltevermögen beweisen, um die Spannung beim Pressen und Drücken halten zu können.

Es ist der Rhythmus des Gebärens.

Hüpfrhythmus

Haben Kinder diese eher nach innen gerichtete Phase des Gebärens und Ausbrütens durchlaufen, womit der Grundstock für die Ich-Stabilität gelegt ist, wenden sie sich im fünften Lebensjahr wieder vermehrt dem Außen zu. Die Welt wird hüpfend erforscht. Beim Hüpfrhythmus sind abrupte, runde Übergänge von freier zu gebundener Bewegung mit bis zu hoher Intensität zu beobachten.

Es ist der Rhythmus der Begeisterung.

Stoßrhythmus

Im sechsten Lebensjahr steigert sich der Hüpfrhythmus zu einem aggressiven Stoßrhythmus, der sich auszeichnet durch einen abrupten Spannungsanstieg und -abfall mit scharfen Übergängen in hoher Intensität von freier zu gebundener Bewegung und umgekehrt. Der Rhythmus tritt zutage beim aggressiven Schlagen, Springen und Stoßen. Im Vergleich zum Hüpfrhythmus ist er fokussierter, kontrollierter, aggressiver, schärfer, direkter und koordinierter.

Es ist der Rhythmus der Explosion.

11.1.4 Vorantriebe

Vorantriebe bilden die Verbindung zwischen der Innenperspektive auf die Muskeltätigkeit (Spannungsflusseigenschaften) und der sich entwickelnden Fähigkeit, mit den Realitäten der Außenwelt umzugehen (Antriebe) und sie bewältigen zu können. Bei den Vorantrieben sind die Bewegungsabläufe noch nicht automatisiert und präzisiert.

> »Wir sprechen immer dann von einem Vorantrieb, wenn eine Bewegung mit einer inneren Anstrengung, Besorgnis oder Vermeidung hinsichtlich der Aufmerksamkeit gegenüber dem Raum, der Absicht des Schwerkrafteinsatzes und des Erspürens des richtigen Zeitpunktes geschieht« (Bender, 2014a, S. 31).

Vorläufer für den Raumantrieb	
flexibel Eine Person bewegt sich (die Augen oder den ganzen Körper) in alle Richtungen, ohne wirklich das Umfeld wahrzunehmen.	*kanalisierend* Eine Person starrt auf einen Punkt, ohne diesen wirklich zu fixieren, oder sie schaut »durch eine Person hindurch«. Sie ist nicht in der Lage oder willens, sich auf ein Ziel zu konzentrieren, und bewegt sich, ohne wirklich einen Fokus zu haben.
Vorläufer für den Kraftantrieb	
vorsichtig Eine Person versucht, etwas behutsam zu behandeln. Es gelingt ihr aber noch nicht so recht, es mit der notwendigen Sanftheit durchzuführen.	*ungestüm/angestrengt* Eine Person versucht, mit hoher Intensität des freien (ungestümen) oder gebundenen (angestrengten) Flusses ihrer Intention Ausdruck zu verleihen. Es fehlt ihr aber an Autorität und Effektivität, sodass der Energieaufwand zwar hoch, die Wirkung aber nur unzureichend ist.
Vorläufer für den Zeitantrieb	
zögerlich Eine Person weiß um die Notwendigkeit, jetzt in Aktion zu treten, hegt aber innere Bedenken und Unsicherheit, ob dies der richtige Zeitpunkt ist, sodass sie nur zögerlich an das Vorhaben herangeht.	*plötzlich* Plötzliche Bewegungen sind der Versuch, Aufgaben in einer bestimmten Zeit zu bewältigen. Eine Person fühlt sich innerlich getrieben, ohne wirklich bewusst die Entscheidung getroffen zu haben, die Geschwindigkeit zu erhöhen.

Tabelle 5: Vorantriebe

Lebensjahr	Lerninhalt	Vorantrieb	Lernmodus	Bewältigungsstrategie
1.	Raumaufmerksamkeit	kanalisierend	ungestörter Fokus, Basis für eine gute Aufmerksamkeit, feststellen, verfeinern, unterscheiden, definieren	Isolation, Ausgeschlossenheit
		flexibel	Durchsuchen der »inneren Datenbank«, Generalisierung	Intellektualisierung, Rationalisierung, Generalisierung, Dichotomie, Verschiebung, Projektion
2.	Schwerkraftintention	ungestüm/angestrengt	Überwindung der Frustration durch Anstrengung, Inangriffnehmen des zu Lernenden	Übertreibung, Identifikation mit dem Aggressor, Verleugnung, Kontrolle, Repression
		vorsichtig	sich widerstandslos und mühelos neuen Dingen zuwenden	Reaktionsbildung, Verleugnung
3.	Zeitintuition	plötzlich	intuitive Einfälle	kontraphobische Reaktionen
		zögerlich	Pause, Ungewissheit, Zeit zum Nachdenken	Entscheidungen und Aktionen hinauszögern, zwanghaftes Denken und Handeln

Tabelle 6: Vorantriebe und ihre Funktionen (nach Bender, 2014a)

11.1.5 Antriebe

Wenn sich jemand bewegt, wird nicht nur der Wechsel des Platzes oder die Veränderung der Körperform sichtbar, sondern auch seine innere Einstellung zur Bewegung. Eine Bewegung schwillt an und ab, hat schnelle Momente, erzielt eine Wirkung, vollzieht einen Aufmerksamkeitswechsel, hat Aussetzer, besitzt Druck, macht weite Schwünge, besteht aus einer Kraftexplosion oder ruhigen Schwingungen etc. Die Ausdrucksvielfalt wird durch die Art, wie sich der Bewegende auf seine inneren Impulse, Wünsche, Absichten, Stimmungen und Triebe konzentriert, bestimmt. Sie manifestieren sich in der Bewegung als *Antriebe* (Bender, 2014a; Kennedy, 2014; Laban, 1981, 1988, 1989).

> »Ein Antrieb zeigt sich bei einer Bewegung, die mit einer *inneren Beteiligung* der Kontrolle des Bewegungsflusses, der Aufmerksamkeit auf den Raum, der Absicht des Schwerkrafteinsatzes und des Erspürens des richtigen Zeitpunktes geschieht« (Bender, 2014a, S. 43).

Raum (Aufmerksamkeit)	
indirekt Ein indirekter Raumbezug besteht dann, wenn die innere Konzentration der Bewegung impressionistisch die ganze Umgebung aufnimmt.	*direkt* Ein direkter Raumbezug besteht dann, wenn die innere Konzentration der Bewegung nur auf ein Ziel, einen Punkt gerichtet ist (z. B. wenn auf einer Landkarte auf eine Stadt gezeigt wird).
Schwerkraft (Intention)	
leicht Das eigene Körpergewicht wird aktiv zur Überwindung der Schwerkraft eingesetzt, um sich behutsam, sanft und weich zu bewegen (z. B. um die zierlichen Zahnräder einer Uhr einzusetzen, ein Blumengesteck zu binden, eine Fluse vom Hemd zu zupfen oder jemanden zärtlich zu berühren).	*stark* Die Schwerkraft wird aktiv zum Einsatz der eigenen Körperkraft genutzt (z. B. beim Heben oder Verschieben von schweren Objekten, beim Öffnen einer fest verschlossenen Flasche, beim Verschieben eines Klaviers, wenn energisch auf den Tisch gehauen wird, beim Werfen eines schweren Objektes oder beim Einhämmern eines Nagels).
Zeit (Intuition)	
getragen (verlangsamen) Eine Person hat »alle Zeit der Welt«, kämpft nicht gegen die Zeit, sondern nimmt sie sich, um ihre Bewegung und ihr Vorhaben zu vollenden. Getragene Bewegungen gehen mit der Empfindung einher, in der Zeit zu schwelgen und nicht im Kampf gegen sie festzustecken.	*schnell (beschleunigen)* Eine Person muss, um rechtzeitig eine aktive Kontrolle über die Bewegung zu erreichen, aggressiv mit Beschleunigung reagieren und entschieden handeln. Die innere Zeit wird beschleunigt und gegen die äußere Zeit angekämpft.

Tabelle 7: Antriebe

Der Blick auf die Bewegungsfaktoren Raum, Schwerkraft und Zeit macht deutlich, dass wir »zwischen einer widerstehenden, sich entziehenden, verhaltenden, ankämpfenden inneren Einstellung und einer hingebenden, erduldenden, annehmenden, auskostenden inneren Einstellung [...] wählen [können]« (Laban, 1988, S. 29).

Durch erspürende, nachgebende Antriebe *(indirekt, leicht, getragen)* reagieren wir mit Akzeptanz und Anpassung auf die Realität. Ankämpfende Antriebe *(direkt, stark, schnell)* lassen uns aggressiv auf die Realität reagieren: Wir konfrontieren uns mit ihr, bekämpfen sie und/oder widersetzen uns ihr.

In der KMP-Theorie wird darauf hingewiesen, dass es für die Bewältigung der Realität hilfreich ist, wenn die nachgebenden und erkämpfenden Antriebe sowohl bei Männern als auch bei Frauen ausgewogen sind (Kestenberg Amighi et al., 2018).

Für jede Bewegungsentwicklung der Antriebe gibt es eine jeweilige Entsprechung der muskulären Vorbereitung durch die Spannungsflusseigenschaften und den Lernmodus der Vorantriebe.

Lebensjahr	Spannungsflusseigenschaften	Vorantrieb	Antrieb
1.	gleichbleibend	kanalisieren	direkt
1.–6.	adaptierend	flexibel	indirekt
2.	hohe Intensität	ungestüm, angestrengt	stark
	niedrige Intensität	vorsichtig	leicht
3.	abrupt	plötzlich	schnell
	graduell	zögerlich	getragen

Tabelle 8: Entwicklung der Weltbeeinflussung (nach Bender, 2014a)

Wir finden in diesem Theorieschema eine doppelte Zeitachse: Auf der einen Seite entwickelt sich der Mensch von den Spannungsflusseigenschaften zu den Antrieben, auf der anderen Seite findet ebenfalls eine vertikale Entwicklung vor allem bei den Vorantrieben und Antrieben statt, ohne dass wir irgendeine Qualität im Leben »verlieren«. Jede neue Lernsituation wird auch von einem Erwachsenen mithilfe von Vorantrieben bewältigt, und unser Muskeltonus besitzt während einer Aktion immer eine bestimmte Spannungsflusseigenschaft. Sofern ein Vorantrieb oder Antrieb zu beobachten ist, dient die Muskelanspannung als Grundlage für den Bewegungsausdruck.

11.1.6 Raum und Kinesphäre

Der Mensch steht in einem Verhältnis zu dem ihn umgebenden Raum. Laban (1981, 1988) strukturiert diesen Raum ähnlich wie in der Architektur: ein-, zwei- und dreidimensional in einer horizontalen, vertikalen und sagittalen Dimension.

Werden zwei Dimensionen kombiniert entsteht eine Fläche.

Fläche	Zwei Dimensionen	Fehlende Dimension	Bedeutung
horizontal	horizontal (seit/seit) und sagittal (vor/rück)	vertikal (hoch/tief)	Kommunikation
vertikal	horizontal (seit/seit) und vertikal (hoch/tief)	sagittal (vor/rück)	Präsentation
sagittal	sagittal (vor/rück) und vertikal (hoch/tief)	horizontal (seit/seit)	Handlung und Konfrontation

Tabelle 9: Zweidimensionale Flächen (Bender, 2014a)

Auch die Nutzung des eigenen Bewegungsraumes ist von Interesse. Jeder Mensch hat einen eigenen Bewegungsraum, die Kinesphäre.

> »Dieser persönliche dreidimensionale Bewegungsraum [...] beschreibt den Raum, den jemand einnehmen kann, wenn er Arme und Beine in alle Richtungen ausstreckt. Wenn jemand den Arm in alle Richtungen schwingt, wird er die Grenzen der Kinesphäre beschreiben. Es ist nicht nur ein zweidimensionaler Kreis, sondern beschreibt alle drei Dimensionen (quer/seitwärts, abwärts/aufwärts, rückwärts/vorwärts) und ist eine Sphäre, eine Art Kugel und keine andere geometrische Figur wie ein Quadrat oder eine Pyramide« (Bender, 2014a, S. 119).

Bewegungen, die bis an diese Grenze reichen, umfassen die *weite Kinesphäre*. Innerhalb dieses Bewegungsraums liegt die *mittlere Kinesphäre*, die vom eigenen Körper bis zum Ellbogen reicht. Hier werden die meisten Alltagsbewegungen ausgeführt. Schließlich gibt es noch die *enge Kinesphäre*. Dieser Raum umfasst all jene Bewegungen, die körpernah ausgeübt werden (Laban, 1981; Bender, 2014a).

Wie viel von diesem persönlichen Raum erlaubt sich ein Klient zu nutzen? Die Entdeckung, Erfahrung und Exploration des eigenen Bewegungsraumes nimmt in der Tanztherapie eine wichtige Funktion ein. Die Achtung der persönlichen Kinesphäre gewährleistet ein respektvolles Miteinander.

11.1.7 Formfluss

Mit Bewegungen im *Formfluss* sind jene Bewegungen gemeint, »die sich nur mit der Beziehung der Körperteile zueinander beschäftigen und ausgehend vom Atem als ursprüngliches *Wachsen* [der Körper dehnt sich aus] und *Schrumpfen* [der Körper zieht sich zusammen] [...] die Körperform verändern« (Bender, 2014a, S. 125). Sie sind Ausdruck von Wohl- oder Unwohlsein.

Schrumpfende Bewegungen entstehen beim Ausatmen, Baucheinziehen oder beim Stirnrunzeln und erzeugen eine geschlossene Form, durch die der Kontakt nach außen reduziert wird. Die daraus resultierende größere Konzentration auf sich selbst, verringert die Beziehung zur Umwelt. Wenn wir bei einem Schneesturm in die Kälte müssen, zieht sich alles in uns zusammen, um der Kälte so wenig Angriffsfläche wie möglich zu bieten (ebd.).

Wachsende Bewegungen kommen beim Lachen, Bauchherausstrecken oder Augenaufreißen zustande. Der Körper ist durch die sich hieraus ergebene offene Form in direktem Kontakt und Austausch mit der Umgebung. Fühlt sich jemand in seinem Körper und seiner Umwelt wohl, atmet er tief ein, wächst und seine Körpergrenzen dehnen sich aus. Gegenüber seiner Umwelt besteht Offenheit, wodurch sich die Bezugnahme aufeinander erhöht (ebd.).

In der Regel findet ein ständiger Wechsel von wachsenden und schrumpfenden Bewegungen statt, der dem Beobachter häufig gar nicht bewusst ist, da es sich meist um kleine Formveränderungen im Körper handelt.

Kestenberg erkannte durch ihre Beobachtungen von Kindern, dass wir innerhalb der drei Dimensionen entweder *bipolar*, das heißt beidseitig, oder *unipolar*, das heißt einseitig, *wachsen* oder *schrumpfen* können. Im bipolaren Formfluss wächst oder schrumpft der Körper symmetrisch: Er zieht sich zusammen oder dehnt sich aus, und zwar gleichzeitig entweder nach rechts und links (horizontal), oben und unten (vertikal) oder vorne und hinten (sagittal). Damit drücken wir meist ein allgemeines Wohl- oder Unwohlsein aus (Kestenberg Amighi et al., 2018; Bender, 2014a) (vgl. Tab. 10).

Unipolarer Formfluss meint eine »einseitige, asymmetrische Formflussveränderung von Wachsen und Schrumpfen hin [zu] oder weg [von] [...] einem Objekt oder Menschen. Er zeigt Gefühle von Anziehung zu einem angenehmen oder Ablehnung eines unangenehmen Stimulus und bildet eine wichtige Grundlage für Mobilität« (Bender, 2014a, S. 135).

Der Körper wächst oder schrumpft asymmetrisch, das heißt entweder auf der Horizontalen nach links oder rechts, auf der Vertikalen nach oben oder unten oder auf der Sagittalen nach vorne oder hinten.

Im bipolaren Formfluss drückt sich eine allgemeine Befindlichkeit aus, wäh-

Lebensjahr	Dimensionale Fläche	Bipolarer Formfluss	Bedeutung
1.	horizontal (rechts/links)	schrumpfen = verschmälern	beengt, schüchtern
		wachsen = verbreitern	expandieren, suchen, einverleiben
2.	vertikal (oben/unten)	schrumpfen = verkürzen	kleiner werden, niedergedrückt
		wachsen = verlängern	größer werden, begeistert
3.	sagittal (vorne/hinten)	schrumpfen = aushöhlen	Gefühl von Ablehnung, leer
		wachsen = auswölben	Gefühl von Fülle, befriedigt, satt

Tabelle 10: Bipolarer Formfluss (nach Bender, 2014a)

rend im unipolaren Formfluss eine spezifische Befindlichkeit auf ein ganz bestimmtes Objekt, einen ganz bestimmten Menschen oder einen ganz spezifischen Reiz gerichtet ist (Kestenberg Amighi et al., 2018; Bender, 2014a).

Lebensjahr	Dimensionale Fläche	Unipolarer Formfluss	Bedeutung
1.	horizontal (rechts/links)	schrumpfen = mittig verschmälern	Rückzug von einem unangenehmen Objekt/Mensch seitlich
		wachsen = seitlich verbreitern	Hinwendung zu einem angenehmen Objekt/Mensch seitlich
2.	vertikal oben/unten)	schrumpfen = verkürzen nach oben	Rückzug von einem unangenehmen Objekt/Mensch unterhalb
		schrumpfen = verkürzen nach unten	Rückzug von einem unangenehmen Objekt/Mensch oberhalb
		wachsen = verlängern nach oben	Hinwendung zu einem angenehmen Objekt/Mensch oberhalb
		wachsen = verlängern nach unten	Hinwendung zu einem angenehmen Objekt/Mensch unterhalb
3.	sagittal (vorne/hinten)	schrumpfen = aushöhlen nach vorne	Rückzug von einem unangenehmen Objekt/Mensch von hinten
		schrumpfen = aushöhlen nach hinten	Rückzug von einem unangenehmen Objekt/Mensch von vorne
		wachsen = auswölben nach vorne	Hinwendung zu einem angenehmen Objekt/Mensch von vorne
		wachsen = auswölben nach hinten	Hinwendung zu einem angenehmen Objekt/Mensch von hinten

Tabelle 11: Unipolarer Formfluss (nach Bender, 2014a)

11.1.8 Richtungsbewegungen

»Richtungsbewegungen sind einfache, maximal zweidimensionale Bewegungen (wie z. B. Gymnastikbewegungen, das Zeigen des Fingers auf einen Gegenstand), die geradlinig oder bogenförmig eine Richtung im Raum beschreiben, um entweder ein Objekt zu lokalisieren, zu definieren, zu kennzeichnen oder sich gegen Objekte oder Menschen zu verteidigen oder diese abzuwehren« (Bender, 2014a, S. 147).

Lebensjahr	Richtungsbewegung	Dimension	Schutz	Kognition	Soziale Aspekte
1.	quer	horizontal	sich vor Ablehnung schützen	Konzentration (Vorläufer des Erforschens von ungleichen Möglichkeiten)	Ausschluss von Kontakten
	seitwärts		ausweichen, Verletzlichkeit zeigen, Kontakt suchen, Angst, Paranoia	Assoziieren (Vorläufer des Erforschens von Alternativen)	Trennen und Aufteilen in sozialen Kontexten
2.	abwärts	vertikal	Abbruch eines unangenehmen Kontaktes	Erklären, zum Kern vordringen, einer Sache auf den Grund gehen (Vorläufer für die Auswertung relevanter Themen)	beruhigen, Unterwürfigkeitsgesten, Augenhöhe mit Kleineren, um Gleichheit zu signalisieren
	aufwärts		sichtbar werden, Schutz durch Gefahr von oben, Ausdruck von Überlegenheit	Führung suchen, Fragen stellen, abschätzen, Maß nehmen (Vorläufer für die Auswertung von Möglichkeiten)	Versöhnungsgeste, Angst vor Macht
3.	rückwärts	sagittal	Rückzug, etwas hinterm Rücken verstecken	Rückkehr zu Gelerntem, Fehlersuche und -korrektur, (Vorläufer für die Antizipation von Aktionsverläufen)	Rückzug, Distanz, anderen den Vortritt lassen
	vorwärts		Abwehr gegen Angriff von vorne, Initiierung von Aktionen	Schritt-für-Schritt-Lernen (Vorläufer für die Antizipation von Zielen und Trends)	Initiierung von Aktionen, vorausgehen, sich der Außenwelt ausliefern, Mut, Führungseigenschaften

Tabelle 12: Übersicht Richtungsbewegungen (Bender, 2014a)

Richtungsbewegungen beschreiben sechs Richtungen innerhalb der drei Dimensionen, die sich auf die Position des Körpers beziehen: *seitwärts* und *quer* (horizontal), *aufwärts* und *abwärts* (vertikal) und *vorwärts* und *rückwärts* (sagittal). Sie sind wichtige Schutzbewegungen, mit denen der eigene Raum gesichert wird und auch eine Brücke zum anderen geschlagen werden kann (z. B. indem man auf jemanden zeigt oder die Hand hinhält) (Tab. 12).

11.1.9 Formen

Die anspruchsvollste Form der Beziehungsgestaltung ist das Formen des Körpers. Körperteile, aber auch der ganze Körper verändern sich durch die Bewegung mehrdimensional *konkav* (nach innen gewölbt) oder *konvex* (nach außen gewölbt), um sich den Charakteren von Objekten oder Menschen anzupassen oder jene dazu zu bringen, sich anzupassen. Durch das Formen erhalten komplexe Beziehungen und Bedeutungen ihre Struktur. Es geht um Beziehungen zur Umwelt, zu Objekten und Menschen. Ein Beispiel für Letzteres sind Umarmungen, die sich nur dann herzlich anfühlen, wenn beide sich formend einander anpassen.

Auf der *horizontalen Fläche* entsteht aus der Richtungsbewegung *quer* eine *einschließende Form* – eine *geschlossene, konkave Körperform*, die ein Objekt oder Menschen umschließt (auch symbolisch).

Wird eine *Seitwärtsbewegung* zu einer sich *ausbreitenden*, dann entwickelt sich eine *offene, konvexe Form*, wie beim Ausbreiten der Arme, um jemanden zu umarmen.

Auf der *vertikalen* Fläche entwickelt sich aus der Richtungsbewegung *abwärts* eine *sinkende Form*, wenn ein Basketballspieler beispielsweise den Ball neben sich dribbelt und ihn durch seinen sinkenden Körper nah am Boden hält.

Eine *Aufwärtsbewegung* wird zu einer *steigenden*, wenn jemand zum Beispiel wie ein Salamander an einer Sprossenwand hochklettert. Hierbei entsteht eine *offene, konvexe Form*.

Auf der *sagittalen Fläche* entwickelt sich aus der Richtungsbewegung *rückwärts* eine Rückzugsbewegung, indem sich der Körper in einer *geschlossenen, konkaven Form* (mindestens zweidimensional) *zurückzieht*.

Vorwärts wird zu *vorrücken*, wenn eine Person einem interessanten Geräusch lauscht und hierfür den ganzen Oberkörper nach *vorne* rückt.

Nur mithilfe vom Formen entwickelt sich eine komplexe Beziehung zu anderen Menschen und Objekten. Studien zeigen, dass Kinder, die über ein breites

Formen	Fläche	Sozial	Mental	Ergebnis
einschließend	horizontal (Tischfläche)	Bezug zu einer ausgesuchten Menge von Menschen oder Objekten	*Erforschen, was möglich ist,* Erforschen und Sammeln von Möglichkeiten von unterschiedlichen Standpunkten aus, Einschließen ungleicher Möglichkeiten, vereinigen, konsolidieren, reduzieren	verschiedene Wege der Annäherung
ausbreitend		Ideen und Gefühle mit anderen teilen	*Erforschen, was möglich ist,* viele Informationen sichten, globale Perspektiven und Alternativen sehen, generalisieren	breite Basis für Aktionen
sinkend	vertikal (Türfläche)	Kooperation fordern, in Kontakt eintauchen	*Auswerten, was wichtig ist,* einer Sache auf den Grund gehen, etablieren und ordnen relevanter Themen nach Wichtigkeit	realistische Prioritäten
steigend		sich präsentieren, konfrontieren, Inspiration anderer durch Ideen und Ambitionen bis hin zu höheren (spirituellen) Zielen oder Bewusstseinszuständen	*Auswerten, was wichtig ist,* oberflächlich analysieren; Möglichkeiten vergleichen; Pro und Contra abwägen	klare Absichten
zurückziehend	sagittal (Radfläche)	Rückzug aus einer unbekannten oder unangenehmen Situation, Kontaktabbruch, dem anderen Raum geben, Zeit für Reflexion	*Antizipieren des Handlungsverlaufs,* Zuflucht in die Vergangenheit, Planen des Aktionsverlaufs, Fortschrittsmessung und Antizipation der Zukunft auf Basis von Vergangenem	Lebensplan
vorrückend		Initiierung von offener Begegnung in neuen Situationen, Inangriffnahme von Abenteuern, Vorankommen durch eigene Leistung, Eindringen in die Kinesphäre des anderen	*Antizipieren des Handlungsablaufs* und dessen Konsequenzen, Zukunftsblick, Ziele setzen, Pläne schmieden, Verbindungen und Trends erkennen, initiieren, planen, Ergebnisse vorhersehen	progressive Aussicht

Tabelle 13: Bedeutung der Formen (Bender, 2014a)

Spektrum an sozialen Beziehungen verfügen und/oder intensive, unterschiedliche soziale Erfahrungen sammeln, komplexe und vielfältige Formbewegungen zeigen (eine Form: z. B. *sinkend*, zwei Formen: z. B. *sinkend-vorrückend*, drei Formen: z. B. *sinkend-vorrückend-ausbreitend*) und eine hohe soziale Intelligenz besitzen (Kestenberg Amighi et al., 2018) (Tab. 13).

Diese komplexe Bewegungsanalyse ermöglicht der Tanztherapeutin, differenziert auf das Bewegungsmuster eines Menschen einzugehen und es auf psychischer, physischer und entwicklungspsychologischer Ebene zu erforschen. Da fast jedes Bewegungselement mit jedem Element kombiniert werden kann, ergeben sich über eine Trillion Möglichkeiten, Bewegungselemente zu kombinieren und die Welt und Beziehungen zu gestalten. Die Angst, in eine Schublade gesteckt zu werden, erübrigt sich damit, denn jeder Mensch kann aus seinen individuellen 13,5 Millionen Möglichkeiten wählen. Dies zeigt umso mehr, wie wenig wir unser Potenzial ausschöpfen.

In der Tanztherapie geht es darum, diese vielen Möglichkeiten zu entdecken, übend zu erproben und dann die Choreografie des Lebens umzugestalten. Manchmal reicht schon ein neuer Übergang, eine andere Schrittreihenfolge oder ein veränderter Rhythmus, manchmal ist es aber auch notwendig, sich von der alten Choreografie zu verabschieden und sich einer neuen zuzuwenden, die sich mit viel Mühe, aber auch Freude entfalten darf.

11.2 Spiegelungsvorgänge in der Tanztherapie

Da es in der Tanztherapie nicht nur auf die richtigen Worte zwischen Therapeutin und Klientin ankommt, sondern auch darauf, dass sie die Bewegung aufeinander abstimmen, erlebt die Tanztherapeutin ihren Körper wie ein Musikinstrument, das einen Resonanzraum für die Befindlichkeit der Klientin bildet. Nur wenn die Tanztherapeutin eine ausreichende intuitive Wahrnehmung und Spiegelungsfähigkeit besitzt, ist sie ihrer Patientin eine Hilfe. Durch das Spiegeln der Bewegung zeigt sie ihr, dass sie ihre innere Situation verstehen und nachvollziehen kann, gleichzeitig erhält sie Aufschluss über mögliche Gefühle der Klientin, zu denen sie selbst vielleicht bisher noch keinen Zugang hatte. Die Tanztherapeutin nimmt also im Verlauf einer Therapie die Gefühle der Patientin und ihre eignen parallel wahr. Das zeigt, warum es von überragender Bedeutung ist, dass TanztherapeutInnen während ihrer Ausbildung – im Rahmen der Lehrtherapie – ihre eigenen Gefühle erkennen, bearbeiten und biografisch einordnen lernen.

Ramseyer (2010) konnte nachweisen, dass nonverbale Spiegelungen mit einer positiven Einschätzung der Therapiebeziehung vonseiten der PatientInnen, weniger interpersonalen Problemen, einer sicheren Bindung und mit dem Therapieerfolg korrelieren. Dabei war es unerheblich, wer wen spiegelt. Es zeigte sich lediglich, dass der Erfolg einer Therapie erhöht wird, wenn zu Therapiebeginn der Therapeut stärker den Klienten spiegelt – »Beziehungsausbau über Imitation« (ebd., S. 14) – und zum Ende hin der Klient den Therapeuten – »Therapeut als Modell« (ebd.).

Die meisten verstehen unter Spiegelung die Imitation der Bewegung in ihrer Form. Aber es gibt vielfältige Spiegelungsmöglichkeiten mit unterschiedlichen Effekten (Eberhard-Kaechele, 2010).

11.2.1 Initiieren

Damit überhaupt ein Beziehungsaufbau stattfinden kann, muss eine Person eine Bewegung initiieren, die die andere dann aufgreifen kann. Das gelingt nur unter grundlegenden Regulationsvoraussetzungen, um die Bewegung beginnen, fortführen und terminieren zu können. Bei einem Säugling wäre das der Fall, wenn man zu ihm Blickkontakt aufnimmt, hält oder den Blick wieder abwendet.

Eine Gruppe bildet einen Kreis, einer von ihnen macht eine Bewegung vor, die ihm guttut und von den anderen möglichst exakt aufgegriffen wird. Hat die Person genug von dieser Bewegung, gibt sie ihrem Nebenmann ein Zeichen und dieser führt eine für ihn gerade wichtige und benötigte Bewegung aus, die wiederum von den anderen nachgemacht wird. So geht es weiter, bis alle aus der Gruppe eine Bewegung initiiert haben.

»Kontingenz bedeutet hier das gemeinsame Auftreten von Ereignissen, das eine Verbindung zwischen diesen annehmen lässt, z. B. kann der Säugling, wenn seine Handbewegung und die Bewegung eines Mobiles in regelhafter Weise zusammenfallen, entdecken, dass die Bewegung des Mobiles durch seine Bewegung erzeugt bzw. kontrolliert wurde. Je größer die Kontrolle des Akteurs über die Reaktion, umso höher die Kontingenz« (Eberhard-Kaechele, 2010, S. 195).

Auch die KlientInnen erleben durch das Initiieren einer Spiegelung eine primäre Selbstwirksamkeit, die sie in ihrem Zugehörigkeitsgefühl (Bender, 2014b) wie Existenzberechtigung, Gesehenwerden und Identitätsbildung unterstützen.

11.2.2 Ozeanisches Spiegeln

Wenn sich zwei Personen gegenüberstehen und die Bewegungen des anderen exakt zu spiegeln versuchen, entstehen Fusionserlebnisse. Die Unterscheidung zwischen BewegerIn und »Spiegel« »löst sich in Synchronizität auf« (Eberhard-Kaechele, 2010, S. 199), wobei die Augen nur unscharf das Gegenüber wahrnehmen können, sodass eine genaue Imitation nicht möglich ist. Diese Art des Spiegelns »impliziert Transzendenz oder mangelnde Selbst-Andere-Differenzierung oder nichtpersonale Wahrnehmung« (ebd.).

Häufig machen die PartnerInnen symmetrische und sich wiederholende Bewegungen, wie das Wiegen. Diese Spiegelungsform wird häufig von psychisch kranken Menschen bevorzugt, weil das Erreichen einer »perfekten Kontingenz« ein Gefühl der Verschmelzung auslösen kann, was ihnen häufig in frühen Erfahrungen verwehrt blieb. Menschen mit einer Störung aus dem autistischen Formenkreis bevorzugen ebenfalls diese Art der Spiegelung (ebd.).

Das Gegenüber wird nicht in seiner Individualität wahrgenommen, sondern als Teil der Ich-Umwelt-Einheit. Bleibt die Tanztherapeutin länger in dieser Spiegelungsart, stellt sich meist eine Diskonnektivität zum Gegenüber und Langeweile ein, da es zu keinerlei Beziehungsgestaltung kommt.

11.2.3 Konkordantes Spiegeln

Eine Konkordanz wird dann erzeugt, wenn die Bewegungen im wörtlich gesprochen gespiegelt werden. Die PartnerInnen stehen sich auf einer imaginierten Achse wie vor einem Spiegel gegenüber. Bewegungen werden spiegelbildlich aufgegriffen, das heißt, hebt die eine Person den rechten Arm, dann hebt die andere den linken. Das Gegenüber beobachtet alle Bewegungen sehr genau und versucht, sie zu imitieren. »Im Fall einer gelungenen Einstimmung (attunement) werden vermehrt Botenstoffe freigesetzt und können ›Glücksgefühle‹ auslösen« (Eberhard-Kaechele, 2010, S. 201f.). Die PartnerInnen schauen sich genau an, kleine Bewegungsunterschiede werden eventuell entdeckt und korrigiert. »[G]erade die kleinen Unterschiede zwischen den Partnern, die imperfekte Kontingenz, machen deutlich, dass es um eine Interaktion geht« (ebd., S. 199).

> Zwei KlientInnen stehen sich gegenüber, sie entscheiden gemeinsam, wer die Führung als Erstes übernimmt. Diese Person initiiert dann eine Bewegung, die der andere (fast) gleichzeitig und korrekt zu spiegeln versucht. Wird der rechte Arm angehoben, so hebt der »Spiegel« den linken Arm an. Geht die Person mit dem linken Fuß nach vorne, so tut es ihr der »Spiegel« mit dem rechten Fuß gleich. Die Tanztherapeutin sagt den Führungswech-

sel mehrmals an, bis sie schließlich die KlientInnen dazu auffordert, den Wechsel selbstständig und nonverbal zu bestimmen.

Eine solche Übung erzeugt eine fast perfekte Kontingenz und ermöglicht durch die Ich-Du-Differenzierung eine spielerische Erforschung der sozialen Interaktionen (ebd.).

Konkordantes Spiegeln befriedigt das Zugehörigkeitsbedürfnis, gesehen und wahrgenommen zu werden, es bildet damit die Basis für Empathie und Vertrauensbildung. Aus diesem Grund wird es häufig schon in der frühen Therapiephase angewendet. Die Tanztherapeutin erhält dadurch auch eine Rückmeldung bezüglich der Wahrnehmung des anderen. Menschen mit einer autistischen oder narzisstischen Störung haben Schwierigkeiten mit der konkordanten Spiegelung. Im Gegensatz dazu kann eine verbale Begleitung Personen mit psychotischen Störungen dabei helfen, aus der medialen in eine konkordante Spiegelung zu gelangen, indem sie aufgefordert werden, genau auf die Bewegungen des Gegenübers zu achten und diese genauso, nur spiegelverkehrt auszuführen.

11.2.4 Transmodales Spiegeln

Im transmodalen Spiegeln differenziert sich die Bewegung weiter aus. Diese Spiegelungsart wird in der »Verantwortungsphase« (Bender, 2014b) eingeführt. Der Klient wird in seinen Bewegungen weiterhin begleitet, aber seine Bewegungen werden in Dynamik und Form mithilfe anderer Sinnesmodalitäten (wie der Stimme, einem anderen Ausdrucksmedium oder Körperteil) gespiegelt. Das Schütteln eines Armes wird zum Beispiel durch einen entsprechenden Ton unterstützt oder das Laufen durch den Raum wird durch Händeklatschen gespiegelt. PatientInnen werden dadurch in ihren Autonomiebestrebungen bekräftigt, ohne sich alleingelassen zu fühlen – ein wichtiger Schritt für sehr abhängige Personen, aber auch für jene, die stark in ihrem Explorationsverhalten kontrolliert, entmutigt oder vernachlässigt wurden.

In einer Gruppe zieht jeder Teilnehmer verdeckt drei schwarz-weiße Postkarten, auf der Personen abgebildet sind, ordnet sie in eine Reihenfolge und deckt sie dann auf. Die auf den einzelnen Karten abgebildete Bewegung soll hintereinander wiedergegeben werden. Aus den drei Karten ergibt sich eine Bewegungsabfolge, die dritte Bewegung soll anschließend in die auf der ersten Karte übergehen. Jeder führt zunächst zwei Durchgänge dieses Bewegungsablaufes durch, ehe die Gruppe die Abfolge zweimal spiegelt.

11.2.5 Positionierung in der Spiegelung

Für die Beziehungsgestaltung ist es nicht unerheblich, wo sich die spiegelnde zur bewegenden Person befindet.

Vis-à-vis-Position
PartnerInnen, die sich gegenüberstehen, symbolisieren durch diese Position meist die frühe Mutter-Kind-Beziehung. Das Gesicht und die Mimik sowie alle Körperbewegungen lassen sich so gut erkennen. Durch diese Stellung wird die Verbindung gefördert, die aber auch bis hin zu Verschmelzungsfantasien oder -ängsten führen kann.

90-Grad-Position
Wenn das Kind mit ungefähr sechs Monaten beginnt, die Welt zu erkunden, dreht es sich von der Bezugsperson weg (Verdrehrhythmus), um das Umfeld besser wahrzunehmen, ohne jedoch die Nähe zur Bezugsperson aufzugeben (Bender, 2014a).

Positioniert sich der Tanztherapeut beim gemeinsamen Bewegen in einem 90-Grad-Winkel zum Klienten, ist es beiden noch gut möglich, sich zu sehen, der Klient kann sich aber frei und jederzeit nach vorne bewegen. Diese Stellung signalisiert die Unterstützung von Autonomiebestrebungen und verhindert Verschmelzungsängste. Symbolisch bleibt also der »Fluchtweg« frei.

Parallele Position
Um die Welt in Begleitung zu erkunden, wünscht sich das Kind eine parallele Spiegelungsposition. Die Bezugsperson bewegt sich neben dem Kind, der Fokus liegt oft auf einer gemeinsamen Sache im Umfeld. Ist die Beziehung gefestigt, können nun »das Dritte« in die Beziehung integriert (joint attention) und Interessen und emotionale Bewertungen (social referencing) geteilt werden (Eberhard-Kaechele, 2010).

In der Tanztherapie unterstützt die Tanztherapeutin das Explorationsverhalten der Klientin, indem sie ihren Bewegungen folgt. Da sie sich nur peripher wahrnehmen können, sind ihre Bewegungen nicht exakt, was aber zum jetzigen Therapiezeitpunkt, in der die Beziehung etabliert ist, auch nicht mehr nötig ist. Die Begleitung in der Weltexploration ist wesentlich wichtiger. »Diese Position kann zur Affektregulation im therapeutischen Prozess hilfreich sein, z. B. bei der gemeinsamen Betrachtung belastender Fotos, Briefe etc. oder beim Imaginieren belastender Ereignisse« (ebd., S. 203).

> Eine an der Wand aufgereihte Gruppe soll gemeinsam an das andere Ende des Raumes gelangen, sich umdrehen und dann wieder zurücklaufen usw. Da der Blick der GruppenteilnehmerInnen nach vorne und nicht aufeinander gerichtet ist, können sie sich nicht gut sehen. Sie müssen sich daher kinästhetisch aufeinander einstellen, um gemeinsam das Ziel (die andere Seite des Raumes) zu erreichen.

Vorne-hinten-Position

Das Kind läuft in die Welt und vertraut darauf, dass die Eltern gleich hinter ihm bleiben. Es nutzt die Bezugsperson als Hilfs-Ich zur Exploration, fühlt sich aber bereits so sicher, dass es in der anführenden Position seine Umwelt erkunden kann. Bei einer sicheren Bindung wagt sich das Kind in die Welt und hat die Beziehung internalisiert. Widerfährt ihm etwas Fremdes oder Beängstigendes, schaut es sich schnell um und kehrt zur Bezugsperson zurück. Bleibt es neugierig, braucht aber mehr Unterstützung, wechselt es wieder in die parallele Position, um das Fremde gemeinsam mit der Bezugsperson zu erkunden. Ist es völlig verängstigt, kehrt es in die Vis-à-vis-Position zurück, um die inneren Bilder abzuschütteln und sich auf das Vertraute zu konzentrieren.

Wenn die Klientin vorne steht und die Therapeutin die Bewegung spiegelt, indem sie sich hinter ihr positioniert, befindet sie sich auf der letzten Stufe zur Loslösung aus der Beziehung. Wie in einer gelungenen Eltern-Kind-Beziehung wird der Klientin »der Rücken gestärkt«. Sie kann die Therapeutin nicht mehr sehen, fühlt aber ihre Stärkung im Rücken.

> Eine Gruppe bildet eine Schlange. Die vorderste Person gibt eine Bewegung vor, die von allen anderen aufgegriffen wird. Wenn sie ihre Bewegung beenden möchte, geht sie zum Ende der Schlange und stellt sich wieder an. Die nun an die Spitze vorgerückte Person gibt eine weitere Bewegung vor.

11.2.6 Gegengleiches Spiegeln

Etwa im Alter von 14 Monaten können Kleinkinder die Perspektive einer anderen Person einnehmen. Ihre Wahrnehmung verändert sich von einer egozentrischen zu einer alterozentrischen. Mit zwei Jahren sind Kinder in der Lage zu erkennen, dass eine Person, die eine andere Position zu einem Objekt einnimmt, auch eine andere Wahrnehmung hat. Dadurch kann sich Intersubjektivität, Perspektivenübernahme und eine Theory of Mind entwickeln (Eberhard-Kaechele, 2010).

Im gegengleichen Spiegeln geht es um die Angleichung »zyklischer Bewegungsmuster in antiphasischer Koordination« (ebd., S. 199), das heißt, stehen die PartnerInnen voreinander, bewegt jeder den rechten Fuß, oder stehen sie parallel nebeneinander, geht der eine mit dem linken und der andere mit dem rechten Fuß nach vorne. So vergewissern sich die Bewegenden ihrer Individualität und bleiben doch gleichzeitig in Verbindung. Der Tanztherapeut kann diese Form bewusst wählen, um entweder Abgrenzung zu verdeutlichen, ohne die Beziehung abzubrechen, oder aber im Therapieverlauf zu überprüfen, ob der Patient diese Differenzierung aushalten kann, ohne aus der Beziehung auszusteigen, und es erträgt, sich nicht mehr mit dem Therapeuten abzustimmen. Im Gruppengeschehen kann es bei einem PartnerInnenwechsel durchaus passieren, dass die PartnerInnen sich gegengleich spiegeln. Dies muss nicht notwendigerweise in ein konkordantes Spiegeln korrigiert werden, sondern kann in seiner Unterschiedlichkeit zum konkordanten Spiegeln erforscht werden.

11.2.7 Nachahmen

Beim Nachahmen bewegt sich der »Spiegel« mit einer zeitlichen Verzögerung. Dies setzt voraus, dass die Bewegung im Gedächtnis abgespeichert werden kann.

Ab dem neunten Lebensmonat setzt beim Kind während der Entwicklungsphase zur Mentalisierungsfähigkeit ein Identifikationsprozess ein. Indem das Kind eine andere Person im Nachspiel ersetzt und ihre Rolle einnimmt, beginnt die Symbolisierung und es gelangt in den Als-ob-Modus. Ab dem 14. Monat entwickelt es Vorstellungen bezüglich mentaler und so für das Kind nicht sichtbarer Beweggründe für das Verhalten anderer Menschen (Wünsche, Absichten, Emotionen), sodass die Fähigkeit entsteht, zwischen eigenen und fremde Handlungsgründen zu unterscheiden (Eberhard-Kaechele, 2010).

Diese Spiegelungsform wird in der Tanztherapie angewandt, wenn es darum geht, der Klientin zunächst die volle Aufmerksamkeit zu schenken und dann in der nachahmenden Spiegelung zu zeigen, dass ihre Bewegungen erkannt und memoriert wurden. So verstärkt sich das Gefühl des Gesehenwerdens und die

Tanztherapeutin hat genug Zeit, sich in mögliche Intentionen und Gefühle der Klientin einzufühlen.

Eine Tanztherapiegruppe sitzt in einem großen Kreis. Person A tanzt einen kurzen Abschnitt in der Mitte. Nachdem sie sich wieder in den Kreis gesetzt hat, nimmt Person B ihren Platz ein und zeigt, was sie bei Person A gesehen hat.

11.2.8 Spiegeln der Spannungsflusseigenschaften

Ein Klient hat nur dann das Gefühl, verstanden zu werden, wenn der Tanztherapeut ihn in seinen Spannungsflusseigenschaften spiegelt. Dadurch fühlt er sich in seinem Grundtemperament akzeptiert (Bender, 2014a). Eine derartige Spiegelung ist jederzeit möglich, ohne dass notwendigerweise die gleiche Bewegung gemacht werden muss. Das Spiegeln der Muskelspannung (gleichbleibend, adaptierend, hohe Intensität, niedrige Intensität, abrupt, graduell) (vgl. Kap. 11.1.2) ist die basalste Form der Eltern-Kind-Bindung, die sich in jeder neuen Beziehung wiederholen muss, um sie zu etablieren und zu halten. Von daher gilt es, die Spannungsflusseigenschaften zu Beginn einer jeden Sitzung zu spiegeln (z. B. bereits beim Händeschütteln), um dann im weiteren Therapieverlaufe mit ihnen zu spielen, indem der Therapeut sie beispielsweise kontrastiert. Der Patient erhält so erweiterte Möglichkeiten zur Affektregulation. Oder der Tanztherapeut kann eine Bewegung des Patienten in *niedriger Intensität* in der gleichen Form spiegeln, aber in einer hohen Intensität ausführen. Dem Patienten wird so zunächst eine alternative mögliche Affektregulation vor Augen geführt, die er dann eventuell für sich selbst ausprobieren kann.

In einer psychosomatischen Klinik wird ein Patient mit auffallend *niedriger Intensität* verabschiedet. Dabei hatte er sich als Ziel gesetzt, für die anderen hörbarer zu werden. Von einem spontanen Klatschen der MitpatientInnen inspiriert, entscheidet sich die Tanztherapeutin für *We will rock you* von Queen als Abschiedslied. Die ganze Gruppe geht in eine *hohe Intensität*, indem sie den Rhythmus stampft und den Refrain laut mitsingt. Dem Patienten gelingt es zwar nicht, in die *hohe Intensität* einzusteigen, sagt aber, dass dies ein schöner Abschluss für ihn sei.

Das Spiegeln der Spannungsflusseigenschaften vermittelt dem Patienten Empathie und die Botschaft: Ich nehme dich an, wie du bist.

11.2.9 Spiegeln der Spannungsflussrhythmen

Um in Beziehung zu kommen, müssen sich Menschen rhythmisch synchronisieren. Gelingt dies nicht, entsteht entweder gar keine Beziehung oder die Beziehung ebbt ab und der Kontakt wird beendet. Die Einstimmung (attunement) und Synchronisierung eines gemeinsamen Rhythmus bilden die Basis für Empathie und Kommunikation. Durch die Einstimmung auf einen Rhythmus werden Bedürfnisse und Gefühle auf der körperlichen Sensationsebene gespiegelt (Loman, 1994).

Mit den zehn Spannungsflussrhythmen, die Kestenberg beschreibt (Bender, 2014a) (vgl. Kap. 11.1.3), werden Gefühle und Bedürfnisse als Botschaft an das Gegenüber ausgedrückt. Greift der Tanztherapeut diese Rhythmen auf, gibt er dem Klienten zu verstehen, dass er ihn in seinen Bedürfnissen sieht.

Rhythmus	Intrapersonelles Bedürfnis	Aussage bei Spiegelung
Saugrhythmus (sanfte, herzschlagähnliche Bewegungen)	Ich bin bedürftig.	Ich sehe deine Bedürftigkeit.
Beißrhythmus (herzschlagähnliche Bewegungen mit scharfem Übergang)	Ich möchte mich abtrennen.	Ich sehe, dass du dich ablösen möchtest.
Verdrehrhythmus (verwringende Bewegungen im Körper und in Körperteilen)	Ich möchte spielen.	Ich spiele mit dir.
Pressrhythmus (abrupte Anspannung, die eine Weile gehalten und dann abrupt losgelassen wird)	Ich möchte mich anstrengen.	Ich helfe dir, etwas zu schaffen.
Fließrhythmus (ohne Stopp fließt die Bewegung aus dem Körper)	Ich lasse alles laufen.	Ich helfe dir zu entspannen.
Stopprhythmus (abruptes Stoppen der Bewegung)	Ich bin ungeduldig.	Ich möchte dich stoppen.
Wiegerhythmus (graduelles Hin- und Herwiegen)	Ich bin mit inneren Prozessen beschäftigt.	Ich begleite dich in deinem inneren Prozess.
Wogerhythmus (sehr gradueller Auf- und Abbau hoher Anspannung)	Ich brüte etwas aus.	Ich helfe dir, es zu gebären.
Hüpfrhythmus (abrupte, intensive Bewegungen)	Ich möchte provozieren, mich reiben und stärken.	Ich stelle mich deinen Herausforderungen.
Stoßrhythmus (scharfe, abrupte, intensive Bewegungen)	Ich möchte erobern und siegen.	Ich lasse mich auf den Kampf ein.

Tabelle 14: Kommunikationsaspekt der Spannungsflussrhythmen (nach Bender, 2014a)

11.2.10 Spiegeln der Antriebe

Werden die Antriebe einer Klientin von der Tanztherapeutin aufgegriffen, so vermittelt sie ihr, dass sie sie in ihren Kompetenzen und Fähigkeiten sieht und unterstützt. Nicht selten brauchen KlientInnen Unterstützung beim Herausarbeiten der eigentlichen Talente und Motive. Wenn der Glaube an die eigenen Fähigkeiten verlorengegangen ist oder sich nie hinreichend entwickelt hat, dient die Spiegelung der Antriebe der Entdeckung und Integration dieses individuellen inneren Antriebs, der einen Menschen durchs Leben leitet. So zeigt die Klientin nicht selten einen Vorantrieb (z. B. *zögerlich*), den die Therapeutin behutsam im entsprechenden Antrieb *(getragen)* spiegelt. Sie gibt ihr so zu verstehen, dass sie Potenzial in ihr sieht, in dem sie sie bestärken möchte.

Antrieb	Intrapersonelles Gefühl	Aussage bei Spiegelung
direkt (Raum): Fokus liegt auf Objekt/Mensch	Meine Aufmerksamkeit ist auf etwas/jemanden gerichtet.	Ich unterstütze dich bei der Konzentration.
indirekt (Raum): allumfassende Aufmerksamkeit liegt auf dem gesamten Raum	Ich möchte mein Umfeld wahrnehmen.	Ich unterstütze dich dabei, nichts zu verpassen.
stark (Schwerkraft): kraftvolle Bewegungen mit der Schwerkraft	Ich weiß, was ich will.	Ich unterstütze dich in deiner Intention.
leicht (Schwerkraft): sanfte Bewegungen gegen die Schwerkraft	Ich setze mich behutsam durch.	Ich unterstütze dich dabei, achtsam, spielerisch und diplomatisch deine Vorhaben durchzusetzen.
schnell (Zeit): beschleunigende Bewegungen im Kampf gegen die Zeit	Ich spüre, dass ich mich sputen muss.	Ich unterstütze dich dabei, pünktlich zu sein.
getragen (Zeit): verlangsamende Bewegungen in Übereinstimmung mit der Zeit	Ich spüre, dass sich die Dinge entwickeln müssen.	Ich unterstütze dich in deiner Intuition, den Dingen freien Lauf in ihrer Entwicklung zu lassen.

Tabelle 15: Kommunikationsaspekt der Antriebe

Zur Erfahrung der eigenen Wirkung und Intention sollen GruppenteilnehmerInnen mit einem Stab auf eine Matratze schlagen, um den Antrieb *stark* zu erfahren. Bereits das hierdurch erzeugte Geräusch gibt Rückmeldung darüber, ob der Antrieb *stark* wirklich eingesetzt wurde. Eine Teilnehmerin ist nur in der Lage, *angestrengt* (Vorantrieb) auf die Matratze zu hauen. Sie wundert sich, dass sie mit ihrem Schlag kein Geräusch erzeugt. Die Tanztherapeutin nimmt nun ebenfalls einen Stab und schlägt stark auf die Matratze, woraufhin die Klientin es erneut versucht. Diesen Vorgang wiederholt sie so lange, bis die Klientin sich mit ihrer inneren Intention verbindet und *stark* auf die Matratze schlägt. Auch dieser Schlag wird von der Therapeutin wiederholt, um ihr zu zeigen, welche Wirkung sie haben kann.

11.2.11 Spiegeln des Formflusses

Formfluss, das *Wachsen* und *Schrumpfen* des Körpers, ist, wie bereits erwähnt, der basale Ausdruck von Wohl- und Unwohlsein (Bender, 2014a). Der Säugling kann Vertrauen in die Beziehung und die Welt aufbauen, wenn die Bezugspersonen sein Wachsen und Schrumpfen spiegeln. Durch den Wechsel können Gefühle sehr schnell identifiziert werden. Das Spiegeln des Formflusses bildet somit eine frühe Grundlage für interpersonelle Kommunikation. Diese frühe kinästhetische Einstimmung im gemeinsamen Wachsen und Schrumpfen, während die Bezugsperson zum Beispiel das Kind hält, wird im Laufe der Entwicklung mit zunehmender Motorik des Kindes allmählich durch das Spiegeln des Gesichtsausdrucks (Lächeln als Wachsen) und körperlicher Bewegungen abgelöst. Diese helfen dem Kind, Gefühle anderer nachzuempfinden und zu verstehen. Durch das wechselseitige Spiegeln des Formflusses entsteht in dem Kind ein Gefühl für sein relationales Selbstbewusstsein, sein »Selbst-in-Beziehung« (Kestenberg Amighi et al., 2018).

Das Spiegeln des Formflusses geschieht häufig unbewusst, kann aber in der Therapiestunde bewusst eingesetzt werden, um eine vertrauensvolle Atmosphäre zu schaffen. Ein Bestandteil der verbalen Kommunikation ist häufig das Spiegeln der Mimik: Ein Lächeln wird mit einem Lächeln beantwortet oder verwundert wird ebenfalls die Augenbrauen hochgezogen. Ist der Patient erregt, kann die Tanztherapeutin seinen Atemrhythmus aufgreifen, um ihn dann mit ihm gemeinsam herunterzuregulieren.

11.2.12 Spiegeln der Richtungsbewegungen

Mit beginnender Augen-Hand-Koordination in der zweiten Hälfte es ersten Lebensjahres wird das Spiegeln der Richtungsbewegungen und damit das Benennen von Gegenständen wichtig. Das Kind zeigt auf ein Objekt, das es gerne haben möchte, die Mutter zeigt ebenfalls darauf, benennt es und reicht es ihm anschließend. Die Richtungsbewegungen sind also eine Art Brücke zur Welt, gleichzeitig brauchen wir sie als Abgrenzungsmakierung von dieser (Bender, 2014a). Das Spiegeln dieser pfeil- und bogenförmigen Bewegungen – *seitwärts, quer, auf- und abwärts und vor- und rückwärts* (vgl. Kap. 11.1.8) – bringt eine klare Struktur in Beziehungen. Es entsteht eine Verbindung, ohne dass diese zu eng und intim wird.

> Das Kind marschiert *vorwärts-aufwärts* durch den Raum und möchte dabei vom Tanztherapeuten begleitet werden. So marschieren beide parallel nebeneinander durch den Raum, sodass das Kind sich unterstützt fühlt in der Klarheit seiner Erkundung.

Wenn die Tanztherapeutin öffnende Richtungsbewegungen *(seitwärts, aufwärts, vorwärts)* spiegelt, kann die Klientin entscheiden, ob sie sich so der Umwelt ebenfalls öffnen möchte oder sie doch eher das Bedürfnis verspürt, sich besser zu schützen. Das Spiegeln verschließender Richtungsbewegungen *(quer, abwärts, rückwärts)* kann der Klientin veranschaulichen, ob es hilfreich ist, sich vor der Welt zu schützen, oder ob sie damit nur ihre Annäherungssehnsüchte abwehrt.

Das Spiegeln der Richtungsbewegungen in einem Gruppensetting erzeugt immer ein Gefühl der Gruppenkohäsion. Viele Kreistänze setzen sich aus Richtungsbewegungen zusammen.

Richtungsbewegung	Intrapersonelles Gefühl	Aussage bei Spiegelung
quer (horizontal): ein Körperteil überquert die Körpermitte	Ich schütze mich vor Menschen/Objekten.	Ich lasse dir deinen Schutzraum und nehme mir meinen.
seitwärts (horizontal): Bewegungen zur Seite	Ich erobere den Raum seitlich von mir.	Wir erweitern unseren Raum zur Seite.
abwärts (vertikal): Bewegungen nach unten	Ich interessiere mich dafür, was unter mir ist.	Wir entdecken den Boden und die Erde.
aufwärts (vertikal): Bewegungen nach oben	Ich interessiere mich dafür, was über mir ist.	Wir entdecken den Himmel und alles, was über uns ist.
rückwärts (sagittal): Bewegungen nach hinten	Ich ziehe mich zurück.	Ich lasse dir Raum für den Rückzug.
vorwärts (sagittal): Bewegungen nach vorne	Ich traue mich in die Welt, die vor mir liegt.	Wir erobern die Welt, die vor uns liegt.

Tabelle 16: Kommunikationsaspekt der Richtungsbewegungen

11.2.13 Spiegeln des Formens

Das Spiegeln der Bewegungsform ist das, was man allgemein unter Spiegeln versteht. Diese mehrdimensionale Gestaltung des Bewegungsraumes beim *Einschließen, Ausbreiten, Sinken, Steigen, Zurückziehen* und *Vorrücken* (Bender, 2014a) gibt einer komplexen Beziehungsgestaltung Struktur und Bedeutung. Die Spiegelung des Formens gibt dem Menschen erst einmal die Möglichkeit, sich selbst in der Beziehungsgestaltung zu erkennen, bevor er in ein komplexes Aktions-Reaktionsspiel innerhalb der Interaktion einsteigt.

In der Zugehörigkeitsphase (Bender, 2014b) ist das Spiegeln der Form unerlässlich, um dem Patienten das Gefühl zu vermitteln, gesehen zu werden. Mit fortschreitender Verfestigung der Beziehung wird mit dem Formen (wie auch mit allen anderen Kategorien der Bewegungsanalyse) variiert und gespielt. So wird der Beziehungsgestaltung neue Impulse gegeben. Während das feinfühlige Aufgreifen oder Einbringen von Bewegungsveränderungen psychophysisches Wachstum fördert, führt eine aufoktroyierte Veränderung, die nicht dem Entwicklungsstand des Patienten entspricht, immer zum Beziehungsabbruch. Dem Patienten wird nonverbal vermittelt, dass er so, wie er ist, nicht in Ordnung sei.

Form	Intrapersonelles Gefühl	Aussage bei Spiegelung
einschließen (horizontal): Objekt/Mensch wird umschlossen (auch symbolisch)	Ich erzeuge Exklusivität und beziehe Menschen/Objekte ein.	Wir erzeugen einen engen, intimen Raum.
ausbreiten (horizontal): Ideen, Objekte werden verteilt (auch symbolisch)	Ich erforsche, was um mich herum ist, und verbreite meine Gedanken und Gefühle.	Wir öffnen uns für die Welt und erforschen sie.
sinken (vertikal): mehrdimensionale Bewegungen seitlich nach unten	Ich möchte mich erden, etwas auf den Grund gehen.	Wir graben nach den Ursachen (des Lebens, eines Themas).
steigen (vertikal): mehrdimensionale Bewegungen seitlich nach oben	Ich lasse mich inspirieren.	Wir nehmen neue Ideen auf.
zurückziehen (sagittal): mehrdimensionale Bewegungen nach hinten	Ich mache Erfahrenes für Zukünftiges nutzbar.	Wir entfernen uns voneinander, um jeder eine neue Perspektive zu bekommen.
vorrücken (sagittal): mehrdimensionale Bewegungen nach vorne	Ich erspüre die Zukunft und antizipiere die Konsequenzen meines Handelns.	Wir wenden uns der Zukunft zu und antizipieren sie.

Tabelle 17: Kommunikationsaspekt des Formens

11.2.14 Kontraindikationen des Spiegelns

Obwohl das Spiegeln eine elementare Technik der Tanztherapie ist – eben weil sie zur Beziehungsanbahnung und -erhaltung unablässig ist –, stellt sie jedoch kein »Allheilmittel« dar. Die Tanztherapeutin sollte also stets reflektieren, warum sie in diesem Moment der Therapie spiegelt. Spiegeln ist immer eine Form von Begleitung und damit auch eine Beeinflussung.

So kann es bei Menschen mit einer starken Außenorientierung kontraindiziert sein, sie zu spiegeln, weil sie sich nur an der Tanztherapeutin orientieren und keine eigenen Bewegungen zulassen. Diese Außenorientierung sehen wir häufig bei sehr leistungsorientieren Menschen, die auch in der Therapie hauptsächlich damit beschäftigt sind, nichts falsch zu machen.

Bei einem Therapieauftrag zur Autonomieentwicklung ist das Spiegeln ebenfalls nicht sinnvoll, da es Beziehung und nicht etwa Loslösung fördert. Der Tanztherapeut muss in diesem Fall den Klienten im positiven Sinne »allein« und eigenständig in die Bewegungsexploration gehen lassen, während er wohlwollend als »Homebase« am Rand sitzt.

Zeigt sich aufgrund eines bestimmten Krankheitsbilds (z.B. Schizophrenie oder Autismus) nur ein starres Wiederholen der Bewegungen, leiden sowohl die Verbindung zwischen beiden Personen als auch die neuronale Vernetzung im Gehirn darunter. Dies führt zu einer Verarmung der kognitiver, affektiver, motorischer und interaktiver Bereiche und verhindert die Selbstregulation. Hier muss die Tanztherapeutin die erwartete exakte Spiegelung »enttäuschen«, damit sich Interaktionsformen modifizieren können. Bei verschiedenen Krankheitsbildern (Schizophrenie, Autismus, Persönlichkeitsstörungen, affektive Erkrankungen, vaskuläre und generative Hirnerkrankungen) gilt es neben der Spiegelung, auch die Theory of Mind, also die Fähigkeit, die Empfindungen, Motive und Absichten anderer Menschen intuitiv verstehen zu können, zu trainieren, sodass es hier auch komplexerer Interaktionen bedarf als »nur« das Spiegeln.

11.3 Improvisation

Das Verb improvisieren wurde im 18.Jahrhundert dem italienischen Wort *improvvisare* entlehnt, das zu *improvviso* gebildet wurde, was plötzlich, unvorhergesehen und unerwartet bedeutet (Duden, 2001), das heißt, bei der Improvisation entfallen sowohl die Erwartung als auch die Vorhersage.

Dies macht bereits deutlich, wie schwierig eine Improvisation ist. Denn damit sie gelingt, muss der Mensch sich zunächst von den eigenen Erwartungen und Vorhersagen befreien. Diese Befreiung ist ein wichtiger Bestandteil der tanztherapeutischen Methode der Improvisation. Auch die Exploration des Nichtgelingens gehört hier zum Prozess.

> »Der Zustand im Ungewissen zu sein und sich spontan der ›plötzlichen Eingebung‹ hinzugeben, kann als Grundzug der Improvisation begriffen werden. Verbunden mit dem Wort Spontaneität wird auch das Annehmen von Fehlern. Durch Zufall und Unfall im Improvisieren stößt der Tanzende auf Neues, mit dem er vor den Augen der Zuschauer umgehen muss« (Lampert, 2007, S. 35).

Es bleibt jedoch fraglich, ob es beim Improvisieren überhaupt Fehler geben kann, denn ein solcher entsteht durch eine Regelverletzung und das Abweichen von einer Form. Da in der Improvisation Regeln und festgelegte Formen aufgehoben werden, ist auch die Möglichkeit zu »fehlen« verringert, wenn nicht sogar unmöglich. Gerade das Fehlen von orientierungsgebenden Regeln und Formen bereitet den KlientInnen zunächst einmal Schwierigkeiten. Sie suchen nach einem Richtig und Falsch, wie sie es von ihren Lebensmustern gewohnt sind, um sich möglichst auf die Richtig-Seite zu stellen. Bleibt diese Orientierung aus, werden Spekulationen und Annahmen über die Regeln erstellt. Die PatientInnen beobachten den Gesichtsausdruck der Tanztherapeutin, um Zeichen des Wohlwollens oder der Missbilligung darin ablesen zu können. Sie fragen unsicher, ob sie sich auch hinsetzen dürften, sie wollen wissen, ob es in Ordnung sei, auch in Kontakt mit anderen KlientInnen zu treten. Sie orientieren sich an anderen in der Hoffnung, dass diese schon wissen, wie es »richtig« ist. Der ermutigende Satz der Tanztherapeutin, dass sie hier nichts falsch machen könnten, kann die Angst noch verstärken, weil jegliche Orientierung fehlt.

Der Zufall spielt in der Improvisation eine große Rolle. Er ist etwas, was man nicht vorhersehen kann, für den keine Ursache, kein Zusammenhang und keine Gesetzmäßigkeit erkennbar ist (Duden, 2001). Diese Definition zeigt deutlich, dass die Zuschreibung eines Ereignisses, einer Bewegung als Zufall von unserer Wahrnehmung abhängt: »Zufall entsteht erst in den Köpfen der Betrachter. Was Zufall ist, bestimmen wir!« (Coy, 1999, S. 46)

Sobald wir glauben, eine Gesetzmäßigkeit zu erkennen, sprechen wir nicht mehr von einem Zufall. Dennoch geht es in der Improvisation darum, durch das Zusammentreffen und die unerwarteten Konstellationen verschiedener Ereignisse den Zufall zu begünstigen und zuzulassen. Gebändigt wird er durch Spielregeln, den Bewegungshabitus des Klienten und des Tanztherapeuten sowie durch die eventuelle Themenstellung der Improvisation. Er hat aber die Funktion, Altes – vor allem eingefahrene Bewegungs- und Denkmuster – zu destabilisieren und den Klienten zu überraschen und ins Ungewisse, in das bis dahin Nicht-Gewusste zu führen. Nur wer in der Therapie Neues erlebt, erfährt das Potenzial von Wachstum und Veränderung.

> Ein Patient mit einer Burn-out-Symptomatik verausgabt sich beim Tanzen zu einer Trommelmusik immer mehr, bis er schweißgebadet am Ende des langen Musikstückes strahlend vor der Tanztherapeutin steht. Bisher sah er es als sein Ziel an, aus der Anstrengung herauszukommen, die ihn seiner Meinung nach in den Burn-out geführt hat. Nun erkennt er den Unterschied zwischen der Anstrengung, die nicht an Bewegung gekoppelt ist, und der Anstrengung in der lustvollen Bewegung, die er als befreiend und körpernah erlebt.

Neben der Entdeckung von neuen, zufällig entstehenden Bewegungen ist es häufig die Entdeckung neuer Gefühle, die die Klientin in einer Übung überraschen. Die Zufallsentdeckung führt zu neuen Strukturen im Denken und Handeln. Diese Neuentdeckung wird zunächst meist von einer Phase der Verwirrung und Instabilität begleitet, bis sich die neuen Strukturen im Selbstbild verankern können. »So bewegt sich die improvisierende Person wie in einem Feedback Loop zwischen Stabilität und Labilität, Ordnung und Chaos« (Lampert, 2007, S. 131). Da Bewegungen in der Improvisation nur für den Moment gelten, geben sie auch nur temporäre Antworten. Erst die weitere Exploration von spontanen Bewegungen durch die Analyse des Tanztherapeuten oder die Rückschlüsse des Klienten lassen den Bedeutungsgehalt erahnen. »Die Kontrolle und die Bewusstheit sind Kriterien, die die Methode der Improvisation von der Exploration unterscheiden« (E. Willke, 2007, S. 191).

11.3.1 Thematische Improvisation

Ähnlich wie bei Isadora Duncan (Lampert, 2007) wird in der Tanztherapie eher mit einer thematischen Improvisation gearbeitet. Das Explorieren von Bewegung braucht einen Auslöser. Ähnlich der Tanzpädagogik setzt die Tanztherapie Bewegungsbilder als Auslöser ein, um das Bewegungsrepertoire zu erweitern. Denn die Gefahr der Improvisation ist die Verharrung in bereits bekannten, vertrauten Bewegungsmustern und damit auch Problemlösungsmustern, die keine Erweiterung des Handlungs- und Lösungsspielraums erbringen. Als Bewegungsauslöser können alle Aspekte der Bewegungsanalyse dienen (Bender, 2014a). Es können

Bilder aus der Natur genutzt werden, zum Beispiel das Wasser mit seinen vielfältigen Ausprägungen. Ähnlich wie im Ansatz von Pina Bauschs Tanztheater werden alltägliche Bewegungen aus ihren Alltagsbezügen herausgelöst und in ihrer Vielfältigkeit exploriert. Häufig werden jedoch die persönlichen Auslöser der KlientInnen als Ausgangspunkt für eine Improvisation genommen. Meist gehen die KlientInnen zunächst in vertraute Bewegungsmuster (bei den professionellen TänzerInnen ist das auch nicht anders), um sich allmählich der Überraschung des Moments zu öffnen.

11.3.2 Strukturierte Improvisation

Entgegen den menschlichen Vorstellungen bietet maximale Freiheit nicht unbedingt die Entdeckung vieler Möglichkeiten. Aus diesem Grund wählt die Tanztherapeutin häufig die strukturierte Improvisation, eine Bezeichnung, die auf die Choreografin und Tänzerin Trishia Brown zurückgeht (Lampert, 2007). Die Komplexität der unendlich erscheinenden Möglichkeiten der Improvisation wird so reduziert, dass sich der Klient auf einen Bewegungsausschnitt konzentrieren und dadurch innerhalb dieser Begrenzung neue Komplexitäten entdecken kann. Mit der Auswahl einer bestimmten Musik wird bereits eine Struktur vorgegeben. Aber auch die Bewegung allein kann so eingegrenzt werden, dass die Möglichkeiten dieser Eingrenzung erforscht werden können. So sollen die PatientInnen zum Beispiel nur gehen und so die verschiedenen Formen des Gehens erforschen. Dies lässt sich dann noch weiter eingrenzen, indem kein Schritt wie der vorherige sein darf. Dadurch eröffnet sich dem Klienten überhaupt erst einmal die Vorstellung, dass der nächste Schritt anders sein könnte als die bisher gemachten. Er selbst gibt den Schritten dann die entsprechende Bedeutung. Häufig braucht es auch die Beobachtung und Rückmeldung des Tanztherapeuten, um das Neue, Zufällige zu erkennen.

> Eine Tanztherapiegruppe improvisiert sehr konzentriert mit dem nächsten Schritt. Eine Klientin verkleinert sehr kontrolliert ihre Schritte, so weit, bis sie auf einmal das Gleichgewicht verliert und zur Seite fällt. Die Tanztherapeutin meldet der Klientin zurück, dass sie den nächsten Schritt auch dem Zufall überlassen könne, in dem sie in ihn hineinfällt. Der Klientin gefällt der Gedanke und so beginnt sie mit dem freien Fallen in den nächsten Schritt zu experimentieren und für sich als mögliche neue Option der Zukunftsplanung zu erkennen. Sie kann ihren Fortschritt kleinschrittig kontrollieren oder auch in den nächsten Schritt hineinfallen.

Die Tanztherapeutin darf sich durch die anfängliche Ratlosigkeit der KlientInnen nicht dazu verführen lassen, Vorschläge zu machen oder die Optionen wieder zu erweitern. Dadurch verhindert sie zum einen mögliche Neuentdeckungen im Begrenzten und zum anderen arbeitet sie damit meist symptomstabilisierend, weil sich viele Menschen durch Schuldzuweisungen bezüglich mangelnder Optionen in ihrem Unglücklichsein einrichten und sie glauben, dass sie mit mehr Optionen glücklicher werden.

11.3.3 Freie Improvisation

Der Einstieg in die Improvisation ist für die KlientInnen meist verunsichernd. Sie haben das Gefühl, dass das Angebot der Freiheit die persönlichen Beschränkungen, Schranken und Begrenzungen besonders sichtbar macht. Sie erleben, dass sie es selbst sind, die sich ihren Beschränkungen unterordnen, und sie dies nicht weiterhin Alltagsnotwendigkeiten zuschreiben können. Wird in der Tanztherapie deswegen zu früh die ganz freie Improvisation eingesetzt, kann das den Klienten so stark verunsichern, dass er diese Therapieform als für sich ungeeignet ansieht. Von daher sollte mit thematischer und strukturierter Improvisation begonnen werden, um sich mit dem Klienten behutsam der Freiheit anzunähern.

Allein der Aspekt, dass es keine Leistungsanforderungen in der Improvisation gibt, verunsichert besonders die KlientInnen, die glauben, sich über Erfolg einen Platz in der Gemeinschaft sichern zu können. Befinden sich in einer Therapiegruppe viele Menschen, die ihre Daseinsberechtigung aus Leistung schöpfen, schaffen sie es, auch der Improvisation noch einen Leistungsaspekt abzuringen. Besser eignet sich die Improvisation für diejenigen, die besonders kreativ oder besonders emotional sind. Erst wenn der Therapeut den Klienten darauf hinweist, dass die Suche nach Erfolg nicht dem Sinn der Tanztherapie entspricht und daher unnötig ist, wird die Energie, die im Alltag hierauf verwendet wird, schnell als sinnlos erlebt, und die bisherige Lebensführung kann auf den Prüfstand gestellt werden.

Mit zunehmender Sicherheit können KlientInnen von dieser fruchtlosen Anstrengung ablassen. Die intra- und interpsychische Spannung lässt nach, und die angemessene Spannung für die Bewegung oder Begegnung wird als angstfrei und lustvoll erlebt. Schöpferische Kräfte werden freigesetzt und führen zu neuen Lebensentwürfen.

> »The longer the body can stand the absence of mental control, the more its feelings will be set free and become displayed in the very movement that engendered

> them. In this way, it comes about that a person suddenly hears his body crying, sees his body hitting, feels body falling running … running. In these physical expressions of his feelings, the person confronts himself. He catches himself in the act« (Schoop & Mitchell, 1974, S. 144).

Das wachsende Vertrauen in die Verkörperung des Seins belebt abgespaltene Gefühle, weckt Erinnerungen, ermöglicht Neues und wird so einer Veränderung zugänglich. Erst wenn sich der Klient von »sollen«, »müssen« und »nicht-dürfen« befreit hat, wendet sich der Blick von der Tanztherapeutin hin zur eigenen Bewegungsexploration im Hier und Jetzt. Manchmal wird das Gefühl von Freiheit als übergroßes Glück erlebt.

Die Authentische Bewegung (vgl. Kap. 11.8) ist eine Methode, in der das freie Improvisieren zur Anwendung kommt.

11.4 Struktur

Die meisten Menschen brauchen psychotherapeutische Unterstützung, weil sie die Balance zwischen Freiheit und Struktur verloren haben. So erlebt sich jemand mit einer akuten Psychose als entgrenzt von der Umwelt. In einer schweren Depression können Betroffene wiederum die haltgebenden Alltagsstrukturen nicht aufrechterhalten, während Menschen mit einer Angststörung ihren Alltag zu Ungunsten der Freiheit überstrukturieren und dadurch massiv einschränken. Bei jeder Art von Sucht wird die Freiheit der Abhängigkeit geopfert und der Alltag um diese herum gebaut.

Es ist also eine der großen Lebensherausforderungen für den Menschen, ein für sich angemessenes Maß an Freiheit und Struktur zu finden. Ist sein Leben überstrukturiert, kann er sich nur schlecht auf Unvorhergesehenes vorbereiten und sich keine Abweichungen zugestehen. Ist sein Leben jedoch ohne erkennbare Struktur, entgleitet ihm seine Lebensgestaltung und Selbstbestimmung.

Der Tanz war schon immer eine Auseinandersetzung mit Freiheit und Struktur. Die Überstrukturierung im klassischen Ballett ließ die Tänzerinnen zu Beginn des 20. Jahrhunderts ausbrechen und die Freiheit der Bewegung explorieren. Die Folge waren häufige Missverständnisse, es gehe in der Tanztherapie nur um Freiheit, aber nicht um Struktur. Vergessen wird hierbei, dass die Gründerinnen der Tanztherapie alle die Strukturen einer Tanzausbildung verinnerlicht und verkörpert hatten. Auch ich zeige in der Tanztherapie keine Ballettschritte, merke aber, dass sich mein Körper an das Balletttraining erinnert, wenn ich einbeinige Stabilität erzeugen möchte. Durch strukturierte Tanzabläufe kann der Erfahrungsraum erlebbar und erweitert werden. Menschen können durch Strukturen einen neuen Bezug zu sich und ihrer Bewegung im Raum herstellen und ihre Beziehungen zu anderen wieder neu aufbauen. So sind sie in der Lage, sich weiterzuentwickeln. Die räumliche Bezugnahme verändert die Beziehung zu sich und anderen Personen.

Um aus einer Struktur auszubrechen, muss diese erst erkannt werden. Daher helfen strukturgebende Inhalte in der Tanztherapie sowohl Menschen mit zu geringer innerer Strukturiertheit als auch denjenigen, die gerne etwas loslassen würden, ohne jedoch zu wissen, wie der Weg zur Befreiung aussehen könnte. Nur wenn Kinder eine angemessene Basisstruktur erlebt haben, können sie Neues wagen. Durch Überstrukturierung versiegt jede Kreativität und durch Unstrukturiertheit geht jede Orientierung verloren.

Der Begriff Struktur geht auf das lateinische Wort *structura* zurück, was eine »ordentliche Zusammenfügung, Ordnung, Sicherheit, Gefüge, Bauwerk, Bau« bedeutet (Duden, 2001, S. 824). Eine Struktur entsteht demnach nur, wenn sich jemand bewusst mit der Zusammensetzung und dem Aufbau einzelner Anteile eines Ganzen befasst. Das Wissen um Struktur gibt Halt und Sicherheit und unterstützt dabei, weitere Ressourcen freizusetzen.

Wir unterscheiden zwischen geschlossenen, halboffenen und offenen Strukturen. Eine geschlossene Struktur ist eine klar vorgegebene Choreografie. Bei einer halboffenen Struktur wird ein Tanzelement (z.B. der Takt, eine bestimmte Bewegungsart usw.) vorgegeben, das dann weiterentwickelt werden kann. Bei einer offenen Struktur wird lediglich ein Rahmen bestimmt, der dann experimentell gefüllt wird.

	Offene Struktur	**Geschlossene Struktur**
Vorgaben	Rahmenvorgaben	konkrete, klare Vorgaben
Lernform	Experimentell	Imitation, Wiederholung, Lernen am Modell
Erfahrung	innere Erfahrungen erspüren, dann nach außen transportieren und ihnen nachgehen	äußere Erfahrungen annehmen und dann die inneren Bewegungen erspüren
Vorteile	Kreativität, Intuition, Impulse, Vielfalt, Optionen, Verantwortung, Kooperation, Autonomie (erfordern von KlientInnen viel Frustrationstoleranz und Kreativität, daher im klinischen Kontext eher ungeeignet)	Ordnung, Zusammenhalt, Einheit, Wiederholbarkeit, Zugehörigkeit, Harmonie
Nachteile	Chaos, Unsicherheit, Scham, Grenzverletzungen, Konflikte	Einengung, Begrenzung, Langeweile, Unterforderung, wenig Individualität
Therapeutenstil	tendenziell kooperativ	tendenziell anleitend

Tabelle 18: Merkmale (halb)offener und geschlossener Strukturen

Strukturierte Übungen (vor allem in geschlossenen Strukturen) zeigen sehr deutlich, ob und wie jemand »aus dem Tritt« geraten ist. Der Klient erlebt also unmittelbar seinen Umgang mit diesem »Herausfallen aus dem System«. So erkennt er seine üblichen Strategien und kann mit Unterstützung des Tanztherapeuten neue erproben.

Aber was hilft, wenn Teile der Struktur verloren gehen? Die Antwort ist: Die Erlaubnis Fehler machen zu dürfen. Es ist sehr entlastend für die KlientInnen, wenn sie sehen, dass auch die Tanztherapeutin mal aus dem Schritt kommt, sich dann aber wieder fängt. Die Struktur der Musik, des Rhythmus und Taktes bietet immer eine Orientierung, um sich wieder einzufinden. Auch Kontinuität, Wiederholung und Verlässlichkeit der Bewegungen erleichtern den Wiedereinstieg und ermöglichen es den KlientInnen, Sicherheit zu erfahren. Die Entwicklung persönlicher Strategien helfen ebenfalls, um Struktur wiederzufinden (Beispiele hierfür sind: sich Zeit lassen, an anderen orientieren, einen Überblick bekommen).

11.4.1 Raum

Bereits der eigentliche Bewegungsraum ist ein strukturgebendes Element. Seine Größe und Gestaltung erzeugt bereits beim Betreten Gefühle in KlientInnen. Wie ist die Größe des Raumes? Wie sind die Lichtverhältnisse? Wie ist der Boden? Welche Atmosphäre strömt der Raum aus? Die architektonische Struktur sorgt für Orientierung, eröffnet Möglichkeiten und zeigt Grenzen auf. Das kann für eine erste Bewegungsexploration genutzt werden.

Übung: Raumvermessung

Die PatientInnen gehen durch den Raum und suchen dort nach räumlichen Strukturen. Welche Strukturen gibt es? Wo befinden sich Ecken, Rundungen, Linien, Wellen, Punkte usw. In den wahrgenommenen Strukturen sollen sich die PatientInnen bewegen und sich selbst dabei wahrnehmen.

Der Bewegungsraum ist das basalste Containment für die Therapie. Deswegen kann auch beim Verlassen des Raumes die Struktur verloren gehen.

11.4.2 Rhythmus

> »Der Rhythmus gliedert den zeitlichen Verlauf und die zeitlichen Verhältnisse der Bewegung. Dadurch vollzieht sich ein Ordnungsaufbau, der den Bewegungsfluss gestaltet« (Lampert, 2007, S. 33).

Der Körper- und Musikrhythmus sind wichtige strukturierende Elemente. Rhythmus schafft eine Verbindung zwischen Außen und Innen, gibt Ordnung und Orientierung, symbolisiert durch die Wiederholung Verlässlichkeit und trägt die Gemeinschaft. In ihm wird die Korrespondenz von innerem mit äußerem Rhythmus deutlich. Nur wer die Struktur seines eigenen Rhythmus kennt, weiß, ob er mit den Außenrhythmen korrespondiert oder kollidiert.

Übung: Herzschlag (halboffen)

- seinen Puls wahrnehmen, sich mit ihm verbinden
- langsam lautlos das Geräusch des Herzschlags aussprechen
- langsam einen Laut entwickeln zum eigenen Puls
- am Platz langsam und achtsam zum Herzschlag einen Gewichtswechsel initiieren
- mit der Bewegung des Herzschlags in den Raum gehen
- den Herzschlag durch die Schritte hörbar werden lassen
- allmählich alles auflösen, zum Stehen kommen und nur den Puls wahrnehmen

Ein stabiles Rhythmusgefühl entsteht, wenn die Impulse des Kindes unterstützt werden und es Anregungen von seiner Umwelt erhält.

11.4.3 Formation

Es gibt verschiedene Gruppenformationen, die eine feste bis halboffene Struktur anbieten. Durch sie wird die Beziehung der KlientInnen zueinander deutlich. Therapeutisch dient sie daher zum einen der Klärung der Beziehung zu sich selbst und der Umwelt, entlastet aber auch von der Eigenentscheidung der räumlichen Anordnung zu anderen Personen im Raum. Die Formation bestimmt die Beziehung, die Position, das Zueinander im Raum, und durch Einnahme des Raums bleibt der Klient nicht isoliert, sondern er positioniert sich und muss die Rollenzuordnung klären. Die Positionierung in einer Formation vermittelt Festigkeit, Stabilität und demonstriert Zugehörigkeit.

Es gibt vielfältige Formationen, die die Beziehungen zueinander und die Auseinandersetzung mit dem Außenraum verändern.

Kreis (geschlossene Formation)

Der Kreis legt sehr deutlich fest, wo sich Innen und Außen befinden. Dadurch kann Gemeinschaft erzeugt werden. Für die Tanztherapeutin wird sichtbar, wer sich nicht zur Gruppe zugehörig fühlt, weil derjenige sich nicht auf der Kreislinie, sondern etwas außerhalb bewegt. Gleichzeitig sind durch diese Formation alle gleichberechtigt, denn jeder kann jeden gleich gut wahrnehmen. Viele Kreistänze machen sich diese Kraft zunutze.

Linie (geschlossene Formation)

In der Linie nimmt man je nach Aufstellung die Person vor oder neben sich deutlich wahr, während man die anderen nur peripher sehen kann. Da eine Linie den Raum durchschneidet, lässt sie sich zur kollektiven Eroberung des Raumes nutzen. Der Tanz kann als geschlossener Line Dance getanzt werden oder als halboffene Form, bei der die Person am Anfang der Reihe eine Bewegung vorgibt, die alle nachmachen müssen.

Reihe (geschlossene Formation)

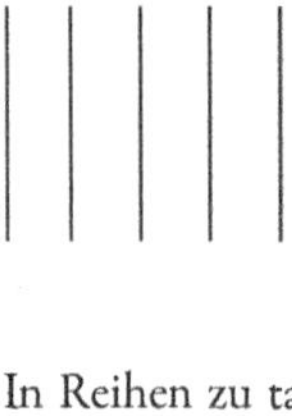

In Reihen zu tanzen erfordert eine komplexe Gruppenwahrnehmung (diese lässt sich so auch gut üben). Damit die Reihen erhalten bleiben, müssen die KlientInnen ihre MittänzerInnen in der Reihe wahrnehmen und gleichzeitig den Abstand zur nächsten Reihe einhalten. Der Tänzer muss also eine *indirekte* Aufmerksamkeit (vgl. Kap. 11.1.5; Bender, 2014a) haben, um die Gruppe in seiner ganzen Formation wahrnehmen zu können. Reihentänze sind nur in einer festgelegten Schrittfolge, also als geschlossene Struktur möglich. Die Reihen können in einem Line Dance getanzt werden oder der Tanztherapeut gibt die Richtungen vor und die KlientInnen können erleben, wie sich die unterschiedlichen Formationen auf sie auswirken.

Übung: Im Gleichschritt – Marsch! (geschlossene Formation)

Mithilfe von Musik, die einen normalen Gehschritt ermöglicht, gibt der Tanztherapeut verschiedene Raumrichtungen vor. Die KlientInnen sollen dabei darauf achten, nicht die Formation zu verlieren, bzw. sich Orientierungsschwierigkeiten bewusst machen und schauen, wie sie wieder in die Reihe zurückfinden.

Ziel einer solchen Übung ist die Verdeutlichung, dass man immer einen neuen Zugang finden kann, selbst wenn man aus der Gemeinschaft (der Reihe) fällt. Eine Übung kann wie folgt ablaufen:

1) In zwei Reihen gehen alle vorwärts.

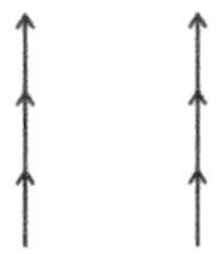

2) Am Ende des Raumes gehen die Reihen aufeinander zu.

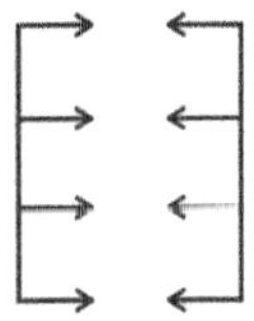

3) Beim Erklingen eines Taktschlags drehen sich alle und gehen auseinander.

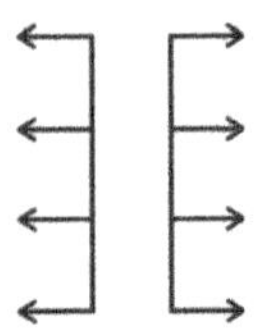

Diese Abfolge kann man wiederholen oder noch andere Formationsmöglichkeiten anschließen. Sinnvoll ist es jedoch, mit der Auflösung der Formation zu enden.

Schwarm (halboffene Formation)

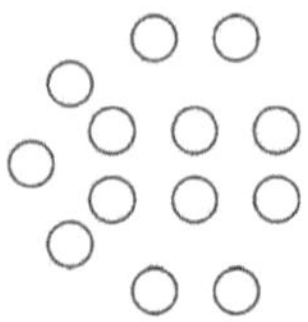

Wenn sich eine Gruppe im Schwarm bewegt, sollen die Abstände zueinander möglichst gleich bleiben. Das erfordert eine *indirekte* Aufmerksamkeit (vgl. Kap. 11.1.5; Bender, 2014a). Durch die halboffene Formation ist es wesentlich schwieriger, alle GruppenteilnehmerInnen wahrzunehmen. Es gibt also zum einen eine gewisse Freiheit, wo man sich im Raum bewegen möchte, gleichzeitigt wird aber verlangt, die Bewegungen aller anderen im Auge zu behalten, damit die Schwarmformation gewährt bleibt.

Ziel einer solchen Übung ist die gleichzeitige Schulung der räumlichen Wahrnehmung der eigenen Person und der ganzen Gruppe. Hierbei wird deutlich, dass es bei der Wahrnehmung und Achtsamkeit nicht um ein Entweder-oder geht, sondern um ein Sowohl-als-auch.

Zur Erleichterung der Wahrnehmung kann die Tanztherapeutin festlegen, dass erst einmal alle in dieselbe Richtung schauen.

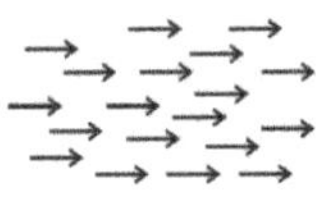

Je nach therapeutischem Auftrag lassen sich noch viele andere Formationen (Quadrat, Stern, Raute etc.) entwickeln bzw. die vorne genannten variieren.

11.4.4 Der Körper

Der Körper ist ein wichtiger Bestandteil der Struktur. Die anatomischen Gegebenheiten prägen unsere Wahrnehmung und strukturieren damit unser Denken. Von daher geht es in der Tanztherapie auch nicht immer nur darum, wie man sich gerade bewegen möchte, sondern der Tanztherapeut muss auch neue Bewegungsimpulse und eine Psychoedukation im Bereich Anatomie anbieten, damit sich die Möglichkeiten der KlientInnen erweitern. Eine neue Bewegung begünstigt eine andere Wahrnehmung und führt zu innerer Freiheit. Es gilt, nicht zwischen richtig, falsch oder gut genug zu unterscheiden, sondern sich mit sich selbst auseinanderzusetzen.

Jede Form der strukturierten Auseinandersetzung mit dem Körper, wie sie zum Beispiel durch die Bartenieff Fundamentals (Bartenieff & Lewis, 1980; Kennedy, 2014) ermöglicht wird, aber auch klassische Dehn- und Kräftigungsübungen verhelfen den PatientInnen zu einem klaren Körperbild und erweitern die Bewegungs- und damit Handlungsoptionen.

Übung: Menschheitsgeschichte

1) In Rückenlage summt der Klient zunächst Vokale, deren Vibration er mit den Händen am Körper erspürt.
2) Er bewegt seine Wirbelsäule so nach vorne, dass seine Haltung einem zusammengeklappten Messer gleicht.
3) Die Wirbelsäule wird wie bei einer Brücke nach hinten gebogen.
4) Mit zusammengezogenem Körper rollt sich der Klient erst zu der einen, dann zur anderen Seite.
5) Mit dem Körper rollt er sich zu einer Seite in den Vierfüßlerstand.
6) Der Klient beugt die Wirbelsäule nach oben und macht einen Katzenbuckel.
7) Er schiebt die durchgedrückte Wirbelsäule nach vorne, der Kopf wird zur Decke gestreckt.
8) Ein Bein nach dem anderen wird aufgestellt und der Klient kommt in den Stand.
9) Der Klient setzt bewusst einen Schritt vor den nächsten und geht in die Welt.

11.4.5 Choreografie

Bei einer Choreografie werden ausgewählte Tanzschritte zu einer Komposition zusammengefasst. Beim künstlerischen Tanz werden bestimmte Bewegungen und Positionen, die der Choreograf allein oder zusammen mit den TänzerInnen kombiniert, in einen inhaltlichen und formalen Bezug gesetzt, deren Ablauf sich, wie zuvor abgesprochen, beliebig wiederholen lässt (Lampert, 2007). In der Tanztherapie unterliegt jeder Tanz einem therapeutischen Ziel. Die Choreografie gibt Struktur und hilft KlientInnen dabei, im Hier und Jetzt zu bleiben, sodass viele aus der Erstarrung oder Dissoziation einen Ausweg finden können. Vor allem choreografierte Kreistänze eignen sich für die therapeutische Arbeit. Durch die klare und festgelegte Form der Bewegungsabfolge erhält der Klient einen strukturellen Halt und erfährt eine Klarheit im Bewegungsausdruck. Struktur und

Eindeutigkeit in Raum und Zeit macht die Situation überschaubar. Ängste lassen sich so verringern oder sogar vermeiden. Therapeutisch dient die Choreografie folgenden Aspekten:

Wiederholung

Zum Einüben einer bestimmten Bewegungsabfolge werden Schritte und Aufstellungen wiederholt. Das setzt eine zuvor festgelegte Schrittfolge voraus. Wiederholung bedeutet demnach Verlässlichkeit. Es ist nicht erforderlich, im Moment des Handelns und Bewegens eine Entscheidung zu treffen, da die Abfolge bereits festgelegt ist. Dieses Nicht-Entscheiden-Müssen/Dürfen kann bei einigen, die sich aus Regeln und Vorschriften befreien möchten, Widerstand erzeugen, anderen gibt es wiederum Sicherheit, weil jeder seinen Platz im System hat und somit nicht um Zugehörigkeit kämpfen muss (Bender, 2014b). In Zeiten großer Veränderung kann mithilfe strukturierter und vorgegebener Tänze das sympathische Nervensystem herunterreguliert und somit die Stressregulation verbessert werden.

Rhythmus

Um sich in menschlichen Beziehungen absprechen und aufeinander einstellen zu können, ist ein gemeinsamer Rhythmus unerlässlich. Auch dieser ist in einer Choreografie – meist durch die Musik – vorgegeben. Durch die festgelegten Schritte und die Raumausrichtung braucht sich der Einzelne keine Gedanken darüber zu machen, wie er mit der Rhythmisierung umgehen soll. Gleichzeitig wird das Herausfallen aus dem gemeinsamen Rhythmus bei einer Choreografie besonders deutlich. Der einzelne Tänzer kann sich aber an der Gruppe orientieren und wieder in die gemeinsame Schrittfolge zurückfinden.

Sinn

Jedem festgelegten Tanz wird ein Sinn zugeordnet, der manchmal auch verbal vermittelt wird, wie es zum Beispiel häufig bei Kreistänzen der Fall ist. Es kommt aber auch vor, dass sich lediglich die Tanztherapeutin des Sinns bewusst ist und ihn nicht den PatientInnen mitteilt.

> Ein Tanztherapeut, der in einer psychiatrischen Klinik arbeitet, leitet ein beliebtes, festgelegtes Warm-up an. Seiner Kollegin gegenüber erwähnt er nebenbei: »Und so haben wir auch die Bewegungsentwicklung durchgemacht, da beim Aufwärmen alle zehn Spannungsflussrhythmen enthalten waren.«

Die Sinngebung liegt aber nicht in der Deutungshoheit der Therapeutin, sondern geschieht in jedem Moment neu durch alle Beteiligten. Dadurch bilden sich bei einer festgelegten Choreografie immer wieder neue Sinnzusammenhänge heraus, die sich aus den aktuellen Therapie- und Lebensbezügen ergeben.

> Ein Burn-out-Patient, der ein eigenes Unternehmen leitet, entdeckt in dem wiederkehrenden Abschlusstanz am Sitzungsende den Sinn, dass es nicht schlimm ist, aus dem Takt zu kommen, da er sich an den anderen orientieren und so schnell wieder in die Schrittfolge finden kann. Sein persönliches Konstrukt, dass er immer alles allein schaffen muss, wird durch diese Erkenntnis erschüttert.

Ein festgelegter Tanz kann wie bereits erwähnt für KlientInnen eine beruhigende und stabilisierende Wirkung haben, weil die Eingebundenheit in ein System für sie deutlich spürbar wird. Andere wiederum haben Angst, aus dem System herauszufallen, während sich in anderen KlientInnen der Widerstand gegen die Zugehörigkeit zu einem System aktiviert. Die Tanztherapeutin muss also sehr sorgfältig abwägen, wann welche Choreografie sinnvoll erscheint. In der Gruppentanztherapie sind Choreografien wie Kreistänze üblich. Sie geben einer Stunde einen Rahmen oder stärken das Zusammengehörigkeitsgefühl. Im Einzelsetting ist zum Beispiel eine Bewegungsabfolge aus Richtungsbewegungen (Bender, 2014a) sinnvoll, um die Abgrenzungsfähigkeit der Klientin zu verbessern. Ein einstudiertes, sich wiederholendes Aufwärmritual kann die anfängliche Angst vor der Tanztherapie senken. Die KlientInnen wissen, was passiert, sie können sich bei genügender Wiederholung auf ihre innere Befindlichkeit konzentrieren und gleichzeitig ihren Körper auf die Tanztherapiesitzung vorbereiten.

Tanztherapie bedeutet also nicht nur, sich so zu bewegen, wie man gerade möchte, sondern sie erfüllt aufgrund der vielfältigen tänzerischen Tradition alle Aspekte im Spannungsfeld zwischen Individualität und Zugehörigkeit, zwischen Struktur und Freiheit.

11.5 Einsatz von Medien

In der Tanztherapie geht es um die Veräußerlichung innerer Prozesse. Der Einsatz von Medien kann dies in vielfältiger Weise verdeutlichen und unterstützen.

Zum Ausdruck ihrer Innenwelt können PatientInnen zusätzlich zu Körperbewegungen auch die symbolischen und physikalischen Eigenschaften eines Mediums nutzen, denn es gibt einige, denen das Gewahrwerden der eigenen Bewegung zu bedrohlich erscheint. Die Bewegung eines Mediums, die sie selbst erzeugen, können sie dagegen erleben und spüren.

Der Einsatz von Medien kann sinnvoll sein, um

- Bewegungshemmungen abzubauen,
- Wahrnehmung zu erweitern,
- den Bewegungsausdruck zu verdeutlichen, zu fördern und zu verstärken,
- Blockaden zu überwinden,
- neue Bewegungsmodalitäten zu erproben, anzuregen und zu integrieren,
- den »flüchtigen« Tanz zu verdichten und zu veranschaulichen,
- Kontakt und Kommunikation zu erleichtern,
- Fantasie und Kreativität anzuregen,
- Integration und Verarbeitung zu fördern,
- einen Zugang zur inneren Welt und den eigenen Gefühlen zu erhalten,
- Wahrnehmung und sinnliche Erfahrung zu üben,
- ein Übergangsobjekt im Kontakt und der Beziehung herzustellen,
- (Körper-)Erinnerungen wachzurufen,
- Lösungen zu finden sowie
- Gruppenerlebnisse zu verdeutlichen und zu intensivieren.

Die PatientInnen werden zu einem »intermedialen Transfer« eingeladen, durch den psychische Vorgänge veräußerlicht, modifiziert und verändert werden. Der Einsatz der Medien steht repräsentativ für die innere Suchbewegung, bei der Neues wahrgenommen und intermedial ausgedrückt werden kann. In dem Maße, wie sich durch ein Medium Bewegung, Emotion und innere Bilder zu einer lebendigen Erinnerung verdichten, können Erfahrungen integriert, umgedeutet und neu geordnet werden, sodass sich hemmende Muster durch neue kreative Muster ersetzen lassen.

Medien fördern Kreativität, weil das Objekt dazu einlädt, sich mit dessen Eigenschaften auseinanderzusetzen, und somit das Grundprinzip der Tanztherapie unterstützt: Durch kreatives Ausprobieren neue Wege zur Lebensgestaltung finden. Sie haben einen Aufforderungscharakter und motivieren KlientInnen, in die Bewegung einzusteigen, selbst wenn bei ihnen eine große Bewegungshemmung vorliegt.

Jedes Medium besitzt eine spezifische physikalische und symbolische Qualität, durch die es die Bewegungsentwicklung sowie Ausdrucks- und Gestaltungsmöglichkeiten unterstützt, die zum Thema des Patienten oder der Gruppe passen.

> »Auf emotionaler und assoziativer Ebene verbinden sich die Bewegungen mit entsprechenden inneren Themen. So kann das Medium zu einem Partner des Tänzers/Patienten in der Bewegung werden, der ihn unterstützt, ihn erinnert, herausfordert, beruhigt etc.« (Roebers, 2014, S. 73).

Roebers (2014) sieht in dem Einsatz von Medien folgende Themen angesprochen:

Bewegungsentwicklung
Mithilfe von Medien lassen sich die psychophysischen Entwicklungsthemen eines Patienten fördern, veranschaulichen und erlebbar machen. So kann zum Beispiel ein Tuch dabei helfen, in einen Wiegerhythmus (vgl. Kap. 11.1.3) zu kommen, durch den sich der Patient seinen inneren Prozessen zuzuwenden kann. Mit einem Stock lässt sich die vertikale Aufrichtung des zweiten Lebensjahrs verdeutlichen und unterstützen.

Symbolisierung
Durch die physikalische Eigenschaft eines jeden Mediums bieten sich unterschiedliche Symbolisierungen an (z.B. die einhüllende Eigenschaft eines Tuches). Diese können von der Tanztherapeutin angeboten werden oder aber die Patientin schreibt einem Medium einen bestimmten Gehalt zu und lädt es so mit einer Bedeutung auf. Besonders in der Arbeit mit Kindern wird das Medium zu einem für das Kind bedeutsamen Gegenstand, so wird aus einem Stab beispielsweise ein Schwert. Medien, die von der Gesellschaft noch nicht mit einem symbolischen Inhalt aufgeladen wurden, lassen Raum für unterschiedliche Symbolisierungen.

Objektbeziehung
Der Tanz ist ein flüchtiges Medium, deshalb helfen Medien dabei, dieser Flüchtigkeit etwas Einhalt zu gebieten und eine Objektbeziehung von überdauernder Wertigkeit zu erzeugen.

> Eine Klientin tanzt mit einem Filzseil, das für die Beziehung zu einem Mann steht. Durch den Tanz erkennt sie, dass die Beziehung nicht lebbar ist, es ihr aber nicht gelingt, sich von ihm zu lösen. Die Therapeutin gibt

ihr das Filzseil mit, damit sie für sich jederzeit überprüfen kann, wann sie bereit ist, diese Beziehung loszulassen. Sie trägt das Filzseil eine lange Zeit in ihrem Rucksack mit sich herum, bis sie es schließlich wieder mit zur Therapie bringt und der Therapeutin zurückgeben kann.

Archetypen

Roebers (2014) unterteilt die Medien in drei Gruppen von Archetypen:

1) den Animus, der männliche Archetyp, der zum Beispiel im Medium Stab zum Ausdruck kommt,
2 die Anima, der weibliche Archetyp, die sich zum Beispiel im Tuch wiederfindet, und
3) den spielerischen Archetyp, der meist durch den Einsatz von Bällen angeregt wird.

Beziehungsregulation

Vielen Menschen fällt es schwer, sich seinem Gegenüber zugewandt zu verhalten. Viele Bedenken (Vorantriebe) hemmen die direkte und offene Kontaktaufnahme. Ein Medium kann helfen, diese Hemmschwelle zu überwinden, weil es einen mittelbaren Kontakt herstellt. Themen wie Körpererfahrung sowie Selbst- und Fremdwahrnehmung sind hier häufig mit im Spiel, können aber durch die Mittelbarkeit mit einer größeren Distanz erfahren werden. So stellt der Einsatz von Bällen zum Beispiel meist einen schnellen, unverbindlichen Kontakt zu einer anderen Person dar. Das Zurückgreifen auf bekannte Bewegungen nimmt der Beziehungsgestaltung ihre Unberechenbarkeit. Wenn beispielsweise ein Patient einem anderen den Ball zuschießt, ist es sehr wahrscheinlich, dass dieser einen Rückpass spielt. Die Beziehung wird somit berechenbar.

Tücher mit ihren vielfältigen Möglichkeiten stellen da schon eine größere Beziehungsherausforderung dar. Die nicht kalkulierbare Flugbahn eines Tuches symbolisiert die Unvorhersehbarkeit der Reaktion des anderen. Da das Bewegen mit Tüchern in der Regel nicht so sozialisiert ist wie der Umgang mit Bällen, entstehen vielfältigere Möglichkeiten der Beziehungsgestaltung.

Eine Interaktion mit einem oder zwei Stäben erfordert bezüglich Abstimmung, Hin- und Abwendung sowie Beginn und Beendigung des Kontakts eine deutlich differenziertere Beziehungskompetenz.

Aspekte von Gruppendynamik

Medien können helfen, versteckte Dynamiken in einer Gruppe aufzudecken. Sie helfen dem Tanztherapeuten bei der Diagnostik der Gruppendynamik (Bender,

2014b). Besonders Schwungtuch und Gummiband symbolisieren den Kreis eines Systems und verdeutlichen Gruppenthemen.

Im Folgenden werden die gängigsten Medien der Tanztherapie vorgestellt, wobei der Fantasie sowohl des Therapeuten als auch der KlientInnen keine Grenzen gesetzt sind.

11.5.1 Tuch

Tücher von unterschiedlicher Größe, Farbe und Textur bieten vielfältige Möglichkeiten der Bewegungs- und Beziehungsexploration. Sie haben einen hohen Aufforderungscharakter, denn kaum jemand hält ein Tuch einfach nur fest, vielmehr fängt er spontan an, es zu bewegen. Ein Tuch erleichtert somit den Einstieg in die Bewegungs- und Beziehungsexploration.

Bewegungsebene
Tücher provozieren spontan schwingende Bewegungen im Wiegerhythmus und unterstützen dadurch innere Prozesse des Ausbrütens und Nachspürens. Werden sie mit einer starken Bewegung auf den Boden geschlagen, erzeugen sie ein Geräusch, was dem Klienten eine unmittelbare Rückmeldung seines Krafteinsatzes gibt. Optisch vergrößern sie den Bewegungsraum und fördern damit die Aufrichtung des Körpers: Arme schwingen nach oben, der Brustkorb wird geöffnet und die Atmung kann freier fließen.

Symbolebene
Ein Tuch symbolisiert in der Regel Weiblichkeit, es steht aufgrund seiner Beschaffenheit für Sanftheit, Sinnlichkeit, Flexibilität, Rezeptivität, Verinnerlichung und Gebären. In gemischtgeschlechtlichen Gruppen sollte die Tanztherapeutin auch Tücher zur Verfügung stellen, die eher gedeckte Farben haben und aus festerem Material bestehen, sodass sie auch eine Ritterrüstung, ein Torerotuch oder einen Schutz symbolisieren können.

Beziehungsebene
Beim gemeinsamen Tanzen mit den Tüchern ist kein direkter Blickkontakt notwendig. Dies erleichtert Menschen mit Beziehungsängsten die Kontaktaufnahme. Die Konzentration auf die Interaktion mit den Tüchern gibt der Begegnung eine Weichheit und Verspieltheit, die eine ebenfalls angstreduzierende Wirkung

haben. Ihre hohe Anpassungsfähigkeit erlaubt eine individuelle Beziehungsgestaltung.

> Eine Tanztherapeutin an einer Förderschule beendet jede Stunde damit, dass die SchülerInnen ruhig auf dem Boden liegen, während sie mit einem Chiffontuch über ihre Körper streift. Eine direkte Berührung wäre zu intensiv, aber durch das indirekte Streicheln vonseiten der Therapeutin können sie ihre tiefe Sehnsucht nach Körperkontakt wahrnehmen.

Die Erforschung der Beziehung kann über das Tuch ausdifferenziert werden, sodass verschiedene Beziehungsformen spielerisch und übend erforscht werden können.

Übung: Charaktertanz

Die einzelnen Gruppenmitglieder bzw. der Tanztherapeut und der Patient gehen paarweise zusammen. Der Tanztherapeut gibt Beispiele, wie die PatientInnen die verschiedenen Qualitäten von Beziehungsgestaltung erforschen können:

- Die Tücher spielen miteinander.
- Die Tücher sind sehr schüchtern.
- Ein Tuch will besser sein als das andere (Konkurrenz).
- Die Tücher streiten miteinander.
- Die Tücher kuscheln miteinander.

...

11.5.2 Bälle

In den meisten Kulturkreisen gehören Bälle zu den beliebtesten und häufigsten Spielzeugen. Aus diesem Grund aktivieren sie kindliche Erinnerungen und laden zum Spiel, zur Unverbindlichkeit, Kreativität und Vielfalt ein. Durch ihre Vertrautheit eigenen sie sich gut zum Kennenlernen in spielerischer Form. Bälle aktivieren den Spieltrieb und das Kindliche in uns.

Bewegungsebene

Die Hand-/Fußkoordination wird geschult. Der Raumantrieb wird herausgefordert: nach dem Ball schauen *(indirekt)*, jemanden einen Ball zuwerfen *(direkt)*. Ebenso erhält der Patient eine direkte Rückmeldung über das richtige Timing (wird der Ball gefangen oder nicht), sodass das Zeitgefühl (den richtigen Moment treffen) eingeübt wird. Die PatientInnen können innerlich an frühe Ressourcen anknüpfen und sich durch die Bewegung mit Kraftquellen wie Koordination, Geschicklichkeit und Kraft verbinden. Durch das ständige Verfeinern der Koordination, um den Ball zu kontrollieren, entsteht ein Kompetenzgefühl.

Symbolebene
Häufig hat der Ball keinen Symbolgehalt, sondern wird als Ball wahrgenommen und genutzt. Er kann jedoch für Ganzheitlichkeit und je nach Größe für Mütterlichkeit stehen. Die Richtungen, die Bälle einschlagen, sind nur schwer kontrollierbar und entziehen sich immer wieder dem Einfluss des Klienten. Dies trifft vor allem auf Bälle zu, die nicht so vertraut sind wie normale Sportbälle (Softball, Igelbälle, Japanball aus Papier usw.). Hier kann der Ball ein Gegenüber symbolisieren, bei dem der Patient die Reaktion ebenfalls nicht vorhersagen kann.

Beziehungsebene
Beim Zuwerfen und -rollen, was die häufigsten Bewegungsarten beim Ballspielen sind, werden Geben und Nehmen geübt. Eine Person muss loslassen, damit eine andere etwas empfangen kann. Wenn eine Person den Ball (etwas) festhält, ist die Beziehungsgestaltung unterbrochen. Sehr wahrscheinlich wendet sich die andere Person ab. Werden vertraute Bewegungen gewählt (wie z. B. Werfen), entsteht schnell eine Konkurrenz- und Wettkampfsituation: Ein Klient erfährt so seine Kompetenzen, während sich der andere vielleicht damit auseinandersetzen muss, dass er etwas nicht so gut kann. Manchen gelingt es auch ohne Leistungsdruck, nur Spaß daran zu haben, den Ball zu kontrollieren. Hier kann Fehlerfreudigkeit geübt und erlebt werden.

Es gibt sehr viele verschiedene Ballarten, die durch Größe und Material unterschiedliche Themen ansprechen. Tennisbälle zum Beispiel fliegen sehr schnell, in Kombination mit ihrer geringen Größe sind sie schwer zu fangen, sodass sie leicht zur Herausforderung werden, der man sich stellen oder verweigern kann. Vertraute Bälle eignen sich dagegen für Kennenlernübungen.

Übung: Namensreigen
Die Gruppe steht im Kreis und wirft sich einen Ball zu. Der Teilnehmer, der den Ball wirft, nennt zuvor den Namen des Fängers. Jedem wird der Ball nur einmal zugeworfen, sodass sich die Gruppe merken muss, wer bereits an der Reihe war. Anschließend wird die Abfolge wiederholt, und zwar in der zuvor festgelegten Reihenfolge. Nach und nach bringt die Tanztherapeutin mehrere Bälle ins Spiel, sodass immer weniger Pausen entstehen.

Die Gruppenmitglieder werfen sich weiter in der festgelegten Reihenfolge die Bälle zu, bewegen sich dabei aber kreuz und quer durch den Raum. Dann nimmt die Tanztherapeutin nach und nach die Bälle aus dem Spiel, bis nur noch einer im Umlauf ist und die Gruppe wieder im Kreis zusammenkommt.

Japanbälle sind aus dünnem Papier und müssen vorsichtig aufgeblasen werden. Die spontanen Bewegungen sind meist sanft, nach oben gerichtet, verträumt, spielerisch, vorsichtig und selbstbezogen. Sie laden dazu ein, das Leben auch mal leicht zu nehmen. Die Feinmotorik wird gestärkt und die KlientInnen kommen in eine sanftmütige und zartfühlende Stimmung. Für Menschen mit Aggressionshemmung dagegen eignen sie sich besonders, weil sie mit viel Kraftaufwand geschlagen werden können, was ein knallendes Geräusch erzeugt. Anschließend bläst sich der Ball wieder auf. Aufgrund seines leichten Gewichts fliegt er nicht sehr weit und niemanden verletzt sich im Spiel mit ihm, egal, wie fest jemand auf ihn draufschlägt. Trotz seines dünnen Papieres ist er äußerst robust.

Mit Luftballons lässt sich bereits Selbstregulation üben, wenn die KlientInnen sie selbst aufblasen. Auch lässt sich an folgenden Fragen ablesen, wie selbstreguliert der Einzelne ist: Wie prall möchte die Klientin den Ball haben? Schafft sie es, ihn aufzublasen? Hat sie Angst, er könne platzen, wenn sie ihn zu viel aufbläst? Bevor also überhaupt die erste Bewegung mit dem Ballon exploriert wird, werden vielfältige Themen evoziert. Der Luftballon ist zwar leicht, aber wie der Japanball in seiner Flugeigenschaft nur wenig berechenbar. Da seine Form nicht kreisförmig ist, fliegt er bei jedem Impuls anders. Themen wie Kontrolle und Kontrollverlust werden für die Klientin erfahrbar. Wie in frühen Kindertagen entwickeln PatientInnen sehr schnell eine Bindung zu dem Ballon. Fliegen die Ballons in einer Gruppe frei im Raum, ist es den meisten wichtig, am Ende der Übung wieder den eigenen Ball in der Hand zu halten. Die meisten wissen auch genau, woran sie »ihren« Ball erkennen können. Die Kontaktaufnahme sowohl zu dem Medium als auch zu anderen Menschen (der Gruppe oder der Tanztherapeutin) ist wenig vorhersagbar. Flexibilität in der Beziehungsgestaltung und das Annehmen und Akzeptieren von Unvorhergesehenem werden so geschult.

11.5.3 Filzseile

Seile sind vom Material her sowohl unnachgiebig als auch flexibel. Da viele Menschen mit herkömmlichen Seilen negative Assoziationen verbinden, eignen sich

Filzseile wesentlich besser. Sie sind bunt, weich und bis zu einem gewissen Grad stabil. Sie dienen zur Abgrenzung und zur Gestaltung eines Schutzraumes oder eines Lebensweges (und die vielfältigen Optionen, die ein Leben bereithält) und können zudem zur Kontaktaufnahme und Beziehungsgestaltung genutzt werden.

Bewegungsebene
Wie fast alle Medien fordert das Filzseil zu *direkten* und *indirekten* Raumantrieben auf. Eine konzentrierte Formlegung erfolgt meist in einem *getragenen* Zeitantrieb und das Umlegen, Einbinden und Festbinden fördert die Anpassung und damit Wahrnehmung der Körpergrenzen (Formen).

Symbolebene
Dieses Medium eignet sich besonders, um Beziehungsthemen zu symbolisieren. Es steht für die Verbindung zwischen zwei oder mehreren Menschen. Eine vorsichtige Annäherung der Filzseile bildet den Aufbau einer Beziehung ab und fördert ihn, gleichzeitig lässt sich mittels der Seile eine geplante Trennung sichtbar machen.

> Die Tanztherapeutin bringt in eine Gruppensitzung mit Kindern, die ihre Mütter in eine psychosomatische Klinik begleiten, eine Tasche mit Filzseilen mit. Sie schüttet sie aus und überlässt es den Kindern, diese spielerisch und kreativ zu erforschen. Als die erste Neugierde gestillt ist, wird es chaotisch im Raum. Jedes Kind macht etwas anderes: Zum einen, weil sie sich nicht gegenseitig wahrnehmen und nicht miteinander agieren, zum anderen, weil sie um ihre gegenseitige Aufmerksamkeit buhlen. Erst als sie anfangen, mit den Seilen die Therapeutin einzubinden, ziehen sie im wahrsten Sinne des Wortes »an einem Strang«. Der Therapeutin wird klar, dass die Kinder hier nonverbal und auf symbolischer Ebene ihren Wunsch äußern, ihre Mütter mögen sich wieder »zusammenhalten« bzw. »beisammen« sein und nicht mehr emotional »auseinanderfallen«. Sie kommentiert die Handlungen der Kinder entsprechend, woraufhin es ihnen gut möglich ist, die Therapeutin auch wieder »zu befreien«.

Auch für das Sichtbarwerden von Grenzen eignet sich das Filzseil. Wie viel Raum braucht jemand? Sind die Grenzen geschlossen, bleibt eine Öffnung? Wird jemand in den eignen Raum eingeladen? Wie wichtig ist es dem Einzelnen, die

Abgrenzung des eigenen Raumes erst einmal zu genießen oder gar zu verteidigen?

> Ein Klient markiert mit einigen Filzseilen einen sehr großen eigenen Raum. Seine Grenzen sind klar zu erkennen und er fühlt sich sichtlich wohl in ihm. Im nächsten Schritt nimmt die Therapeutin sehr behutsam ein Filzseil nach dem anderen weg. Währenddessen soll der Klient überprüfen, ob er die Grenzen verinnerlicht hat. Erschrocken stellt er fest, dass sich seine inneren Grenzen mit dem Entfernen der Filzseile auflösen.

Auch bei Entscheidungsthemen sind Filzseile hilfreich, um die verschiedenen Wahloptionen kinästhetisch zu erproben. Hierzu werden die Filzseile strahlenförmig vor der Klientin ausgelegt, sodass sie auf den Filzseilen die verschiedenen Entscheidungsmöglichkeiten ablaufen kann. Bei einem systemisch-tanztherapeutischen Ansatz gibt es immer noch ein Seil, das für keine der vorgeschlagenen Optionen steht. Auf diese Weise wird der Blick geweitet und das Gehirn zu bisher nicht gedachten Alternativen angeregt. Es ist erstaunlich, wie klar der Körper auf verschiedene Wahlmöglichkeiten reagiert und somit der Klientin neue Informationen gibt.

Beziehungsebene

Kein Medium eignet sich so gut, um Beziehung zu symbolisieren, wie das Filzseil. Es hat einen stabilen Kern aus festem Seil, dennoch kann nicht endlos an ihm gezogen werden, sonst reißt es. Genauso verhält es sich mit einer Beziehung. Sie hält in der Regel einiges aus, aber jede Beziehung hat ihre Grenzen, wo die Verbindung abreißt. Im interaktiven Tanz mit den Filzseilen müssen die KlientInnen also auf diese beiden Aspekte Rücksicht nehmen. Auf diese Weise erfahren sie mehr über ihre Beziehungsmuster.

Wenn sich zwei Menschen trennen möchten, müssen sie die Verbindung lösen. Das tatsächliche Loslassen des Filzseils macht die Trennung kinästhetisch-optisch wahrnehmbar. Der Trennungsprozess wird sichtbar: Die Hand wird bewusst geöffnet und das Seil fällt zu Boden.

> Ein Paar schiebt immer wieder die Entscheidung, sich zu trennen, vor sich her. Sie schaffen es nicht, den Schritt zur endgültigen Trennung zu vollziehen. Die Tanztherapeutin gibt beiden ein Filzseil in die Hand, was sie gespannt zwischen sich halten. Dann fordert sie das Paar auf zu schauen, ob und, wenn ja, wie sie das Seil loslassen wollen. Das Paar steht lange regungslos vorein-

ander, ohne den Griff um das Seil zu lockern, bis die Frau schließlich einen Schritt nach vorne geht, sodass die Spannung aus dem Seil weicht. In der nächsten Sitzung meint sie, dass man sich ja nicht unbedingt trennen müsse, sondern dass es ausreiche, die Spannung aus der Beziehung zu nehmen.

11.5.4 Stock

Der Gymnastikstab ist immer dann hilfreich, wenn es um Themen wie Klarheit, Grenzen, Kraft, Direktheit, Stabilität und Rhythmus geht. Er schützt, lädt aber auch zum Kampf ein, was Lust und Angst auslösen kann. Einsetzbar ist er nur bei PatientInnen, die genügend Selbstregulation und Raumwahrnehmung besitzen, um sich und andere nicht zu gefährden. Aus diesem Grund wird er in der Regel strukturierter eingesetzt als andere Medien.

Es gibt verschiedene Stöcke: Gymnastikstöcke aus Holz sind robust und sehr stabil, wogegen die aus buntem Plastik instabiler und zerbrechlicher sind, dafür aber aufgrund ihrer Farbenvielfalt einladender aussehen. Kürzere Rattanstöcke sind nicht stabil, weshalb sie sich eher für sensiblere Beziehungsarbeit eignen.

Bewegungsebene
Mit einem Stock in der Hand richten sich die meisten Menschen gleich mehr auf, sodass sich dem *gebundenen* Bewegungsfluss in der Vertikalen gut nachspüren lässt. Durch seine Stabilität lädt er zu kraftvollen, *starken* und abgrenzenden Bewegungen ein, die meist einen *direkten* Fokus haben. Mit zunehmender Vertrautheit und Sicherheit werden die Bewegungen auch *schneller*. Der Tanzende muss sich beim Formen vollständig dem Stock anpassen, weil er anders als ein Tuch oder Filzseil stabil und unnachgiebig ist. Stöcke bedeuten eine Vergrößerung der eigenen Kinesphäre. Daher taugen sie optimal dazu, eine Person »größer« erscheinen zu lassen, als sie tatsächlich ist bzw. als sie sich zeigt.

Symbolebene
Aufgrund seiner Form und seines Materials steht der Stock für Geradlinigkeit, Entschlossenheit, Kampfeslust, Halt, Stabilität, Direktheit, Klarheit und Männlichkeit. Er kann zur Verteidigung und Erweiterung des eigenen Raumes genutzt werden, aber auch um Macht, Respekt und Autorität zu demonstrieren. Der Stock kann dabei helfen, wieder Herr seines eigenen Lebens werden. Auch symbolisiert er die körperliche Achse, das Rückgrat und die Aufrichtung bzw. unterstützt diese und macht sie wieder körperlich erlebbar.

Beziehungsebene
Den Stock als Verbindung zwischen zwei Menschen zu nutzen, erfordert viel Sensibilität, weil jede Veränderung sich sofort auf das Gegenüber überträgt.

> Ein Paar hält zwei Stöcke zwischen sich. Nach einer kurzen Einstimmung auf dieses Medium sollen sie versuchen, die Stöcke nicht in der ganzen Hand zu halten, sondern nur mit den Handflächen dagegen zu drücken. Zuerst übernimmt einer der Partner die Führung, danach der andere. Schließlich soll die Übung ohne eine Absprache darüber, wer führt, fortgesetzt werden. Die Einigung auf den Führungswechsel zwischen den Partnern soll nonverbal erfolgen. Gibt es Probleme bei der Verständigung, fällt der Stab mit einem lauten Knall auf den Boden. Das Paar erhält so eine unmittelbare Rückmeldung auf ihre fehlende Abstimmung.

Die Kontaktaufnahme mit dem Stock ist direkter und beständiger als beispielsweise mit dem Tuch. Der Stock ermöglicht auch, unerwünschten Kontakt abzublocken und andere auf Abstand zu halten.

Gemeinsames Rhythmisieren mit Stöcken kann ein Zusammengehörigkeitsgefühl erzeugen und so das Ausleben innerer und kollektiver Kräfte fördern.

11.5.5 Zeitung

Der Einsatz von Zeitungen ist eine wunderbare Möglichkeit, im Überfluss zu leben. Da es sich um ein Abfallprodukt handelt, kann der Tanztherapeut so viele einsetzen, wie er gesammelt hat. Es gibt somit wenig Begrenzung. Und die Tatsache, dass Zeitungen hier nicht gelesen werden, lädt bereits zur Kreativität und zum Querdenken ein.

Bewegungsebene
Beim Tanz mit Zeitungen zeigen sich alle Antriebe, aber auch das vielfältige Formen ist mit ihnen möglich. Ihr Einsatz empfiehlt sich vor allem, wenn die Fülle des Bewegungsausdrucks exploriert werden soll und Menschen mit Anteilen in Berührung kommen, die sie sonst nicht ausleben, aber für die Lebensbewältigung hilfreich sind und integriert werden sollten. Die Zeitung ist das offenste Medium, weil durch sie so wenig vorgegeben wird. Einmal aus der Form gebracht, kann sie nicht wieder zu ihrer Ausgangsform zurück, dafür kann man mit ihr wunderbar etwas bauen und auch zerstören.

Symbolebene
Der Symbolgehalt der Zeitung ergibt sich aus ihrem Gestaltungscharakter: Zum Rohr gedreht wird aus ihr ein Schwert, mit dem man sich mit allen kämpferischen Antrieben verteidigen kann. Sie kann aber auch zu Kleidungsstücken, Wohnungen oder Sportgegenständen umfunktioniert werden. Da sie nicht in ihren ursprünglichen Zustand zurückgebracht werden kann, symbolisiert sie die Konsequenzen einer Handlung. Jede Handlung (und jede Nicht-Handlung) hat eine Auswirkung auf die Umgebung. Dies lässt sich mit der Zeitung sehr schön verdeutlichen.

Beziehungsebene
In der Menge der Zeitungen, die die Tanztherapeutin anbietet, spiegelt sich der erste Ausdruck der Beziehungsebene wider. Ist sie großzügig oder müssen sich die KlientInnen begrenzen, weil nicht genügend da sind, um zu »schlemmen«? Aber auch die KlientInnen müssen untereinander aushandeln, wie viele jeder/jedem Einzelnen von ihnen »zusteht«. Aufschlussreich ist ebenso, ob sich jemand traut, so viele zu nehmen, wie sein kreativer Impuls es gerade erfordert. Gestaltet die Patientin etwas für sich allein oder gestaltet sie etwas, das zum Mitmachen einlädt? Baut jemand ein »Schwert«, braucht er einen Mitstreiter, der es ihm gleichtut, sonst hat er niemanden zum Kämpfen und das Schwert kann seinen Zweck zur Beziehungsgestaltung nicht erfüllen. Die freie Form der Gestaltung erlaubt es der Tanztherapeutin, Beziehungsmuster zu erkennen, die anschließend analysiert und modifiziert werden können.

11.5.6 Schwungtuch

Das Schwungtuch ist dem Fallschirm nachempfunden. Durch den leichten Stoff und die vielen Farben besitzt es einen hohen Aufforderungscharakter. Aufgrund seiner Größe eignet es sich in der Regel nur für Gruppen. Seine geschlossene Form bringt Gruppenthemen zum Vorschein und hilft besonders in der anfänglichen Zugehörigkeitsphase (Bender, 2014b) dabei, in einen gemeinsamen Rhythmus zu gelangen.

> »Die Patienten stehen außen und sind überwiegend mit peripheren Körperteilen an der Bewegung beteiligt, haben viel Kontrolle über den Grad der Beteiligung und können Bewegungen mit geringer Intensität favorisieren. So ist es für den Einzelnen relativ leicht, Teil der Gruppe zu werden und ›mitzufließen‹« (Roebers, 2014, S. 78).

Die Schwingungen in der Gruppe übertragen sich sofort auf jeden Einzelnen, sodass auch TeilnehmerInnen, die wenig eigene Impulse einbringen, die Gruppe spüren können und sich nicht isoliert fühlen.

Bewegungsebene
Das Tuch lädt zu schwingenden Bewegungen *(Wiege-* und *Wogerhythmus)* ein, wodurch im Kollektiv die eigene Befindlichkeit zutage tritt. Aber auch *starke* und *direkte* Bewegungen können ausgelebt werden. Häufig werden Bälle in das Schwungtuch geworfen, die den Raumantrieb *(direkt* und *indirekt)* herausfordern: Können die Bälle von allen im Tuch gehalten werden *(indirekt)?* Bemerkt jemand, wenn einer der Bälle aus dem Tuch zu fallen droht *(direkt)?* Wird in der Chace-Methode (vgl. Kap. 11.7) mit dem Schwungtuch gearbeitet, so können sich alle Bewegungsqualitäten zeigen.

Symbolebene
Die Symbolik eines Schwungtuches ist nicht so vielfältig wie bei anderen Medien. Es steht immer für Geschlossenheit und Gemeinschaft und es hat etwas Schützendes, wenn sich ein Teilnehmer (oder alle) unter das Schwungtuch begeben. Mithilfe eines Fallschirms (der in der Regel größer und weiß ist) lässt sich durch das weite Schwingen nach oben besonders ein Zugang zu spirituellen Themen herstellen.

Beziehungsebene
Das Schwungtuch eignet sich ähnlich gut wie das Gummiband, um die Beziehungsqualitäten in einer Gruppe zu erkennen. Besteht ein großes Bedürfnis nach Harmonie, so schwingen die GruppenteilnehmerInnen das Tuch hin und her. Für ein harmonisches Miteinander müssen sich die PatientInnen damit auseinandersetzen, wie sie am besten Einfluss nehmen können und wie nicht. Durch die Schwungtuch-Übung erhalten sie eine direkte Rückmeldung, wie klar und stark ihr Impuls sein muss, damit ein System ihn aufgreifen kann. Der Tanztherapeut kann diagnostisch die Gruppenphasen erkennen und der Frage nachgehen, ob das Bedürfnis nach Harmonie (Zugehörigkeit) größer ist als nach Auseinandersetzung (Verantwortung) (Bender, 2014b). Das Tuch dient also der Orientierung für die gemeinsame Schwingungsfähigkeit der Gruppe und fördert die Zugehörigkeit durch eine gemeinsame harmonische Bewegung. Individuelle Bewegungen setzen sich bei einem entsprechenden Impuls in kollektive um. So bekommt jeder Patient ein Feedback zu seiner Selbstwirksamkeit. Man kann sogar durchaus ein bisschen »querschießen«, ohne gleich aus der Gruppe herauszufallen.

Auch Platzwechsel sind bei Übungen mit dem Schwungtuch möglich. Die PatientInnen laufen unter dem Tuch her und nehmen den Platz einer anderen Person ein. Dies ermöglicht einerseits einen Perspektivenwechsel, andererseits zeigt sich, dass der eigene Platz immer gesichert bleibt.

Das Tuch kann auch als Symbol für Containment genutzt werden. So äußern verhaltensauffällige Heimkinder in der Tanztherapie immer wieder den Wunsch, sich ganz fest in dem Tuch einwickeln zu wollen. Das Tuch umschließt ihre Körpergrenzen sehr fest, sodass sie sich nicht mehr bewegen können. Sie genießen diese äußere Kontrolle sehr, die sie im Alltag oft selbst nicht leisten können.

11.5.7 Gummiband

Ein festes, elastisches Gummiband lässt sich ebenfalls gut für Gruppenübungen einsetzen. Zudem bietet es mehr Möglichkeiten als das Schwungtuch. Seine Größe muss auf die der Gruppe und des Raumes abgestimmt sein. Für das Fördern eines Zugehörigkeitsgefühls (Bender, 2014b) ist es wichtig, dass alle innerhalb des Gummibandes Platz haben, gleichzeitig darf es nicht an die Grenzen des Raumes stoßen, damit die haltgebende Wirkung des Bandes für die KlientInnen erfahrbar bleibt.

Das Band gibt einen Rahmen im geschlossenen System. Jedes Gruppenmitglied hat zwar einen individuellen Platz, ist aber dennoch von den anderen abhängig. Aktivität und Rezeptivität werden so thematisiert.

Bewegungsebene
Dieses Medium provoziert eine Vielzahl von Bewegungsqualitäten, die sich, wie auch bei dem Schwungtuch, auf die ganze Gruppe übertragen. Auch hier initiieren Gruppen häufig einen *Wiegerhythmus*, weil sie nach Harmonie in der Gruppe suchen. In der Verantwortungsphase (Bender, 2014b) können die PatientInnen ihre kraftvollen Bewegungsimpulse ausleben. Die Stabilität des Bandes erlaubt sogar ein Tauziehen *(direkt, stark* und *getragen)*. Wird in der Chace-Methode (vgl. Kap. 11.7) mit dem Band gearbeitet, so zeigen sich alle Bewegungsqualitäten im Gruppentanz.

Symbolebene
Wenn die Tanztherapeutin das Band auf den Boden legt, symbolisiert es erst einmal die Grenzen der Gruppe. Daher kann es auch zur Abgrenzung eingesetzt werden. Es zeigt, wer im System sein möchte, wer lieber außen bleibt und welche

Konsequenzen das für die Gruppenentwicklung hat. Die Stabilität des Bandes steht aber auch für das Gehaltenwerden in einem System.

> In einer psychosomatischen Klinik lädt die Tanztherapeutin die PatientInnen dazu ein, sich innerhalb des Gummibands zu stellen, das Band auf die Höhe des Kreuzbeins zu schieben und sich gegen das Gummiband (das System) nach außen zu lehnen, ohne die Verantwortung für die Sicherheit des eigenen Stands ganz aufzugeben. Nachdem die ganze Gruppe ihr Gleichgewicht gefunden hat, tritt jeweils ein Teilnehmer vorsichtig vom Band weg in die Mitte und beobachtet, was passiert. Die restliche Gruppe versucht sich daraufhin, ohne die Person neu zu stabilisieren. Im Anschluss berichtet jeder, wie und wo er den Weggang des Einzelnen gespürt hat. Dann tritt der Teilnehmer wieder behutsam in das System ein und beobachtet auch diese Wirkung. Als eine Frau an der Reihe ist, sich von dem Band zu entfernen, gerät die Gruppe sehr in Unruhe. Sie braucht lange, um wieder ihr Gleichgewicht zu finden. Die Teilnehmerin sagt daraufhin erschrocken: »Was hätte ich meiner Tochter angetan, wenn ich mich umgebracht hätte?!«

Beziehungsebene
Das Band eignet sich gut, um die Gruppenphasen (Bender, 2014b) zu ermitteln bzw. über das gemeinsame Tanzen spürbar werden zu lassen:

- *Zugehörigkeit:* Die KlientInnen suchen und wünschen sich Harmonie sowie eine übereinstimmende Bewegung und einen gemeinsamen Rhythmus.
- *Verantwortung:* Die Bewegungen werden individueller und mit mehr Krafteinsatz durchgeführt bis hin zum Zerren an dem Band.
- *Offenheit:* Durch das Anlehnen und Abstützen am Band entsteht Vertrauen, weil sich die KlientInnen vertrauensvoll auf das Geschehen einlassen und aktiv und/oder rezeptiv agieren. Schließen einzelne Gruppenmitglieder die Augen, können sie die Stütze der Gruppe besser spüren.
- *Trennung:* Kein Medium sollte einfach weggelegt werden. Haben sich die PatientInnen am Band angelehnt, ist es angebracht, sich erst einmal aus der Position zu lösen. Dazu sollte jeder zunächst vorsichtig das Gewicht wieder ganz auf die eigenen Füße verlagern, dann langsam in die Kreismitte gehen, ohne das Band festzuhalten, und beobachten, wann es zu Boden fällt. Eine Trennung wird so noch einmal körperlich spürbar.

Auch für die Bindungsarbeit kann das Band hilfreich sein. Anders als die Filzseile ist es dehnbar, das heißt, in der Einzeltherapie wird so sichtbar, wie weit sich jemand von der Tanztherapeutin entfernen möchte und kann, ohne dass die Verbindung abbricht. Dies kann ein wichtiger Übergangsprozess in der Autonomieentwicklung bedeuten. Die Klientin reguliert die Distanz, die Therapeutin bleibt als »Homebase« (Mahler, 1986) an einer Stelle.

11.6 Raum und Verraumung

Wenn man bedenkt, dass die meisten Kriege Territorialkämpfe sind, versteht man die Bedeutung, die ein Mensch seinem umgebenden Raum gibt. Seinen persönlichen Bewegungsraum trägt jeder zudem immer bei sich. Aber auch der Außenraum hat einen erheblichen Einfluss auf unser Wohl- oder Unwohlsein und letztlich auf unsere psychische Gesundheit. Menschen, die entweder im eigenen Haus oder in der Natur viel Raum einnehmen können, sind psychisch stabiler als jene, die auf engstem Raum mit anderen zusammenleben müssen. So kann die Veränderung des äußeren Raumes den psychophysischen Zustand eines Menschen erheblich beeinflussen. Umso erstaunlicher ist es, wie wenig Wert viele Kliniken auf die Gestaltung, Lage und Größe ihrer Therapiezimmer legen. Räume, die sich im Keller mit wenig Licht befinden, sagen nicht nur etwas über den Wert der angebotenen Therapie im Kliniksetting aus, sondern auch etwas darüber, welchen unwirtlichen Raum man den psychotherapeutischen Prozessen der PatientInnen gibt.

11.6.1 Kinesphäre

Durch ihre tänzerischen oder alltäglichen Bewegungen beschreibt eine Person einen persönlichen Raum, den sie einnehmen möchte oder auf den sie glaubt, einen Anspruch zu haben. Jeder besitzt also einen persönlichen Raum, der respektiert werden soll und der sowohl persönlich als auch kulturell determiniert ist.

> »Dieser persönliche dreidimensionale Bewegungsraum wird Kinesphäre genannt und beschreibt den Raum, den jemand einnehmen kann, wenn er Arme und Beine in alle Richtungen ausstreckt. Wenn jemand den Arm in alle Richtungen schwingt, wird er die Grenzen der Kinesphäre beschreiben. Es ist nicht nur ein zweidimensionaler Kreis, sondern beschreibt alle drei Dimensionen *(quer/seitwärts, abwärts/aufwärts, rückwärts/vorwärts)* und ist eine Sphäre, eine Art Kugel und keine andere geometrische Figur wie ein Quadrat oder eine Pyramide« (Bender, 2014a, S. 124).

Durch Grenzverletzungen und fehlende Bewegung ist vielen Menschen die eigene Kinesphäre nicht mehr bewusst. Daher sind sie lediglich gekränkt, verwundert oder verletzt, wenn andere ihre Grenzen nicht respektieren.

> »Medien können dabei unterstützen, sich auf verschiedene Art mit dem persönlichen Umraum, der Kinesphäre, in Beziehung zu setzen. Die Etablierung einer stabilen und sicheren Beziehung zur eigenen Kinesphäre unterstützt das Gefühl des Rechts auf Selbstbestimmung dieses Raumes. Mit Hilfe von Stöcken kann Raum vergrößert und beherrscht werden, durch das Auslegen von Seilen kann dauerhaft markiert und dadurch für jeden sichtbar abgegrenzt werden, mit Hilfe von Tüchern in Bewegung kann der Rauminhalt gefüllt, der Raum ausgefüllt und mit der eigenen Bewegung und Präsenz angereichert werden, auch als eine Form der Inbesitznahme« (Roebers, 2014, S. 75).

Die weite Kinesphäre wird beschrieben, wenn Arme und Beine sich voll ausgestreckt bewegen. Ein Tuch oder ein Stab können KlientInnen dabei unterstützen, ein Gefühl für die Größe des persönlichen Umraums zu bekommen.

Die mittlere Kinesphäre beschreibt den Raum, den unsere Bewegungen mit ca. 40 cm Abstand vom Körper (Unterarmlänge) ausfüllen. Diese Distanz halten wir in unseren kulturellen Breitengraden meist ein, wenn wir ein Gespräch führen. Um mit anderen in Kontakt zu kommen, gibt also jeder einen Teil seiner weiten Kinesphäre auf. Rückt jemand jedoch näher zu uns, erleben wir diese Nähe schnell als Grenzverletzung, bleibt jemand dagegen außerhalb der mittleren Kinesphäre, werten wir diese Distanz häufig als Ablehnung.

Die enge Kinesphäre beschreibt den Bewegungsraum nah am Körper, in dem sich die Intimität zum eigenen Körper abspielt. Nimmt jemand mit sehr intensivem *gebundenen* Bewegungsfluss nicht viel Raum ein, drückt sich darin sein Unwohlsein aus. Verharrt jemand die meiste Zeit über in der engen Kinesphäre lässt sich dies als geringes Selbstwertgefühl, Einschränkung in sozialen Kontakten und Reserviertheit deuten (Kestenberg Amighi et al., 1999).

KlientInnen, die trotz verschiedenster Bewegungsangebote in einer engen Kinesphäre bleiben, sind meist der Ansicht, nicht mehr Anspruch auf persönlichen Bewegungsraum zu haben.

> Eine Klientin hat mit einem Filzseil ihren eigenen Raum abgesteckt, der ungefähr die Größe der *mittleren Kinesphäre* hat. Da es im vorangegangenen Gespräch um Grenzverletzungen ging, fängt die Tanztherapeutin an, die Grenze mit den Füßen nach innen zu verkleinern. Die Klientin

schaut tatenlos, aber entsetzt zu. Nach einem kurzen Gespräch wird die Übung wiederholt. Die Klientin stellt sich vor die Therapeutin und sagt laut »Nein!«. Da dieses Mittel der Verteidigung nicht sehr beeindruckend ist und die Therapeutin nicht von der Grenzüberschreitung abhält, geht die Klientin nach einem weiteren Gespräch dazu über, die Therapeutin wegzuschieben, wenn sie ihre Grenze verkleinern will. Sie stellt fest, wie schwer ihr dieses aktive Eingreifen fällt, wie notwendig es aber ist, damit der andere die eigenen Grenzen nicht weiter verletzt.

In einer Gruppe richtet sich der Anspruch der eigenen Kinesphäre nach der Größe des zur Verfügung stehenden Raumes. Wenn Menschen einen Raum betreten, verteilen sie sich erst einmal gleichmäßig, um jedem die größtmögliche Kinesphäre zu lassen. Füllt sich jedoch der Raum, wird die Raumnutzung nonverbal neu verhandelt. Hält sich jemand nicht an diese normierte Vereinbarung und beansprucht für sich weiterhin eine große Kinesphäre, so wird dies als unhöflich oder unverschämt interpretiert.

Alle TeilnehmerInnen einer Gruppe verteilen sich gleichmäßig im Raum und erkunden die weite Kinesphäre. Sie strecken Arme und Beinen und berühren oben, unten, vorne, hinten und seitlich die Grenzen der Kinesphäre. Dabei sollen sie darauf achten, dass sich keine Kinesphären überschneiden. Da ein erwachsener Mensch um die drei Quadratmeter für seine weite Kinesphäre beansprucht, reicht der Raum nicht aus, damit jeder in seiner eigenen weiten Kinesphäre bleiben kann. Ein Teilnehmer ist so mit seiner eigenen Kinesphäre beschäftigt, dass er nicht bemerkt, wie sich seine Kinesphäre mit denen der anderen überschneidet.

Das Austanzen der eigenen Kinesphäre ist immer dann hilfreich, wenn die Raumnutzung des Klienten auffällig ist und dies unweigerlich zu kommunikativen Dissonanzen führen wird.

In einer inadäquaten weiten Kinesphärennutzung zeigt sich die kontraphobische Reaktion auf die Angst, nicht wahrgenommen zu werden. Da hinter verbirgt sich in der Regel eine Zugehörigkeitsthematik (Bender, 2014b) oder eine narzisstische Persönlichkeit, die den Betroffenen daran hindert, andere in ihren Raumbedürfnissen wahrzunehmen.

Eine inadäquate enge Kinesphärennutzung findet sich bei KlientInnen, die aufgrund von wiederholten Erniedrigungen und Traumatisierungen die Verletzung des eigenen Raumes erleben mussten (wie es bei Missbrauchsopfern der Fall ist) oder aus Angst vor anderen Menschen versuchen, unsichtbar zu werden, was ebenfalls auf eine Zugehörigkeitsthematik hinweist (ebd.).

11.6.2 Verraumung

Zeit seines Lebens kämpft der Mensch mit der Pluralität seines emotionalen Innenlebens. Sein Wunsch nach Eindeutigkeit geht meist nicht in Erfüllung, vielmehr ergeben Pro- und Kontralisten oft ein zweideutiges »Ja, aber …«. Die herbeigesehnte Eindeutigkeit bleibt aus. So suchen viele Menschen in der Hoffnung eine Therapie auf, durch die innerpsychische Arbeit zweifelsfreie Lebensentscheidungen treffen zu können. Dieser Hoffnung nicht auch zu erliegen und stattdessen der inneren Pluralität des Patienten auf den Grund zu gehen, kann für TanztherapeutInnen zu einer großen Herausforderung werden.

Friedemann Schulz von Thuns versucht mit seinem Konzept des Inneren Teams (1998) ebenso wie John G. und Helen W. Watkins mit ihrem Ansatz von der Ego-State-Therapie (2007), dem Menschen seine vielen Persönlichkeitsanteile vor Augen zu führen und so bewusst zu machen.

In der Tanztherapie stellt das Verraumen ein ähnliches Prinzip dar. Innere Anteile werden meist mithilfe von Medien sichtbar gemacht und im Raum platziert. Erstaunlicherweise löst dies beim Klienten in den verschiedenen Räumen unterschiedliche Körpersensationen und Bewegungsimpulse aus. Auf diese Weise erkennt er meist Zusammenhänge, die sich ihm allein durch Nachdenken nicht erschlossen hätten.

> Ein junger Mann sucht eine Tanztherapeutin auf, weil er sich in einem Entscheidungsprozess befindet, der ihn zusehends quält. Er hat das Gefühl, keinen Schritt weiterzukommen. Wie viele andere in seinem Alter spürt er den Konflikt, sich zwischen seinen beruflichen Ambitionen, die Gelegenheit wahrzunehmen und im Ausland zu arbeiten, und dem Wunsch, sich mit seiner Freundin ein kleines eigenes Nest aufzubauen, zu entscheiden. Sowohl Familie als auch Freunde ermutigen ihn, die berufliche Chance im Ausland zu nutzen. Die Tanztherapeutin lässt ihn daher mit Filzseilen verschiedene Räume markieren, die jeweils eine Möglichkeit beinhalten: eine Zukunft ohne Freundin im Ausland, eine mit Freundin im Ausland, eine mit Freundin im Inland, eine ohne Freundin im Inland und eine Zukunft, die nichts von alledem einschließt. Im Anschluss soll er sich nacheinander in jeweils einen der Räume stellen. Schnell spürt er sehr ein-

deutliche Körpersensationen, die ihn so verwundern, dass er immer wieder in die Räume geht, um die Validität der Körpersensation zu überprüfen. Zu seiner großen Verblüffung bleiben die Körpersensationen gleich stark. Durch diese neuen Erkenntnisse kann er nach einer Weile eine Entscheidung treffen.

In der Verraumung kann nicht nur das Innere im Außenraum nachgebildet und so sichtbar werden, sondern auch Zeitgrenzen lassen sich kinästhetisch überschreiten, sodass der Klient einerseits spürt, wie es ihm im Hier und Jetzt geht, und andererseits auch prospektive Seinszustände antizipieren kann, die ihm bei zukünftigen Entscheidungen helfen können.

Eine Klientin möchte sich von ihrem Mann trennen, kann sich aber nicht vorstellen, wie ihr Leben ohne ihn nach so vielen Ehejahren aussehen könnte. So verharrt sie in ihrer Unzufriedenheit, den ständigen Auseinandersetzungen und der Angst vor der Zukunft. Die Tanztherapeutin lässt die Klientin einen Raum auslegen, der ihr jetziges Leben symbolisieren soll. Gegenstände aus dem Therapieraum, die für die verschiedenen Aspekte ihrer Beziehung stehen, sollen von ihr in dem symbolischen Raum platziert werden. Nachdem die Klientin mit der Gestaltung des Raumes fertig ist und Zeit hatte, sich in diesen Jetztraum einzufühlen und sich in ihm zu bewegen, bittet die Therapeutin sie nach und nach einen der Gegenstände aus dem Raum zu entfernen, der ihre Beziehung symbolisiert, auf den sie aber verzichten kann. Zur großen Verwunderung beider, räumt sie die Gegenstände zügig aus dem Raum und freut sich über den neugewonnenen Platz, den sie tanzend füllt. Im anschließenden Gespräch erkennt sie, dass die Ängste, die sie spürt, gar nicht ihre eigenen sind, sondern die ihrer Eltern, für die eine Trennung nicht infrage kommt.

Auch im Gruppengeschehen entsteht durch die Verraumung mehr Klarheit in Beziehungen, weshalb sie als Übergang zu einer besseren und eindeutigeren Kommunikation dienen kann. Mithilfe von Medien wird der Bewegungsraum deutlicher strukturiert.

Übung: Mein Raum – unser Raum

Jede Person markiert mit Seilen ihren persönlichen Raum, den andere nur nach eindeutiger Einladung betreten dürfen. Der übrige Raum ist Kollektivraum, wo Beziehungen und Begegnungen verhandelt werden müssen. Die KlientInnen können sich frei zwischen diesen beiden Räumen bewegen. Dann räumt jeder die Seile wieder weg.

Diese Übung verdeutlicht, dass jeder seine eigene Kinesphäre immer bei sich trägt. Zudem erhalten die KlientInnen so die Möglichkeit zu erfahren, wie viel eigenen Raum sie brauchen, wie deutlich sie ihre Kinesphäre spüren, wann sie Kontakt wünschen und wie sie ihn gestalten wollen.

Übung: Kontaktraum

Der Raum wird in drei Kreise eingeteilt: einen durch Filzseile markierten Innenkreis, einen diesen umschließenden mittleren Kreis und einen daran anschließenden Außenkreis. Die KlientInnen bekommen die Aufgabe, sich entsprechend ihrer Befindlichkeit in den jeweiligen Räumen zu bewegen: Im Zentrum bleibt jeder für sich. Es entsteht kein Kontakt untereinander. Im mittleren Kreis darf jede Person selbst entscheiden, ob sie Kontakt haben möchte oder nicht, und ihre Absicht den anderen deutlich machen. Im äußeren Kreis findet verbindlicher Kontakt statt. Die Verraumung des Kontaktbedürfnisses reduziert die Komplexität der Beziehungsgestaltung. Die KlientInnen erleben, ob sie sich trauen, zu ihrem Kontaktbedürfnis zu stehen, oder glauben, sich den anderen anschließen zu müssen.

11.7 Die Chace-Methode

> The basic principle of the discipline called dance therapy is an aware communication in non-verbal terms.
>
> *Marian Chace*
> *(zit. n. H. Chaiklin, 1975, S. 17)*

Im *Time Magazine* erschien am 23. Februar 1959 ein Artikel über die Tanztherapie, in dem die Arbeitsweise von Marian Chace vorgestellt wurde:

> »Vorhänge mit Tupfern erhellten die Fenster, […] aber es gab nur Leere oder Verzweiflung auf den Gesichtern der Patienten, die letzte Woche in einen Aufenthaltsraum des psychiatrischen Krankenhauses St. Elizabeths in Washington, D.C. schlurften. Schizophrene, die vor einem Jahr oder länger hospitalisiert wurden, trieben still in ihren eigenen Welten. Ein Mann quälte sich mit einem unkontrollierbaren Tremor, während ein anderer seinen Kopf hob, um einer inneren Stimme zu horchen« (*Time Magazine Monday*, vom 23.02.1959; Übers. d. A.).

Marian Chace begann ihre tanztherapeutische Arbeit zu einer Zeit, als PatientInnen noch nicht mit Neuroleptika behandelt wurden, was bedeutete, dass sie nicht sofort mit einer Übung starten konnte, sondern zu Anfang einer jeden Stunde erst einmal in Kontakt mit ihren PatientInnen gehen musste.

> »Dann legte eine grauhaarige, großmütterliche Frau mit Tanzschläppchen einen Walzer von Strauß auf den Plattenspieler und begann ihre Arbeit. Wie immer versuchte Marian Chace, 62 Jahre alt, führende Tanztherapeutin der Nation, mit den psychisch Kranken durch Musik und Bewegung in Kontakt zu kommen« (ebd.).

In Bluse und langem Rock versuchte Marian Chace auf die Besonderheiten eines jeden Patienten einzugehen. Sie schreckte dabei auch nicht vor Maßnahmen zurück, die für uns heute eher ungewöhnlich sind:

> »›Schlagen Sie mich‹, begann sie langsam und ermunterte ihre Patienten dazu, Handbewegungen zum Rhythmus der Musik zu machen. Um die Feindseligkeit abzubauen, legte sie eine Polka auf und tanzte von einem zum nächsten und inszenierte einen Scheinkampf zum Rhythmus der Musik. ›Sie können mich wirklich herausfordern?‹, rief sie atemlos. ›Ja, ich kann auch Wut spüren!‹ Nach einer halben Stunde versuchte jeder zu tanzen, sogar der zitternde Mann, auch wenn er nur seine Hände aneinander reiben konnte. Die Sitzung endete mit einem langsamen Walzer, der die Patienten mit einer sanften, wiegenden Bewegung beruhigte« (ebd.).

Auch wenn Chace wusste, dass die Effekte einer Therapiesitzung nicht unbedingt von Dauer waren, sah sie es als ihr erklärtes Ziel an, die PatientInnen zu verändern:

> »›Es ist mein Job, einen Durchbruch zu erreichen.‹ […] [Die] Psychiater, die beobachtet haben, wie sie mit ihrer Arbeit die Seele der Kranken berührt, sind vom Wert ihrer Arbeit überzeugt. Wenn Patienten mit ihr tanzen, rufen sie manchmal: ›Das bin ich!‹.«

Der Leiter des St. Elizabeths' Krankenhauses in Washington D. C., Winfred Overholser, war von ihrer Arbeit überzeugt: »›Es ist keine Frage, dass die Tanztherapie von Fräulein Chace ein Mittel ist, um Patienten in die Realität zurückzuholen‹« (ebd.).

Chace war es wichtig, den PatientInnen die Möglichkeit zu geben, tanzend ihre Gefühle auszudrücken:

»Wenn ein aggressiver Patient einen bedrohlichen Schritt macht, zieht sie ihn auf ihre Seite, indem sie lächelnd zu Boden sinkt, um ihm zu zeigen, dass sie keine Bedrohung darstellt. Der Durchbruch kann Wochen dauern, so hat ein Patient zum Beispiel erst zwei Monate, nachdem sie ihn gefragt hat, ob er einmal Tanzen gelernt hat, sein Schweigen gebrochen und ›Nein, Fräulein Chace.‹ geantwortet. […]

Trotz zahlreicher Auszeichnungen und Ehrungen spürt sie immer noch eine Woge des Triumphes, wenn ein Patient einen Weg findet, aus seiner Isolation herauszutanzen – auch wenn es vielleicht nur kurz ist. ›Sie bieten an, für mich den Plattenspieler zu tragen, wählen eine Schallplatte aus oder kommen für eine Gestaltungsübung zusammen. Dies ist die größte Freude‹, sagt sie« (ebd.).

11.7.1 Theoretisches Modell

Da Marian Chace ihr Tanztherapie-Konzept nie umfassend ausformulierte, bleibt nur die Möglichkeit es anhand ihrer zahlreichen Artikel, Aufsätze und Vorträge zu rekonstruieren. Chace' wichtigste Botschaft ist: Tanz bedeutet Kommunikation und erfüllt damit ein tiefes menschliches Bedürfnis. Ihr war wichtig – und ihr Konzept ermöglichte es auch –, durch Kontinuität und Spontaneität im Moment zu bleiben. Sie wusste um das menschliche Bedürfnis, gesehen, gehört und verstanden zu werden, und vertraute auf den Tanz an sich. Geduld war eine ihrer Stärken und so verstand sie es abzuwarten, bis ein Patient selbst Interesse zeigte (Leventhal et al., 2016).

Neben zahlreichen Gesprächen mit PsychiaterInnen und PsychologInnen, unter anderem mit Frieda Fromm-Reichmann, beeinflusste vor allem die Theorie des Neofreudianers Harry Stack Sullivan ihre Arbeit. Sullivan sieht in seiner »Interpersonal Theory of Psychiatry« die Persönlichkeit als hypothetisches Konstrukt an, das nur im zwischenmenschlichen Verhalten beobachtbar ist. Ein Individuum kann nicht ohne ein anderes existieren. Sogar seine physiologischen Reaktionen werden durch soziale Interaktionen beeinflusst, es besitzt gewissermaßen einen »sozialen« Organismus gepaart mit seiner eigenen sozialisierten Art zu atmen, seinem eigenem Blutkreislauf und seiner eigenen Verdauung (Barton, 1996; Hall & Lindzey, 1979). Chace fand in Sullivans Überlegungen eine theoretische Erklärung für ihre intuitive Einschätzung der Bedeutung sozialer Interaktion, was auch die Nähe zur systemischen Denkweise deutlich macht, denn sie glaubte ebenfalls an die Selbstheilungskräfte des Menschen, womit die »gesunden Anteile«, also die Ressourcen, gemeint sind. Durch Bewegung werden dem Körper innewohnende Lösungsmöglichkeiten provoziert (H. Chaiklin, 1975).

Chace' Schülerinnen, die mit ihr und durch sie ein zunehmend klareres und tieferes Verständnis des Tanzes als Therapieform erhielten, entwickelten im Nachhinein einen Theorieansatz, den Chace durch ihre starke Verbundenheit zum Tanz und ihrem Vertrauen in seine heilende Wirkung noch intuitiv und persönlich ausgelebt hat (Levy, 2005).

Im Vordergrund stand für Chace, mit ihren PatientInnen durch den Tanz in Kontakt zu kommen. Sie erkannte, dass PsychotikerInnen die verbale Sprache bei der Beziehungsgestaltung wenig hilft, weil bei ihnen Sprache oft kontextunabhängig erfolgt und eher der Abwehr als der direkten Kommunikation dient. PatientInnen mit einer schweren psychischen Erkrankung verlassen sich auf nonverbale Zeichen, um ihre Emotionen zu vermitteln. Chace war der festen Überzeugung, dass jeder Patient den Wunsch nach Kommunikation hat, diesen jedoch oft verdrängt. Daher sprach sie in ihrer Arbeit die »gesunden« und gut erreichbaren Persönlichkeitsanteile ihrer KlientInnen an. Dieser salutogenetische Ansatz zeugt von einem tiefen Respekt ihren PatientInnen gegenüber (H. Chaiklin, 1975).

Chace setzte den Tanz ein, damit sich PatientInnen wieder ihres Körpers bewusst werden. Diagnosen waren für sie nebensächlich, im Vordergrund stand für sie die Begegnung mit dem Menschen, so fand die Kommunikation meist nonverbal statt. Die expressive Kraft des Tanzes ermöglichte es, Gefühlen einen Ausdruck zu geben, die auf verbaler Ebene oft nicht mitgeteilt werden konnten. Auf tänzerisch-symbolischer Ebene konnte Chace auf die Gefühle ihrer KlientInnen eingehen und mit ihnen arbeiten (ebd.).

Auf diesen Grundannahmen lassen sich die im Folgenden dargestellten Prinzipien ableiten, von denen zunächst einige vorgestellt werden. Anschließend wird der Verlauf einer Sitzung unter den bisher dargestellten Aspekten betrachtet.

11.7.2 Tanz als Kommunikationsmittel

Tanz bedeutet für Marian Chace in erster Linie Kommunikation und befriedigt somit ein Grundbedürfnis des Menschen.

> »Basic dance is perhaps one of the most effective means to cut through this isolation when the loneliness cannot be expressed in words, and the preoccupation with this emotion is too intense to converse about other matters« (Chace, zit. n. H. Chaiklin, 1975, S. 203).

Wie die Begriffe »Tanz« und »Kommunikation« schon deutlich machen, ging es Chace vor allem darum, über den Tanz in Kontakt mit den PatientInnen zu kommen und so auch den Kontakt der Gruppenmitglieder untereinander zu fördern. Menschen mit psychischen Beschwerden sind aufgrund ihrer Erkrankung oft isoliert, was sich in ihrer Körpersprache ausdrückt. Der expressive Charakter des Tanzes ermöglicht die Veräußerlichung innerer Gefühle, die von den PatientInnen nicht verbal mitgeteilt werden können. Es erscheint mir wichtig, sich immer wieder an diese ursprüngliche Bedeutung der Tanztherapie zu erinnern und zu betonen, dass es bei dieser Therapieform darum geht, *Bewegung zu erfahren*, um eine ganzheitliche, das heißt sowohl verbale als auch nonverbale, Kommunikation auf persönlicher und sozialer Ebene zu erlernen oder zu vertiefen, und nicht darum, die *Bewegung zu verbessern* (H. Chaiklin, 1975).

Auch wenn PsychiatriepatientInnen aufgrund medikamentöser Therapien heute oft in einem besseren gesundheitlichen Zustand sind als zu Chace' Zeiten, hat die Chace-Methode nichts an Wert für das psychiatrische Setting verloren. Aufgrund der Isolation, zu der psychische Erkrankungen fast zwangsläufig führen (oder die diese bedingen), sind Kontakt und Kommunikation die wesentlichen Themen bei der Behandlung von diesen PatientInnen und gemeinsames Bewegen oft ein langfristiges Ziel (ebd.).

11.7.3 Körperaktion

Nach Marian Chace spiegeln sich Probleme in Bewegungen und in Körperhaltung und -ausdruck wider. Das Bewegungsmuster reflektiert Persönlichkeitsmuster, so gehen strukturelle Veränderungen in der Motorik mit persönlichen einher (ebd.).

Chace war der Ansicht, dass sich mithilfe des Tanzes muskuläre Verhärtungen und Verspannungen aufgrund ungelöster Konflikte lockern und lösen lassen, was PatientInnen neue psychophysische Erfahrungen beschert. Denn Emotionen drücken sich auf muskulärer Ebene aus. Tanz ist ohne muskuläre Aktivität nicht möglich, daher eignet er sich besonders, um solche Aktivitäten, das heißt den Ausdruck von Gefühlen, zu strukturieren und zu organisieren. Für die Wiedereingliederung von PatientInnen mit schweren psychischen Erkrankungen erwies sich der Tanz in Chace' Augen als hilfreiches Kommunikationsmittel (ebd.).

Körperliche und emotionale Rigidität und Blockaden können von geschulten TanztherapeutInnen mithilfe der Laban-Bewegungsanalyse und des Kestenberg Movement Profiles erkannt und differenziert wahrgenommen werden. Eine emotionale Bereitschaft zur Kommunikation tritt jedoch nicht durch eine mechanische Ausführung der Bewegung ein, sondern erst, wenn der Patient bereit ist, die Bewegung in seinem Körper zu fühlen.

»You can tell a person to raise their arms, but until they feel it inside, you won't get the real lift in the body. You can stretch your arms forever and a day and still not feel it inside« (Chace, zit. n. H. Chaiklin, 1975, S. 229).

Tanzen verbessert die Motilität der Glieder, der Atmungsorgane oder der Muskulatur des Patienten – Bereiche, die bei fehlender Bewegungsfähigkeit den emotionalen Ausdruck blockieren. Ziel der Therapie ist es, KlientInnen ein realistisches Körperschema zu vermitteln, ihnen beizubringen, ihre Glieder wahrzunehmen und bestimmte Körperbereiche zu aktivieren, ihre Körperhaltung zu verbessern, Körperbewegungen bewusst zu kontrollieren und ihr Bewusstsein für körperliche Empfindungen zu schulen (H. Chaiklin, 1975).

11.7.4 Symbolbildung

In der zweiten Klassifizierung werden die meist unklaren Bilder, Fantasien und Erinnerungen der PatientInnen genutzt. Die Therapeutin strukturiert diese durch, indem sie sie visualisiert, verbalisiert und tanzt. Chace war überzeugt, dass sich Probleme auf einer rein symbolischen Ebene bearbeiten lassen, sodass eine Analyse des Konflikts nicht zwingend notwendig ist, um ihn zu lösen. Allein durch die Bewegung können unterdrückte und beängstigende Emotionen auf unterschiedliche Art und Weise ausgedrückt werden. PatientInnen nutzten zum Beispiel Bilder von Tieren, Blumen und Bäumen, um Konflikte und Träume zu symbolisieren. Weil die Tanztherapeutin die unbewusste und häufig symbolhaltige Kommunikationsweise des Patienten akzeptiert und mit ihm mitfühlt, erfährt er Vertrauen und Annahme während des Bearbeitungsprozesses. Das ermutigt ihn und unterstützt seine weitere Bewegungsexploration (ebd.).

Der Verwendung von Symbolen liegt die inhärente Annahme zugrunde, dass das Loslösen vom Konflikt oberste Priorität hat und auf verschiedenen Ebenen und auf unterschiedliche Art vonstattengehen kann. Wer sich von einem Konflikt befreit, spürt oft, wie in ihm ein Gefühl der Akzeptanz entsteht und der Inhalt, der sich hinter der Symbolik verbarg, ins Bewusstsein tritt (ebd.).

11.7.5 Therapeutische Bewegungsbeziehung

Chace besaß die außergewöhnliche Fähigkeit, kinästhetisch den emotionalen Ausdruck ihrer PatientInnen wahrzunehmen, auf ihre eigenen Körperbewegungen und ihre Stimmlage zu übertragen, zu reflektieren, um dann auf die Empfindungen zu reagieren. Die Therapeutin steht in Bewegungsbeziehung oder Interaktion mit dem Patienten, um ihm zu spiegeln, dass er auf emotionaler Ebene akzeptiert wird. Das »Spiegeln« (vgl. Kap. 11.2) oder »Reflektieren« gehört damit zu den wichtigsten Methoden. Chace nahm den Symbolgehalt in der verbalen und nonverbalen Kommunikation ihrer PatientInnen ernst, unterstützte sie in dieser Art, sich mitzuteilen, und half ihnen, sie zu entschlüsseln. Damit begegnete sie ihnen auf ihrer Gefühlebene und zeigte ihnen, dass sie sie als Person wirklich und wahrhaftig verstehen und akzeptieren kann. Sie versuchte nie, ihre PatientInnen zu »reparieren«, da dies immer impliziert, dass etwas mit ihnen nicht stimmt. In der gemeinsamen Bewegung drückte Chace aus: »Ich verstehe dich. Ich höre dich und alles ist okay.« Auf diese Art brachte sie ihren PatientInnen Wertschätzung für ihre direkten Erfahrungen entgegen (H. Chaiklin, 1975).

Die Chace-Methode verläuft in ähnlichen Phasen wie das von mir ausgearbeitete Wachstumsmodell (Bender, 2014b). Die in der Psychiatrie entwickelte Methode bringt unübersehbare Vorteile für die Arbeit mit den verschiedensten Zielgruppen mit sich, vor allem in der Zugehörigkeitsphase (ebd.):

- Durch den Kreis wird gewährleistet, dass die ganze Gruppe wahrgenommen wird.
- Durch das Spiegeln wird das Gefühl vermittelt, gesehen zu werden.
- Kontakt wird spielerisch hergestellt.
- Körperbewusstsein wird entwickelt.
- Dem Körper und seinen Ausdrucksmöglichkeiten kann vertraut werden.
- Das Ausdrücken von Gefühlen in Bewegung und in einer Symbolsprache unterstreicht den Sinn der Tanztherapie.

Warum Chace ihre Aufmerksamkeit auf die Entwicklung von Gruppenphasen richtete, wird besonders daran deutlich, wie viel Wert sie auf das Zusammenfinden der Gruppe gelegt hat:

- Aufwärmen (Zugehörigkeit)
- Themaentwicklung (Verantwortung und Offenheit)
- Abschluss (Trennung)

Um ihre PatientInnen emotional abzuholen, muss die Tanztherapeutin die momentane Atmosphäre im Raum erspüren. Anschließend wählt sie eine Musik, mit der die Stimmung der Gruppe reflektiert wird und die trotzdem einen klaren Rhythmus aufweist, damit die Gruppe zusammenfinden kann. Nicht das Interpretieren der Musik, sondern das Erleben eines gemeinsamen Rhythmus erzeugt ein erstes Zusammengehörigkeitsgefühl. Chace ging auf jeden einzelnen Patienten zu, begrüßte ihn, indem sie seine Bewegungen spiegelte und entsprechende Worte an ihn richtete. Da sie mit Menschen arbeitete, die noch nicht medikamentös eingestellt waren, war dieser teils lange persönliche Kontakt besonders wichtig. Moderne Neuroleptika erlauben es der Tanztherapeutin meist, direkt mit einer Übung im Kreis zu beginnen. Dennoch sollte sie eine spiegelnde Begrüßung nicht vergessen. (ebd.).

11.7.6 Rhythmische Aktivität

Eine besondere Betonung legte Marian Chace auf gemeinsame, rhythmische Bewegungen. Ihrer Meinung nach hat der Rhythmus eine organisierende Wirkung auf das individuelle Verhalten und vermittelt ein Gefühl von Stärke und Sicherheit, gleichzeitig wächst die Solidarität und Verbundenheit unter den TeilnehmerInnen, auch wenn jeder den Rhythmus in unterschiedlichen Körperregionen aufgreift und sich individuell bewegt (H. Chaiklin, 1975).

> In einer Schule für schwer erziehbare Kinder saßen zwei Jungen auf dem Schrank und weigerten sich beim »Chace-Kreis« mitzumachen. Als die Tanztherapeutin mit dem Rest der Gruppe im Kreis zu tanzen begann, registrierte sie, wie die beiden im Rhythmus der Musik mit ihren Füßen auf die Schranktür klopften. Ihr wurde klar, dass sie sehr wohl mitmachen wollten, was in der nächsten Stunde auch der Fall war.

Von daher steht am Anfang einer jeden Übung nach der Chace-Methode das Finden eines gemeinsamen Rhythmus, erst dann werden Bewegungen der Arme, der Beine und des Rumpfes (also Formen und Antriebe) hinzugenommen.

Mit der Kraft des Rhythmus unterstützte Chace ihre PatientInnen dabei, Gedanken und Gefühle geordnet und kontrolliert in Bewegungen zu übertragen. Sogar sehr zurückgezogene PatientInnen ließen sich so mobilisieren, da sich ein sicherer, einfacher und ansteckender Rhythmus als Ausdruckmittel für chaotische und verwirrende Emotionen eignete. Neben seinem organisierenden Charakter, der die Gruppenfindung begünstigt, hilft er dabei, äußerst extremes Verhalten, bizarre Gebärden und Manieriertheiten in den Gruppenprozess zu integrieren. Während dieses Prozesses entschlüsselte Chace die Symbolik und den Inhalt, die sich hinter den durch den Rhythmus verstärkten und überspitzten Gesten oder ähnlichen nonverbalen Ausdrücken verbargen. Dadurch verbesserte sich das Bewusstsein ihrer PatientInnen für die eigene Körpersprache und die sich dahinter versteckende symbolische Bedeutung. Sie lernten, extremes Verhalten allmählich zu verändern und sogar die ihnen zugrunde liegenden Konflikte zu verbalisieren (ebd.).

Rhythmische Aktivitäten bieten eine sichere Struktur, in deren Rahmen Gedanken und Gefühle geformt werden können. Innerhalb der sicheren Grenzen der Gruppenstruktur können sie organisiert und befreit werden (ebd.).

11.7.7 Der Kreis

Der Fokus einer Stunde liegt auf der Arbeit im Kreis. Die Klarheit und Strukturiertheit, die sich aus der Form des Kreises ergeben, vermitteln ein Gefühl der Gleichheit, Überschaubarkeit, Sicherheit und Geborgenheit. Von daher beginnen Therapiestunden nach der Chace-Methode meist im Kreis, allerdings kann die Form anschließend stark variieren, Voraussetzung bleibt jedoch, dass die PatientInnen miteinander in Kontakt bleiben. TeilnehmerInnen können den Kreis im Verlauf einer Stunde verlassen, wenn sich die Gruppe im Fluss befindet und das Bewegungsthema es erfordert. Zum Abschluss findet sich die Gruppe immer wieder im Kreis zusammen. Hauptmerkmal der Chace-Methode ist aber nicht die Arbeit im Kreis, diese Form unterstützt sie lediglich (ebd.).

Der Tanztherapeut muss sensibel auf die individuellen Unterschiede bezüglich der Nähe-Distanz-Bedürfnisse der PatientInnen reagieren. Aufgrund der akuten psychiatrischen Krankheitsbilder ist das Timing sehr wichtig. Wenn er voreilig versucht, die Gruppenstruktur zu formen, hat er keinen Erfolg, und wenn er zu lange wartet, kann Chaos ausbrechen. Chace verstand, dass einige PatientInnen nicht in der Lage waren, Teil des Kreises zu werden, sodass sie sie vom Rand aus teilnehmen ließ. Das verdeutlicht ihr systemisches Verständnis, ohne dass sie es als solches benennen musste. Für sie gab es kein »drinnen« und »draußen«, sondern nur eine Teilnahme aus verschiedenen Positionen und Perspektiven. Daher lag ihr Augenmerk ebenso stark auf den Personen außerhalb des Kreises, die sie ebenfalls in die Übungen und Bewegungen einschloss (ebd.).

11.7.8 Therapeut-Klient-Beziehung

Chace stellte, wie bereits erwähnt, auf der Bewegungsebene eine therapeutische Beziehung her, indem sie den emotionalen Inhalt der Bewegungen ihrer PatientInnen in ihren eigenen Bewegungen zum Ausdruck brachte und ihn spiegelte.

Die Therapeut-Klient-Beziehung in der Tanztherapie ermöglicht es dem Patienten, Integrität aufzubauen, während er gleichzeitig die sozialen Einflüsse zu akzeptieren lernt.

Die Interventionstechniken, die bei der Chace-Methode zum Einsatz kommen, hängen vom emotionalen Bedürfnis der Patientin ab und lassen sich in drei Kategorien einteilen:

1) Spiegelung oder empathisches Reflektieren
2) Erweiterung des expressiven Bewegungspotenzials
3) Bilder und Assoziationen

Obwohl diese Techniken hier unterschieden werden, überschneiden sie sich in der Praxis häufig und sind daher nicht immer eindeutig voneinander zu trennen, da die Bedürfnisse des Patienten oft mehr als eine Technik erfordern. Chace nutzte während einer Interaktion problemlos mehrere Techniken, auch den subtilen Änderungen, die im verbalen Dialog stattfanden, passte sie sich ganz natürlich an (H. Chaiklin, 1975).

11.7.9 Das Spiegeln

Wie gesagt baute Marian Chace vor allem eine therapeutische Beziehung über die Technik des »Spiegelns« auf (vgl. Kap. 11.2.): Sie griff die individuellen Bewegungsmuster ihrer PatientInnen auf, ging durch synchrone Bewegungen speziell auf deren emotionalen Gehalt ein und schuf damit eine Basis des Vertrauens. Gleichzeitig entstand so der Raum, an den Bewegungen ihrer PatientInnen weiterzuarbeiten. Chace stimmte sich kinästhetisch und visuell auf den Einzelnen ein und machte ihm auf diese Weise ein Kommunikationsangebot.

Was sich auf den ersten Blick als Nachahmung interpretieren lässt, war weit mehr als das bloße Kopieren der Bewegungsform. Sie integrierte die Bewegung ihres Gegenübers und interpretierte sie in ihrer Spiegelung – eine Technik, die auch als kinästhetisches Einfühlungsvermögen oder empathische Spiegelung bekannt ist. Diese Technik ist eine der wichtigsten Beiträge, die Chace für die Tanztherapie geleistet hat (Levy, 1988).

Durch das Spiegeln ermöglichte sie es nicht nur der Patientin, ihre unterdrückten Gefühle wahrzunehmen und auszudrücken, sie konnte auch selbst kinästhetisch die Gefühlsqualität der gespiegelten Bewegung in ihrem Körper wahrnehmen, was ihr Verständnis für die innere Befindlichkeit der Patientin förderte (Levy, 2005).

Das Spiegeln wird die gesamte Gruppenstunde angewendet. Das »picking up«, das Aufgreifen der Bewegungen einzelner PatientInnen nutzt die Tanztherapeutin, um die individuellen Bewegungen zu einer gemeinsamen Gruppenbewegung zu formen. Chace verwies verbal immer auf die Person, von der die einzelnen Bewegungen stammten: »Versuchen wir mal alle den Arm so zu schwingen wie Frau Jones.« Diese Vorgehensweise bewirkte eine verbesserte Körperwahrnehmung der einzelnen PatientInnen und gleichzeitig erhielten sie eine Wertschätzung für ihre gezeigten Bewegungen. Die Verbalisierung beschränkte sich ausschließlich auf den Bewegungsprozess. Auch wenn manche PatientInnen nicht benannt werden möchten, reagieren sie doch erfreut und sensibel darauf, wenn sie merken, dass ihre Bewegungen aufgegriffen und strukturiert werden.

Bewegt sich die Tanztherapeutin mit der Gruppe, so mobilisiert sie auch die am Rand stehenden PatientInnen, was für den therapeutischen Erfolg sehr wichtig ist. Auch wenn manchmal der Eindruck entsteht, als würde sich die Therapeutin nur mit einer Person beschäftigen, stimmt sie sich jedoch immer auf alle ein und übernimmt die Funktion eines »Mittelpunkts«, eines emotionalen Zentrums der Gruppe und einer »Homebase« (Mahler et al., 1980).

11.7.10 Entwickelung eines expressiven Bewegungspotenzials

Das Spiegeln wird nach dem Anfangskontakt in der Sitzung allmählich ausgeweitet, um den Fokus oder den Sinn einer Bewegung zu klären. Damit verhilft der Tanztherapeut dem Patienten zu einem vollständigeren Bewegungsstatement: Er lernt, seine Absicht zu erkennen und sich mit dem persönlichen Ausdruck seiner Bewegungen und seiner Kommunikationsart zu identifizieren.

Manchmal ist es sinnvoll, nicht allzu lange in den häufig starren Zuständen eines Patienten mit psychischer Erkrankung zu verharren, sondern ihn allmählich und vorsichtig in andere Bewegungen zu führen und ihm so neue Optionen zu eröffnen, wobei die Tanztherapeutin immer die Wirkung der Intervention im Blick hat. Dieses Feingefühl für die Bewegungserweiterung oder -fokussierung macht die Kunst der Chace-Methode aus. Die Tanztherapeutin verändert ihre Bewegung nur minimal, um dann erst einmal zu schauen, ob die Patientin ihr folgt. Ist dies nicht der Fall, geht sie wieder zur Ausgangsbewegung zurück. Sie beobachtet sehr genau die Körperaktionen ihrer Patientin und wartet auf einen anderen Moment, um einen Impuls zu verstärken. Sind die Übergänge zu groß (z. B. der Wechsel vom Anheben des Beines direkt in ein Stampfen), bricht der

Kontakt zur Patientin ab. Sie fühlt sich nicht gesehen und verstanden und geht aus dem Kontakt.

Durch Vergrößerung, Verkleinerung und Intensivierung der Bewegungen oder Verdeutlichung eines Raumweges macht der Tanztherapeut den emotionalen Gehalt einer Bewegung fühlbar. Nur wenn die gesamte Gruppe mit der Bewegung geht, lässt sich die Verstärkung fortsetzen: Die Bewegung wird noch größer, kleiner, stärker, leichter, fokussierter, verspielter etc., auch Geräusche und Töne können nun hinzukommen. Hinter einem angedeuteten Fußkick kann sich beispielsweise der Gefühlsausdruck Wut verbergen, der sich durch immer deutlicheres Treten zeigt. Diese intensive Bewegung getragen von der ganzen Gruppe und dem Rhythmus erhält so etwas Rituelles und die Wut verliert ihre Bedrohlichkeit. Das Tabu, ein Gefühl wie Wut körperlich auszudrücken, wird erlebbar und damit gebrochen. In diesen Momenten unterstützte Chace den Prozess, indem sie nach Bildern, Assoziationen, Erinnerungen und Fantasien fragte und diese benannte (H. Chaiklin, 1975).

> »At the moment when the patient indicates that he is conscious of dancing with another person, rather than merely accepting another dancer moving in a similar fashion, his eyes will suddenly focus on the therapist and he will touch her hands, usually grasping them hard. I always respond with a simple ›Hello‹. Patients who have danced in this fashion often say to me, ›You have known me from the beginning‹« (Chace, zit. n. H. Chaiklin 1975, S. 74f.).

Zur Angstreduzierung greift die Tanztherapeutin zunächst periphere Bewegungen von Armen und Beinen auf und ergänzt diese allmählich mit zentralen (meist formenden) Bewegungen des Rumpfes. Spürt die Therapeutin eine bestimmte physische Spannung in der Gruppe, initiiert sie – möglicherweise zu einer vertrauten Melodie – eine einfache rhythmische Bewegung wie das Stampfen. Lebendig und verbal führt sie ihre PatientInnen behutsam in Ausdrucksbewegungen, die den Ober- und Unterkörper und den Beckenbereich miteinschließen. Auf diese Weise bringt sie die Entwicklung der Gruppe allmählich auf zwei Ebenen gleichzeitig vorwärts: auf der Vertrauensebene, indem sie Aktivitäten einführt, die das Gruppenbedürfnis reflektieren, und auf der körperlichen Ebene, indem sie Tanzaktivitäten exploriert und auf den ganzen Körper ausweitet (ebd.).

Die Bewegungsausweitung auf den gesamten Körper hilft, das oft fragmentierte Selbst von PatientInnen mit psychischen Erkrankungen wieder als ganze Persönlichkeit zu integrieren. Auch andere einfache rhythmische Bewegungen wie das Schwingen, Drücken oder Schütteln eignen sich, kleine Bewegungen in

Ganzkörperaktivitäten auszuweiten. Der Patient wird ermutigt, sich mit seinem Körperselbst zu identifizieren.

Der Tanztherapeut hält auf dieser Stufe des Gruppenprozesses die Bewegungen einfach und leicht, um PatientInnen nicht zu verwirren oder aus der Gruppe zu verschrecken. Das ermuntert auch jene am Rand Sitzenden in den Kreis zu treten. Die Gruppe erhält Struktur und bietet Orientierung, wenn die TeilnehmerInnen der Aufforderung folgen und nur auf die Bewegungen des Therapeuten achten, die er von Einzelnen aufgreift und manchmal verbal kommentiert: »Können wir alle die Arme so kreisen wie Frau A.?«

Die PatientInnen werden angehalten, durch Bewegung oder Blicke Kontakt zu den anderen Gruppenmitgliedern aufzunehmen und somit eigenverantwortlich mit dem eigenen Kontaktbedürfnis bzw. den Kontaktangeboten der anderen umzugehen.

Chace hat verstanden, dass PatientInnen sich in eine Gruppe nur integrieren und sich ihr zugehörig fühlen, wenn

1) die Bewegungen einfach sind,
2) vertraute, einfach Musik verwendet wird und
3) sich jeder Patient gesehen fühlt (ebd.).

Die Strukturierung und Erweiterung der Bewegung dient auch noch einem anderen Zweck. Die PatientInnen bekommen Spaß am Tanzen und lernen, ihren Körper zu lockern und extreme Spannungen, die sowohl den Gruppenprozess als auch das Aufsteigen von emotionalen Themen behindern können, nach außen zu tragen und auszudrücken. Es ist schwierig, Emotionen zu verarbeiten, wenn der Körper extrem angespannt ist. Es war nicht ungewöhnlich für Chace von PatientInnen Erklärungen bezüglich ihrer Selbstrealisation zu hören: »Das bin ich!«, »Ich kann leben!«, »Das sind meine Hände und das sind Ihre.« (H. Chaiklin, 1975, S. 76). Diese Äußerungen entstanden spontan im frühen Gruppenprozess. Solche Aussagen wurden oft rhythmisch gesprochen, begleitet von Gruppenbewegungen, was unterstützende verbale und nonverbale Reaktionen in der Gruppe auslöste.

Hierbei fungiert die Tanztherapeutin als Medium. Mit ihrer Hilfe werden die Gefühle eines Patienten von der Gruppe oder die der gesamten Gruppe aufgegriffen, verarbeitet und verbal und nonverbal an die einzelne Person und die ganze Gruppe zurückreflektiert. Auch in der Phase, in der mit Bildern und Assoziationen gearbeitet wird und die Gruppe zu einer stärkeren Einheit zusammengewachsen ist, bleibt sie das Medium, aber mit gesteigertem Fokus und mehr Klarheit.

11.7.11 Bilder und Assoziationen

Die eigentliche Veränderung im tanztherapeutischen Geschehen vollzieht sich durch das Erfahren und Transformieren der eigenen Themen, die in der Chace-Methode mithilfe von Bildern und Assoziationen deutlich werden. Diese Themen entwickelte Chace auf verschiedene Weise weiter. Sie konnte z. B. einen Armschwung in ihrem eigenen Körper intensivieren und vielleicht noch ein Wort sagen oder ein Geräusch machen, das das Gefühl reflektierte, das sie wahrnahm. Sie ermutigte die Gruppe, sich auf das entstehende Thema einzulassen und die Kombination von rhythmischen Tanzbewegungen, Geräuschen und Wörtern fortzusetzen.

> Eine Patientin schwingt im Vorantrieb zögerlich-angespannt die Arme vor und zurück. Die Tanztherapeutin greift das Armeschwingen auf, wählt aber den Antrieb stark. Nach einiger Zeit ergänzt sie das Nach-vorne-Schwingen der Arme verbal durch ein »Wusch«. Nachdem alle PatientInnen diese Art des Armschwingens energetisch und freudig aufgegriffen haben, werden sie von der Tanztherapeutin gefragt: »Was wollen Sie denn in den Kreis schleudern?« Kraftvoll wiederholt sie die Begriffe, die die PatientInnen nennen.

Damit förderte sie die Eigenverantwortlichkeit der PatientInnen, indem sie ihnen einerseits die Führung überließ und sie andererseits dazu ermutigte, die Verantwortung für die eigenen Bewegungen an die Gruppe zu übergeben und damit den Gruppenprozess voranzutreiben (ebd.).

Um die Bedeutung und den Grund dieser Variation zu klären, stellt die Tanztherapeutin konkrete Fragen wie »Was fühlen Sie auf Ihrem Rücken?«, »Stellen Sie sich vor, dass Sie mit jemandem reden?« oder »Wenn Sie etwas auf Ihrem Rücken hätten, wie würde es sich anfühlen oder wer würde dort sitzen?«. Fragen wie diese fördern oft zugrunde liegende Konflikte zutage und geben Material für weitere Bewegungsexploration.

Schließlich erzählt der Tanztherapeut eine Art Geschichte, mit der er den Gruppenprozess reflektiert, führt und strukturiert und den emotionalen Inhalten ein Narrativ gibt. Indem die Erzählung von Bewegungen und Geräuschen begleitet wird, sind alle in die Geschichte eingebunden: Sie werden aus ihrer Isolation befreit und können durch Bewegungsimpulse, Wörter und Sätze gestaltend in die Geschichte eingreifen. Eine solche Intervention kann nur gelingen, wenn der Therapeut bereit ist, sich auf seine inneren Bilder einzulassen (Kopfkino) und diese der Gruppe anzubieten. Ist er mit seinen inneren Bildern und der Gruppe in gutem Kontakt, wird die Gruppe die Bilder aufnehmen und zur weiteren psychophysischen Exploration nutzen. Das gemeinsame Kreieren von Bildern und Geschichten trägt die Gemeinschaft und lässt gleichzeitig Unterschiede zu, denn nicht jeder muss die gleiche Bewegung ausüben. Diese Freiheit verschafft die größte Befriedigung und ist eine der Besonderheiten der Chace-Methode. Die PatientInnen erleben unmittelbar, dass Bewegungen innere Prozesse freisetzen und sogar klären können (ebd.).

Manchmal schlug Chace auch ein themenorientiertes Bewegungsmuster vor. Beobachtete sie zum Beispiel eine Rigidität in den Oberarmen oder im Rücken ihres Patienten und glaubte sie, dahinter sein Bedürfnis, Ärger mittels Armbewegungen auszudrücken, zu erkennen, baute sie eine Holzhackbewegung ein. Diese symbolische Aktivität löste emotionale Spannungen, ohne das Ich des Patienten verfrüht mit seiner unbewussten Motivation zu überfordern (ebd.).

Die Tanztherapeutin gibt die Erlaubnis, dass die PatientInnen ihre Gefühle in symbolischen Körperbewegungen ausdrücken können, und unterstützt sie dabei. Fühlt sich die Gruppe fest verbunden, kann sich die Kreisform auch auflösen und in unterschiedlichste Formationen übergehen. Dies ist aber nur möglich, wenn die Gruppe durch ein gemeinsames Bild und eine lange Vorbereitungsphase beim Aufwärmen eine intensive Zugehörigkeit spürt, die nicht des engen Zusammenhalts des Kreises bedarf. Ich habe einmal erlebt, dass sich eine Gruppe aus dem Raum heraus bewegte, sich aufteilte und sich dann wie von magischer Hand zeitgleich wieder im Raum im Kreis einfand.

Bei der Chace-Methode entwickelt sich die gemeinsame Bewegung von einem rhythmischen Spiegeln zu einem Spiegeln der Formen bis hin zu einem Spiegeln der Antriebe mit all ihren emotionalen Inhalten. Wenn die Tanztherapeutin sich nicht die Zeit lässt, zunächst einen gemeinsamen Rhythmus zu finden und so dafür zu sorgen, dass sich alle als Teil der Gruppe gesehen, zugehörig und angesprochen fühlen, lassen sich die anderen Phasen nicht anschließen. Dann entsteht ein anstrengender Prozess, in dem die Therapeutin meist deprimiert dazu übergeht, Bewegungen einfach vorzugeben, die die PatientInnen nachmachen sollen.

Viele TanztherapeutInnen im klinischen Setting sind frustriert, weil sie der Meinung sind, die PatientInnen wollen »nichts« machen. Sie vergessen dabei, dass ein Mensch, so lange er lebt, immer irgendetwas »macht«, denn schließlich atmet er, was schon eine Bewegung im Körper bedeutet. Sicherlich ist die Klientel heute anders als zu Zeiten von Chace, als PatientInnen noch nicht medikamentös eingestellt waren. Heutzutage ist die eigentliche Herausforderung, sich zu Beginn der Sitzung die Zeit zu nehmen und auch die kleinen Bewegungen wahrzunehmen und aufzugreifen. Nur ein vorschnelles Anbieten von eigenen Bewegungen verhindert die Entwicklung eines Gruppenthemas.

Kann der Patient eigene Bilder, Assoziationen und Erinnerungen einbringen, fällt es ihm leichter, die entsprechenden Bewegungsqualitäten aufzunehmen. Ein getanztes Ritual stellt einen inneren Bezug her, der gleichzeitig aus einer Distanz erlebt wird. Mithilfe symbolischer Bewegungen werden emotionale Inhalt, Ideen und Einstellungen repräsentiert und mitgeteilt. Nach Chace sind diese Bewegungen universell, sodass sie von den anderen sofort verstanden werden. Psychiatrie-PatientInnen gelingt es anscheinend leichter, ihre Gefühle, Wünsche und Bedürfnisse mittels symbolischer Bewegungen auszudrücken als durch verbale Sprache (ebd.).

> »Basic dance is the externalization of these inner feelings which cannot be expressed in rational speech but can only be shared in rhythmic, symbolic action« (Chace, zit. n. H. Chaiklin, 1975, S. 203).

Der Tanztherapeut spiegelt die symbolischen Bewegungen seiner PatientInnen und vermittelt ihnen so, sie zu sehen und zu verstehen. Er fügt seine eigenen Assoziationen hinzu, das heißt, er erlaubt sich selbst, die Gruppe als Bild wahrzunehmen und dies auch verbal zu kommunizieren, wodurch er mit den PatientInnen eine neue symbolische Interaktionsebene schafft. Sollte sein Bild nicht zur Gruppenstimmung passen, werden die PatientInnen es nicht aufgreifen. Gelingt es ihm jedoch mit Empathie, die Gruppenstimmung in einem passenden Bild einzufangen, werden die PatientInnen auf dieses Bild eingehen und es weiter ausformen. Um den PatientInnen zu helfen, ihre spielerische Qualität zu entdecken, eignet sich zum Beispiel das Bild von einem Zoo, vor allem wenn sich vorher bereits tierähnliche Bewegungen zeigten. Die vielfältigen Bewegungen der einzelnen Tiere können die Breite an Gefühlen zum Vorschein bringen.

Durch symbolische Bewegungen können frühe Ereignisse wiederbelebt und integriert werden. Hüpfen und Springen rufen zum Beispiel Gefühle aus der Kindheit wach und erinnern KlientInnen an unbeschwerte Zeiten vor ihrer Erkrankung. Solche Erinnerungen stellen wichtige Ressourcen dar.

Bewegungen lassen sich bis zu dem Punkt steigern, den die Gruppe zulässt und den die Therapeutin hoffentlich auch unterstützen kann. Auf die Anstrengung folgt die Entspannung: Große Bewegungen werden kleiner, schnelle werden langsamer usw. Manchmal entwickeln sich daraus neue Bilder oder der Prozess kommt zu einem Abschluss (ebd.).

11.7.12 Abschluss (Trennung)

Ein intensives Eintauchen in ein Gruppenthema findet normalerweise einen natürlichen Abschluss. Die TeilnehmerInnen sind sowohl körperlich als auch emotional positiv erschöpft. Marian Chace betonte die Bedeutung eines strukturierenden und unterstützenden Abschlusses, der es den PatientInnen ermöglichte, zufrieden und mit einem guten Gefühl zu gehen (H. Chaiklin, 1975).

Sobald der Tanztherapeut wahrnimmt, dass die Gruppeninteraktionen im Begriff sind, einen natürlichen Schluss zu finden, holt er die TeilnehmerInnen wieder in die Kreisstruktur zurück, um mit einfachen, sich wiederholenden Bewegungen abzuschließen. Um die einzelnen Beziehungen zu einem Abschluss zu bringen, würdigt der Therapeut jedes Gruppenmitglied und beendet die Sitzung mit gemeinsamen Bewegungen, die bei der Gruppe ein Gefühl von Verbindung, Unterstützung, Solidarität und Wohlsein hinterlässt. Eine gemeinsame Abschlussbewegung kann sein, sich an den Händen zu halten und zusammen oder mit Schwung in die Mitte zu kommen und dann die Hände nach oben zu strecken. Die Wiederholung der Bewegung unterstützt ein allmähliches Abebben des individuellen Emotionsprozesses und ermutigt die PatientInnen, ihren Fokus zurück auf die Gruppe als Ganzes zu lenken.

Manchmal teilen PatientInnen spontan zum Abschluss Gefühle, Erinnerungen und Erfahrungen verbal mit, so werden Emotionen und ihre Bedeutung sprachlich eingeordnet. Vielleicht sind diese PatientInnen zum ersten Mal in der Lage zu einer solchen Kommunikation. Für Chace spielte das verbale Verarbeiten des Bewegungsgeschehens keine Rolle. Sie glaubte an die heilende Kraft der Bewegung und sah keine Notwendigkeit, diese verbal aufzuarbeiten, daher ging sie nur kurz auf die spontanen Äußerungen ihrer PatientInnen ein (ebd.).

> In einer Therapiesitzung einer neurologischen Klinik wurde unter Anwendung der Chace-Methode viel mit Wutäußerungen gearbeitet. Die PatientInnen boxten mit Begeisterung in die Mitte und die Tanztherapeutin ermutigte sie, sich bildlich vorzustellen, was sie wegboxen wollten. Als eine sehr gebildete, sich stets gewählt und zurückhaltend ausdrückende Patientin zum Ende der Stunde in ihrem Rollstuhl aus dem Raum fuhr, sagte sie zur Tanztherapeutin: »Scheiß Krankheit.«

11.7.13 Die Bedeutung der Musik

Die Musikauswahl spielt bei der Chace-Methode eine wesentliche Rolle. Der Rhythmus der Musik dient dazu, die Gruppe zusammenzubringen. Chace betonte immer wieder die organisierende Kraft des Rhythmus, orientierte sich aber nicht an dem Musikgeschmack ihrer PatientInnen. Sie liebte es, einen Straußwalzer, Mantovanis Streicher, traurige griechische Lieder oder Babatunde Olatunjis Trommeln zu spielen (Leventhal et al., 2016). Dieses Zunutzemachen eines urmenschlichen Prinzips schafft ein erstes Gruppengefühl, deswegen eignet sich besonders Musik mit einfachen klaren Rhythmen *(Saug-, Beiß-, Wiege-, Hüpf- und Stoßrhythmus)* wie Popmusik. Die Musik sollte den PatientInnen vertraut sein oder zumindest vertraut klingen, damit es ihnen leichter fällt, sich auf den Gruppenprozess einzulassen. Die Auswahl erfolgt nach der Stimmung in der Gruppe, die mithilfe der Musik reflektiert werden sollte. Kommen die PatientInnen eher gelassen in den Raum, wählt der Tanztherapeut eine ruhige Musik mit klarem Rhythmus aus. Ist der Raum energetisch sehr geladen, so ist auch die Musik dynamisch und gleichzeitig rhythmisch klar strukturiert. Spricht die Gruppe auf die Musik nicht an, kann der Tanztherapeut auch Mitten im Lied das Stück wechseln. Chace arbeitete noch mit Schallplatten, was einen schnellen Wechsel ermöglichte. Die Kassette erschwerte dagegen die Chace-Arbeit, weil das Spulen den Gruppenprozess erheblich unterbrechen konnte. CDs, MP3-Player, Computer und Smartphones machen es heutzutage wieder leicht, schnell ein passendes Musikstück zu finden. Der Tanztherapeut muss seine Musik genau kennen und den Überblick behalten, zudem ist eine vielfältige Auswahl an Musikqualitäten nötig. Der eigene Musikgeschmack spielt dabei eine untergeordnete Rolle.

11.7.14 Aufbau einer tanztherapeutischen Sitzung

Die Chace-Methode bietet einen strukturierten und damit haltgebenden Rahmen, in dem sich die PatientInnen frei entfalten können. Die Arbeit setzt sich aus verschiedenen Phasen zusammen, die je nach Klientel, Gruppenentwicklung und Tagesverfassung unterschiedlich lang dauern können. Es ist Aufgabe der Tanztherapeutin, jede Phase achtsam und zugewandt zu strukturieren und zu begleiten.

Ähnlich dem Wachstumsmodell (Bender, 2014b) lässt sich der Prozess in vier Phasen einteilen:

1) Ankommen und Aufwärmen (Zugehörigkeit)
   - erste Kontaktaufnahme mit jedem einzelnen Patienten
     - Verbindung zur Gruppe halten
   - einen gemeinsamen Rhythmus aufgreifen: Entwickelt sich rhythmische Synchronizität?
   - Spiegelung und empathische Beantwortung
     - kinästhetische Einstimmung auf das, was den Patienten bewegt
     - Spiegelung der Muskelaktivität in respektvoll kommentierender Begleitung
   - an Beziehungsbereitschaft anknüpfen
   - den Weg in die Gruppe bereiten: Kann ich meine Individualität behalten und mich trotzdem als Teil der Gruppe fühlen?
   - einfache, leichte und sichere rhythmische Bewegungsangebote, »die für sich selbst sprechen« und Verwirrung vermeiden

2) Entwicklung der Gruppenkohäsion (Verantwortung)
   - Bewegungs- und Ausdrucksmöglichkeiten ausweiten und entwickeln
     - an Bewegung und Ausdruck der PatientInnen anknüpfen
     - Formen und Antrieben der PatientInnen aufgreifen
     - herausragende Gesten und Muster fokussieren
   - unterschiedliche Nähe und Distanz zum Kreis begrüßen und unterstützen
   - rhythmischer Gruppenausdruck
     - der Kreis hat sich formiert
     - ein Gruppenzusammenhalt hat sich eingestellt
     - Spannungsmuster und Bewegungsimpulse aus der Gruppe aufnehmen, Entwicklung von Vertrauen zulassen und Gruppenbedürfnisse beantworten
   - Angebote, Bewegungsprozesse und sprachliche Begleitung führen zum Bewegungsausdruck, an dem der ganze Körper (auch der Rumpf) beteiligt ist
   - Einladung aussprechen an die, die noch immer nicht im Kreis sind
   - Freude und Spaß an der Bewegung vermitteln und so Spannungsabbau begünstigen

3) Entwicklung von und Arbeit an Themen (Offenheit)
   - nonverbale Hinweise aufnehmen
   - Bewegungsausdruck fokussiert klären, ausweiten, erforschen und lösen

- Verbalisierung beginnen und Bilder einbringen
- unzählige themenorientierte Möglichkeiten nutzen wie Rollenspiel, symbolische Aktion, Einsatz von Stimme (Vokalisation, begleitende kreative Fragen)
- Affekte, Themen und Konflikte erforschen
- Selbstrealisation äußern und persönliche Geschichte kommentieren
- Vertrauen und Entspanntheit in der Gruppe

4) Abschluss: Ein gutes gemeinsames Ende finden (Trennung)
   - abschließender Kreis
   - ruhige Musik zur Erdung und Besinnung
   - Selbstfindung
   - Möglichkeit zum Teilen von Gefühlen und Eindrücken geben
   - Selbst- und Fremdberührung
   - durch rituelle gemeinsame Formen Gefühle von Verbindung, Unterstützung, Zugehörigkeit und Intaktheit innerhalb der Gruppe symbolisieren

11.8 Authentische Bewegung

Bei der Vielfalt tanztherapeutischer Methoden können wir uns an dem einen Ende die Chace-Methode vorstellen, die sehr viel Struktur vorgibt, und an dem anderen Ende die Authentische Bewegung, die ein Minimum an Struktur bietet. Eine Erklärung hierfür ist die unterschiedliche Klientel: Während die Chace-Methode aus der Arbeit mit Menschen mit psychischen Erkrankungen hervorging, die innerlich ihre Struktur verloren haben und Unterstützung brauchen, um diese zurückzuerlangen, entwickelte sich die Authentische Bewegung aus der Arbeit mit »normal neurotischen« Menschen, die eher an übermäßiger innerer Kontrolle leiden und Hilfe benötigen, um diese inneren Barrieren einzureißen. Damit der Freiheitsaspekt der Authentischen Bewegung zum Tragen kommen kann, braucht es ein klares Containment, eine Art sichere Schale, in die das Erleben der authentischen Bewegung hineingelegt werden kann und sowohl äußerlich als auch innerlich gehalten ist.

In der von Mary Whitehouse entwickelten Methode, die sie »Movement in Depth« nannte, berücksichtigte sie sowohl das körperliche als auch psychische Erleben. Janet Adler und Joan Chodorow änderten den Ansatz in »Authentische Bewegung«. Jede von ihnen legte aufgrund persönlicher Erfahrungen und Interessen andere Schwerpunkte. Janet Adler (2012) war schon früh von der spirituell-mystischen Dimension dieser Methode fasziniert, während Joan Chodorow sich näher an der Jung'schen Psychologie orientierte (Pallaro, 1999).

Die Methode der Authentischen Bewegung ist Bestandteil jeder soliden tanztherapeutischen Ausbildung und stellt das Kernprinzip der Tanztherapie dar: Das Aufspüren der eigenen, authentischen Bewegung, um so zum Ursprung unserer Persönlichkeit zurückzukehren. Wenn wir unser Grundtemperament, unsere Grundeigenschaften verleugnen, kommen wir in einen Zustand permanenter Anstrengung, der meist einhergeht mit muskulärer Anspannung und schließlich den Grundstein für alle möglichen Krankheitsformen legt. Nur wenn wir mit unserem Körper im Einklang leben und Respekt vor ihm haben, erfüllt uns Zufriedenheit.

Mithilfe der Authentischen Bewegung werden wir über den Körper zu Themen geführt, die für uns relevant sind: die Vergangenheit, Konflikte, Freude, Lust usw. – Themen also, die mit der individuellen Lebensgeschichte zu tun haben und mit kollektiven Erfahrungen zusammenhängen. Es gilt, das Vertrauen in den Körper aufzubauen, der genau spürt, welche Bewegung auf Ausdruck drängt und welche Bewegung sich mit Bildern, Gefühlen und Erinnerungen verbindet. Es kann sein, dass ein Bewegungsmuster immer wieder auftaucht und der persönlichen Aufarbeitung eines bestimmten Themas dient. Erst wenn der Körper dieses Thema integriert hat, drängt die Bewegung nicht mehr auf Veräußerlichung. Dieselbe Bewegung kann allerdings zu einem anderen Zeitpunkt in einem anderen Kontext als Symbol auftauchen. Manche Bewegung steht mit einer Erinnerung in Verbindung, andere wieder nicht.

Die Authentische Bewegung zielt nicht nur auf individuelle Themen ab, sondern hat im Sinne Carl Gustav Jungs auch Einfluss auf das kollektive Unbewusste. Die Bewegenden beeinflussen sich gegenseitig und auch die Zeugin der Bewegung, die wiederum mit ihrer inneren Haltung Einfluss auf die BewegerInnen ausübt.

Die Authentische Bewegung basiert nach Whitehouse vor allem auf fünf Prinzipien der therapeutischen Arbeit (Frieder, 2007):

1) *Humanistisches Wachstumsmodell:* Ihm liegt die Überzeugung zugrunde, dass jedes Individuum fähig ist, sich aus sich selbst heraus zu verändern und zu entwickeln. Es braucht dazu keine direktiven Interventionen des Therapeuten. Vielmehr beinhaltet es den Glauben an die Ressourcen und Selbstwerdungskräfte des Menschen. Damit diese wirksam werden können, ist eine therapeutische Beziehung nötig, die von Empathie, Vertrauen und einem sicheren Raum getragen wird. Die Therapie soll auch die kreativen

und expressiven Seiten des Einzelnen betonen, nicht nur die korrigierenden und heilenden.

2) *Prozessorientierung statt Themenorientierung:* Die Therapeutin vertraut auf das Veränderungspotenzial des Prozesses und muss sich deswegen nicht auf das Ergebnis fokussieren. Anders als in anderen therapeutischen Settings wird kein Ziel formuliert, auch wenn die Klientin bewusst oder unbewusst für sich eine Richtung sucht. Es geht um einen Prozess von Moment zu Moment. Klientin und Therapeutin sind miteinander verbunden, sodass es unmöglich ist, dass die Klientin innerhalb der Therapie weiter geht, als die Therapeutin je gegangen ist. Whitehouse war ähnlich wie Jung der Meinung, dass Rezepte nicht erlernbar und vermittelbar seien. Therapie war ihrer Ansicht nach nur möglich, wenn die Klientin als Mensch gesehen wird und die Theorie beiseitegelassen wird, die beim wirklichen Zuhören bzw. Zuschauen eher hinderlich ist. Sie sah es als ihre Aufgabe an, für den Bewegungsprozess offen zu sein und auf ihre Intuition zu vertrauen (ebd.). Das heißt allerdings nicht, dass die Theorie unwichtig werden würde, vielmehr wird sie vom theoretischen und Körperwissen der Therapeutin verkörpert.

3) *Zugang zum Unbewussten:* Durch die Bewegung tritt der Klient in Verbindung mit seinem Unbewussten. Dieser Prozess hat bereits eine inhärent heilende Wirkung. Bei diesem Prinzip zählt vor allem die Erfahrung, die im Bewegungsprozess gemacht wird, und weniger die Analyse. Besonders deutlich zeigt sich das in der verbalen Rückmeldung des Therapeuten, der hier keine Analyse erstellt, sondern von seinen eigenen Prozessen und Bildern berichtet. Daher muss der Tanztherapeut in seiner Ausbildung immer erst seinen eigenen psychophysischen Bewegungsprozess reflektieren, bevor er mit anderen arbeiten kann.

4) *Bewegung spiegelt die Persönlichkeit:* Diese allgemeine tanztherapeutische Grundannahme (die sich auch in der Bewegungsanalyse manifestiert) bedeutet, dass Körper und Psyche eine untrennbare Einheit bilden: Die Spannungen und Einschränkungen im Körper entsprechen den Spannungen und Einschränkungen der Persönlichkeit und umgekehrt. Die Kommunikation findet über den Körper statt und muss nicht dem gesprochenen Wort entsprechen. Der körperliche Zustand sowie die Art und Weise der Bewegung sind ein psychophysisches Statement.

5) *Bewusste Bewegung erzeugt Veränderung:* Körpererfahrungen, die bewusst erfolgen, haben sowohl Einfluss auf die Psyche als auch auf das Soma. Wenn jemand seine spontane Bewegung wahrnehmen kann, ist er auf dem Weg zu einem Bewusstsein, das eine Veränderung einleitet.

In der Authentischen Bewegung begegnen wir häufig unseren Schatten. Als Schatten werden all jene Persönlichkeitsanteile bezeichnet, die wir nicht mögen und deswegen oft nur schemenhaft wahrnehmen, obwohl wir sie in der Gesellschaft gespiegelt sehen oder auf andere projizieren. Der Schatten birgt eine kreative Quelle und hat das Potenzial, »sich in Gold zu verwandeln«, wenn wir bereit sind, uns ihm zu stellen. Mithilfe der Authentischen Bewegung kommt der Menschen mit seiner kreativen Quelle in Kontakt.

Ursprünglich war die Authentische Bewegung nicht als Therapie gedacht, sondern als Selbstexploration. Als therapeutische Selbstheilungsmethode ist sie in einem geschützten Rahmen höchst wirksam. Janet Adler spricht vom »personal growth«. Dieser Begriff betont die Eigenverantwortung der TeilnehmerInnen (Pallaro, 1999).

Damit der Blick nach innen erleichtert wird, werden die Außeneinflüsse reduziert, das heißt, die BewegerInnen haben die Augen geschlossen und es wird keine Musik gespielt. Es gilt: »Dancing to your own drum.« Lediglich bei schnellen und heftigen Bewegungen öffnen die BewegerInnen die Augen, um sich und andere nicht zu verletzen.

Die verschiedenen Settings bei der Authentischen Bewegung können sein:

- ein Zeuge – ein Beweger (Grundform: Mutter-Kind-Beziehung)
- ein Zeuge – zwei BewegerInnen
- zwei ZeugInnen – ein Beweger (Familie: Mutter-Vater-Kind-Beziehung)
- ein Zeuge – eine Gruppe BewegerInnen
- mehrere ZeugInnen – eine Gruppe BewegerInnen im ständigen Wechsel (Long Circle) (ebd.)

11.8.1 Authentizität

> »When the movement was simple and inevitable … it became what I called authentic; it could be recognized as genuine, belonging to that person. Authentic was the only word I could think of that meant truth – truth of a kind unlearned but there to be seen at moments« (Whitehouse, 1979, S. 57).

Das Wort authentisch wird im Deutschen seit dem 16. Jahrhundert verwendet und leitet sich vom lateinischen Wort *authenticus* ab, das wiederum auf das griechische *authentikós* zurückgeht (verbürgt, verbindlich, rechtsgültig) (Goebel & Reichmann, 1994). Bei dem griechischen Ursprungswort handelt es sich um ein Kompositum, dessen zweiter Wortbestandteil nicht eindeutig herleitbar ist. Der erste Wortteil *autos* bedeutet dagegen selbst/eigen.

Im *Wörterbuch der deutschen Gegenwartssprache* findet sich eine Beschreibung von authentisch, die hinsichtlich der Methode der Authentischen Bewegung sehr treffend ist: »etw. aus der Quelle wissen« (Klappenbach & Steinitz, 1966), was verdeutlicht, warum Whitehouse der Methode zunächst die Bezeichnung Movement in Depth gab.

Bewegungen, die authentisch sind, werden als echt und aus ihrem Ursprung heraus erlebt. Auf der Suche nach diesem inneren Ursprung probiert die Klientin zunächst zahlreiche gelernte oder durch eine innere Kontrollinstanz gelenkte Bewegungen aus, bevor sie bewusst wahrnimmt, dass sie sich frei bewegt.

Authentische Bewegungen lassen sich nicht nur in der Methode selbst finden, sie sind meist Ziel jeder tanztherapeutischen Intervention. Authentisch ist eine Bewegung immer dann, wenn sie aus dem Moment und dem Innen heraus entsteht und nicht choreografiert, eingeübt oder funktional ist. Die Authentische Bewegung als Methode bietet einen inneren und äußeren Rahmen für die Exploration dieser inneren Impulse. Sie kann aber nicht für sich in Anspruch nehmen, ausschließlich authentische Bewegungen zu evozieren.

Woran erkennt jemand, ob er sich authentisch bewegt? Es scheint so, als spüre jeder Mensch, was sich bewegen will, sobald sich seine Psyche von gezielten Bewegungen löst und innerlich öffnet. Er sagt nicht mehr: »Ich bewege mich.«, sondern »Es bewegt mich.«. Seine Füße fangen an zu wippen, die Hände öffnen sich zu einer Schale und die Bewegerin wundert sich, woher dieser Bewegungsimpuls kommt. Sie weiß nur, dass er keiner bewussten Entscheidung entspringt, sondern sich aus dem Körper entwickelt hat. Es ist der Moment, in dem das Ich die Kontrolle abgibt und aufhört sich zu entscheiden im Sinne von »Mach diese (oder doch eine andere) Bewegung!«. Es stellt nicht länger Forderungen wie »Du solltest hier nicht einfach rumliegen!«, sondern erlaubt dem Selbst, den Körper gemäß dem momentanen nach außen drängenden Impuls zu bewegen. Der Persönlichkeitsanteil, der stets nach Perfektion, Kontrolle und Angepasstheit strebt, fühlt sich klein und gleichzeitig befreit (Whitehouse, 1979).

11.8.2 Aktive Imagination

Die Authentische Bewegung ist eine Art bewegte Aktive Imagination, wie sie von Carl Gustav Jung entwickelt wurde. Nach der Trennung von Freud geriet Jung in eine Krise, aus der er sich trotz intensiver Selbstreflexion nicht befreien und seinen Gemütszustand nicht zu verbessern vermochte. Erst als er sich seinen plötzlich aufsteigenden Impulsen und Bildern gegenüber öffnete, stiegen Erinnerungen an Kinderspiele in ihm auf und seine Gefühle änderten sich. Ihm wurde klar, dass er sich wieder mit seinem inneren Kind verbinden muss, und er entdeckte, dass ihm dies am besten gelang, wenn er jene kindlichen Spiele spielte, an die er sich erinnerte. Dies war ein Wendepunkt, auch wenn er am Anfang des Weges mit viel Widerstand und Resignation zu kämpfen hatte. Es empfand es als sehr peinlich und beschämend, dass er nichts weiter tun konnte, als dem Spiel freien Lauf zu lassen. Dies führte ihn direkt zu seinen nicht integrierten Anteilen aus der Kindheit. Diese Methode nannte Jung Aktive Imagination (1962).

Nach Chodorow gibt es vier Komponenten der Aktiven Imagination, die sich auf die Authentische Bewegung übertragen lassen:

1) *Sich dem Unbewussten gegenüber öffnen:* Zu Beginn der Authentischen Bewegung steht die Auseinandersetzung, Unbekanntes zuzulassen, Widerstände anzuschauen sowie Normen und Werte zu spüren und zu überwinden. Erst wenn sich der Raum für das Unbewusste öffnet, kann es auftauchen.
2) *Den Inhalten eine Form geben:* Im nächsten Schritt ist es möglich, sich den Bewegungsimpulsen oder inneren Bildern und Emotionen zu öffnen. Mithilfe von Bewegung oder jeder anderen Art des Gestaltens wird Inhalten eine Form gegeben.
3) *Reaktion des Ich:* Eine Verbindung zur Realität wird geschaffen. Manche Inhalte lassen sich aktuellen Lebensthemen zuordnen. Eine bewusste Betrachtung des aufgetauchten unbewussten Materials wird jetzt möglich.
4) *Integration in den Alltag:* Das Einordnen von Bildern, Erinnerungen, Impulsen und Emotionen in den Alltag hängt von der Motivation des Klienten ab und seiner Fähigkeit, neue Muster zu etablieren. Aber es ist notwendig, um die Wirkung nachhaltig zu festigen (Chodorow, 1999).

Diese Schritte lassen sich nur realisieren, wenn der Beweger einen Zeugen hat, jemanden, der mit offenem Herzen den Prozess begleitet und bezeugt.

11.8.3 Die Zeugin

In der Authentischen Bewegung wird ganz klar zwischen der Person, die sich bewegt (mover), und der Zeugin (witness) unterschieden. Als Zeugin steht immer die Tanztherapeutin zur Verfügung und in manchen Formen der Authentischen Bewegung auch die anderen TeilnehmerInnen.

Die Zeugin ist keine Beobachterin, sondern sie begleitet wachsam die Bewegenden, gleichzeitig ist sie offen für eigene Bilder und Emotionen. Sie muss mit allen Sinnen präsent sein, um das, was sie sieht, körperlich-sinnlich, kinästhetisch und emotional aufnehmen zu können (Bender & Fiedler, 2013a).

Die Zeugin hat einen festen Platz am Rande des Raumes. Sie stellt räumlich und emotional eine Art »Homebase« dar (Mahler, et al., 1980). Genauso wie das Kind wissen muss, wo die Mutter ist, weiß die Bewegerin, wo sich ihre Zeugin aufhält. Die Bewegenden können jederzeit die Nähe und Distanz zur Zeugin regulieren und diese bei Bedarf stets – bewusst oder unbewusst – aufsuchen. Das ist ein wichtiger Sicherheitsfaktor innerhalb der Methode. Am Ende der Bewegungseinheit nehmen die Bewegenden mit der Zeugin Blickkontakt auf und entlassen sie damit aus der Verantwortung des Bezeugens.

Zeugin und Bewegerin haben beide noch eine Innere Zeugin, die aufkommende Bilder, Assoziationen, Körpergefühle usw. wahrnimmt. Das Gesehene weder zu bewerten noch zu interpretieren stellt die Zeugin vor eine schwierige Aufgabe, die sich nur durch Übung bewältigen lässt. Da unser Gehirn zur Gefahreneinschätzung sehr schnell Situationen erfassen kann, interpretieren wir auch sehr schnell das Verhalten eines Menschen. Wir glauben sicher zu sein, die Bewegerin sei traurig, ratlos, einengend oder zufrieden, obwohl wir lediglich Tränen, Stille, verschränkte Arme oder ein Lächeln wahrgenommen haben.

Solange niemand gefährdet ist (auch das muss sie einschätzen können), bleibt die Zeugin an ihrem Platz. Sollte sie Impulse verspüren, eine Bewegung zu forcieren oder zu beeinflussen, so muss sie diese sehr vorsichtig hinterfragen. Denn die Wahrscheinlichkeit, dass es sich hierbei um ihren eigenen Impuls handelt, der mit dem Erleben der Bewegerin nichts zu tun hat, ist sehr groß. Aber es kann natürlich Momente geben, in denen zum Beispiel der Impuls der Zeugin, der Bewegerin eine Decke zu bringen, genau dem inneren Bild der Bewegerin entspricht.

Entscheidend ist die Präsenz der unterstützenden Zeugin. Die BewegerInnen bekommen das Gefühl, mit all ihren persönlichen Anteilen, denen sie sich nun öffnen, gesehen zu werden. Es sind Anteile, für die sie sich schämen, die sie verurteilen, die sie verwirren oder die sie nicht zulassen wollen. Damit erfüllt die Zeugin das tiefe existenzielle Bedürfnis des Gesehenwerdens (Bender, 2014b).

Die Zeugin übernimmt Aufgaben der Ich-Funktion, wie zum Beispiel Realitätskontrolle, Sicherung des Raumes und Schutz der Personen. Die Bewegerin kann also sicher sein, dass es immer mindestens eine Person im Raum gibt, die im Hier und Jetzt bleibt, sodass sie frei ist, in die Welten, in die ihr Körper sie führen möchte, abzutauchen. Auch wenn die BewegerInnen bei schnellen und heftigen Bewegungen selbst für ihre Sicherheit sorgen müssen, kann es Situationen geben, in denen sie sich irrtümlicherweise in Sicherheit wiegen.

> Eine Bewegerin bewegt sich vorsichtig forschend durch den Raum und nähert sich einem Schrank. Ein Teil des Schranks befindet sich genau auf Kniehöhe. Als sie sich auf die Schrankecke zubewegt, legt die Zeugin ihre Hand über die Kante, sodass die Bewegerin sich nicht das Knie stößt.

Immer wieder muss sich die Tanztherapeutin selbstkritisch fragen, wie sehr sie zum Bemuttern neigt, um echte Gefährdungen von harmlosen Situationen unterscheiden zu können. Sie sollte großes Vertrauen in das Eigenpotenzial und die inneren Wachstumskräfte des Menschen haben und gelernt haben, dass ihre Empfindungen und Körperreaktionen immer ihre eigenen sind, die einen Bezug zur Bewegerin haben können, aber nicht müssen. Damit schützt sie die Bewegerin vor ihren eigenen Projektionen. Die Zeugin trägt die Verantwortung für die Bewegerin, aber auch für sich selbst. Anhand ihrer eigenen Gefühle erkennt sie, welche Art von Zeugin sie ist. Vielleicht entdeckt sie, dass sie oft kritisiert, selbst eingreifen möchte, eine Erwartungshaltung einnimmt, verurteilt, sich identifiziert oder projiziert. Es ist wichtig, dass ihr ein solches Verhalten auffällt und dass sie es hinterfragt: Wann und in welchen Situationen verhalte ich mich so? Wie schaffe ich es, mich wieder dem Prozess der Bewegerin zuzuwenden? Letzteres gelingt meist am besten, indem sie sich wieder ganz auf die Bewegerin konzentriert.

Die Zeugin ist empathisch und auf vielen Kanälen empfänglich: Sie sieht, spürt, teilt mit und fungiert sozusagen als Katalysator in diesem Kreislauf. Ihre Rolle ist nicht die der distanzierten Beobachterin, sondern sie ist Teil des kollektiven Prozesses. Sie hat eine Spiegelfunktion – sie bietet dem emotionalen Innenraum der BewegerInnen Halt und schützt den physischen Außenraum –, muss sich aber gleichzeitig stets ihrer eigenen Emotionen bewusst sein, um sich auf die BewegerInnen einlassen zu können. Nur so können Bilder, Emotionen, Worte oder eigene Erinnerungen in ihr aufsteigen. Manche ZeugInnen bevorzugen einen bestimmten Wahrnehmungskanal (Emotionen, Körpersensationen, Bilder, Worte usw.), während sich andere wiederum durch verschiedenste Empfindungen in den Prozess einbringen.

11.8.4 Grundform

Bei der am häufigsten verwendeten Grundform bewegt sich eine Person oder eine Gruppe, während der Tanztherapeut als Zeuge agiert. Um sich innerlich völlig frei entfalten zu können, ist der äußere Rahmen klar festgelegt, um den notwendigen Schutz zu bieten:

Gesprächsrunde
In der anfänglichen Gesprächsrunde können die BewegerInnen alles mitteilen, was ihnen wichtig erscheint, um in den Prozess der Authentischen Bewegung einsteigen zu können. Der Tanztherapeut beeinflusst diese Runde nicht durch einleitende Fragen.

Aufwärmen
Der Bewegungsteil beginnt mit einem kurzen Aufwärmen. Dies dient der Wahrnehmung des Körpers und erleichtert den Einstieg in die Authentische Bewegung. Häufig greift die Tanztherapeutin dabei Elemente aus der Gesprächsrunde auf. Das Aufwärmen wird als Idee angeboten und ist keine Pflicht. Wenn die BewegerInnen glauben, eine andere Übung sei sinnvoller für den psychophysischen Einstieg, können sie ganz frei eine andere wählen. Der Fokus auf eine bestimmte Bewegungsqualität, einen konkreten Körperbereich oder eine exakte Bewegung dient lediglich der leichteren Einstimmung auf diese ungewöhnliche Art der Bewegungsexploration.

Bewegungseinheit
Wenn der Tanztherapeut den Eindruck hat, dass die BewegerInnen langsam in den inneren Prozess hinübergleiten – was sich meist darin zeigt, dass sie die Augen schließen –, schlägt er einen Gong oder gibt eine verbale Anleitung. Daraufhin schließen auch die übrigen BewegerInnen die Augen, um sich für ihren inneren Prozess zu öffnen. Die Bewegungsimpulse aller im Raum Anwesenden werden zu einem einzigen Geflecht aus gegenseitiger Beeinflussung, sodass ein einzigartiger kollektiver Raum entsteht. Die Bewegenden wissen, wo der Zeuge sitzt, sodass sie ihn bei Bedarf stets aufsuchen können, gleichzeitig können sie frei entscheiden, jederzeit wieder zu gehen.

Im Prozess der Authentischen Bewegung kann eine Bewegung, ein Medium oder ein Ort wichtig werden. Der Beweger erforscht sie solange, bis ihre Bedeutung erkennbar wird oder aber verschwindet, weil sie ohne innere Bilder integriert wurden.

Da sich alle mit geschlossenen Augen durch den Raum bewegen, kann unverhoffter Kontakt entstehen, der die Bewegenden vor neue Herausforderungen stellt. Möchte ich den Kontakt? Was ist, wenn ich jetzt einfach wegrücke? Was will ich von der Person? Was will sie von mir? Kann ich mich auf das Gemeinsame einlassen, ohne zu wissen, was sich daraus entwickelt? Die BewegerInnen können sich und den anderen im Ungewissen darüber lassen, mit wem sie gerade in Kontakt sind, das erleichtert ihnen oft, sich ganz auf die eigenen Gefühle einzulassen und sich für die sensorischen Wahrnehmungen und die eigene Geschichte zu öffnen. Das Gegenüber kann als Projektion genutzt werden, und jeder hat die Möglichkeit, diesen Kontakt in die eigene Geschichte einzubinden.

Häufig ist die Auseinandersetzung mit der eigenen Stimme ein wichtiger Bestandteil der Authentischen Bewegung. Ob im Hals stecken gebliebene, gesungene, geschriene, geweinte, gesummte oder anklagende Töne, sie alle drängen nach außen und konfrontieren die BewegerInnen. Der Innere Zeuge ist sich in dieser Situation meist nicht sicher, wie die anderen auf seine Töne reagieren, weswegen der Beweger die Töne häufig zunächst zurückhält, bis sie nach außen drängen. Im Prozess der Authentischen Bewegung hat jeder eine andere veränderte Wahrnehmung: Der eine erlebt bereits das kleinste Geräusch als sehr störend, während sich der andere von lauten, heftigen Geräuschen überhaupt nicht tangiert fühlt. Diese Reaktionen hängen mit der eigenen Geschichte zusammen und weniger mit der Person, die diese Geräusche erzeugt.

Zur Beendigung der Bewegungseinheit schlägt der Tanztherapeut wieder den Gong. Die BewegerInnen öffnen allmählich die Augen und nehmen Blickkontakt mit dem Zeugen auf, um ihn aus der Ich-Funktion der Realitätskontrolle zu entlassen und diese wieder selbst zu übernehmen.

Die Länge der Bewegungseinheit kann von ein paar Minuten bis zu 50 Minuten dauern. Die Tanztherapeutin entscheidet über die Dauer nach Erfahrungsstand der BewegerInnen und dem Setting.

Übergangszeit – Silentium

Es hat sich als hilfreich erwiesen, eine Übergangszeit zwischen der Bewegung und der Verbalisierung einzufügen, da es oft nicht einfach ist, den Prozess der Authentischen Bewegung zu beschreiben. Am Ende der Bewegungseinheit bekommen die BewegerInnen ca. 15 Minuten Zeit, um den Prozess frei und unabhängig abzuschließen. Mal- und Schreibmaterial steht für die Gestaltung dieses Übergangs zur Verfügung. Damit die Konzentration nicht nachlässt, ist es wichtig, in dieser Phase schweigend zu arbeiten.

Gesprächsrunde

Der Integrationsprozess des Bewegten und Gesehenen ist ein wichtiger Bestandteil der Authentischen Bewegung. Um diesen zu unterstützen, haben sich einige Sprechregeln als hilfreich erwiesen.

Es gibt keine einleitende Frage vonseiten der Tanztherapeutin (für manche TeilnehmerInnen anfangs etwas verwirrend), weil jede Frage eine Intervention darstellt. So können die BewegerInnen frei entscheiden, was sie mit der Gruppe und der Therapeutin verbal teilen möchten und was nicht. Die Tanztherapeutin setzt sich, wie alle anderen in den Kreis und bleibt indirekt in Kontakt mit den KlientInnen. Sie wartet schweigend, bis sich jemand mitteilen möchte. Jeder kann, aber niemand muss sprechen. In einer regulären Therapiegruppe lässt man die Form offen. So berichtet der eine detailliert von den Bewegungsabläufen, ein anderer von inneren Bildern, die er vielleicht in einer Zeichnung festgehalten hat und wieder ein anderer zieht Parallelen zu Ereignissen in seinem Leben.

Es ist sinnvoll, wenn der Bewegende bei einer Begegnung von »einer anderen Bewegerin, einem Rücken etc.« spricht und den anderen nicht beim Namen nennt, sofern er sie erkannt hat. Dies lässt das Feld für Projektionen offen. Bezieht jemand das Berichtete auf sich, spiegelt sich darin die Bedeutung des Kontakts für denjenigen wider, unabhängig davon, ob er wirklich der Partner der Bewegerin war.

Waren die BewegerInnen, die verbal etwas mitteilen möchten, alle an der Reihe, entscheidet die Zeugin in Abwägung therapeutischer Verantwortlichkeit, was sie mit der Gruppe bezüglich ihres Prozesses teilen möchte. Es kann für einen Bewegenden sehr berührend sein, wenn die Zeugin bestimmte Teile des Bewegungsprozesses mit ihren eigenen, wertfreien Worten beschreibt. Es kann aber auch ein inneres Bild oder ein Gefühl sein, was auf Veräußerlichung drängt.

11.8.5 Long Circle

In der Form des Long Circle agiert nicht nur die Tanztherapeutin als Zeugin, sondern auch die GruppenteilnehmerInnen alternieren zwischen Bewegerin und Zeugin. Jede Person (außer der Tanztherapeutin, die nur die Rolle der Zeugin innehat) kann sowohl Bewegende als auch Zeugin sein. Es hat sich als hilfreich erwiesen, wenn mindestens ein Viertel der Gruppe als ZeugInnen im Kreis bleiben.

Gesprächsrunde
Die Gruppe und die Tanztherapeutin sitzen im Kreis und vereinbaren die Dauer der Bewegungseinheit. Jeder erhält die Möglichkeit mitzuteilen, was ihm als wichtig erscheint, um in den Prozess der Authentischen Bewegung einzusteigen.

Aufwärmen
Alle wärmen sich eigenständig auf, bis die Therapeutin sie auffordert, allmählich zurück in den Kreis zu kommen.

Bewegungseinheit

Die Authentische Bewegungseinheit wird durch das Ausbreiten der Arme eingeleitet. So nehmen die ZeugInnen Verbindung zueinander auf und der Kreis wird geschlossen, zur Unterstützung kann auch Blickkontakt mit den anderen aufgenommen werden. Dann werden die Arme wieder gesenkt und der Gong ertönt. Wer jetzt einen Impuls verspürt, sich zu bewegen, geht in den Kreis und wird zum Beweger. Dieser Impuls kann von einer inneren Bewegung ausgehen, vielleicht fühlt sich der Teilnehmer von den Bewegungen eines anderen angesprochen oder er ist nicht länger in der Lage, als Zeuge zu fungieren, weil die inneren Bilder zu stark werden oder er erschöpft ist. Wenn er mit seiner Bewegung »fertig« ist, geht er zurück in den Kreis und wird wieder zum Zeugen. Er entscheidet selbst, wie lange und wie oft er Zeuge und Beweger ist. Der Wechsel in die ZeugInnenposition kann dadurch unterstützt werden, dass er die Arme wieder ausbreitet, andere ZeugInnen ihm folgen und so das Containment vonseiten der ZeugInnen wieder hergestellt wird. Diese Möglichkeit hat der Zeuge auch, wenn er das Gefühl hat, eine Situation emotional nicht aushalten zu können. So sucht er Unterstützung bei den anderen ZeugInnen. Der ZeugInnenkreis stellt das »Gefäß« für all das dar, was in der Mitte des Kreises passiert. Jeder hat einen festen Sitzplatz im Kreis und geht nach der Bewegungsphase dorthin zurück. Dieser Platz dient der eigenen und der Orientierung der anderen Gruppenmitglieder. Grundsätzlich bezeugen alle ZeugInnen alle BewegerInnen. Es ist jedoch möglich, sich als Zeuge zeitweise auf einen Beweger zu konzentrieren.

Wie bei der Grundform eröffnet der Gong die Einheit und schließt sie auch wieder ab.

Übergangszeit – Silentium

Auch hier kann die Gruppe gemeinsam oder der Therapeut alleine entscheiden, ob es im Anschluss an die Bewegungseinheit noch eine Übergangsphase für das Schreiben und Malen gibt und wie lange diese dauern soll.

Gesprächsrunde

Egal in welcher Form gearbeitet wird (im Kreis als Gruppe oder im Gespräch zu zweit oder in Kleingruppen), bei der Gesprächsrunde kommen immer zuerst die BewegerInnen zu Wort. In den meisten Therapiegruppen bleibt es den KlientInnen überlassen, wie sie über ihre Erfahrung berichten möchten. In Lerngruppen kann es sinnvoll sein, eine unpersönliche Erzählform zu wählen, zum Beispiel »Ich bin der Beweger, der sich am Anfang so und so bewegt.«. Manchmal hält der Tanztherapeut dazu an, beim Erzählen die Gegenwarts- statt die Vergangenheitsform zu verwenden, da sie häufig eine emotionale Vertiefung begünstigt und dem Erzähler sein Erlebtes naherbringt. Für Menschen ohne therapeutischen Hintergrund fühlt es sich meist befremdlich an, von etwas Vergangenem in der Gegenwartsform zu sprechen. Der Tanztherapeut muss daher entscheiden, ob er die TeilnehmerInnen wieder und wieder daran erinnert oder ob er es jedem Sprecher selbst überlässt. Ohne eine Bewertung drücken die BewegerInnen und ZeugInnen ihre persönliche Wahrheit aus. Es findet keine Analyse statt. Es gibt zwei Arten des Austauschs:

In der ersten Form sprechen die KlientInnen über ihre Erfahrung als BewegerInnen. Wenn sich alle, die sich mitteilen möchten, geäußert haben, berichten die Gruppenmitglieder aus der ZeugInnenperspektive über ihre gemachten Erfahrungen. Die ZeugInnen schildern ihre Bilder, Gefühle, Assoziationen im Sinne eines Angebots an die Bewegenden. Damit die BewegerInnen das für sie Relevante aus den ZeugInnenaussagen herausziehen können, darf der Zeuge in seinen Äußerungen keine bestimmte Person benennen, sondern muss neutral bleiben, indem er zum Beispiel sagt: »Ich sehe einen Beweger am Boden liegen und die Hand eines anderen Bewegers halten und ich werde ganz unruhig.«. Die hier indirekt angesprochene Person erhält so für sich wichtige Informationen und fühlt sich gesehen. Durch die indirekte offene Rückmeldung werden gruppendynamische Themen umgangen. Jeder Beweger und jeder Zeuge stellen einen Aspekt des Kollektiven dar (alle sind wichtig).

In der zweiten Form erzählt eine Bewegerin von ihren Erfahrungen und direkt im Anschluss nehmen ZeugInnen Bezug auf sie. Wichtig ist, den Fokus der Aussagen auf Körper- und Bewegungsdetails zu legen und die gemeinte Bewegung eindeutig zu beschreiben, dann fällt es der Bewegerin leichter, die Aussagen und die Gefühle der Zeugin anzunehmen. Der Vorteil ist, dass die Bewegerin mithilfe der ZeugInnen noch einmal ihre Bewegungsabfolge nachvollziehen kann und von ihnen hört, was diese in ihnen als Außenstehende ausgelöst hat. Das verlangt von den ZeugInnen aber sehr viel Umsicht, denn schnell können eigene Bilder und vor allem Interpretationen den Bewegenden belasten und den Effekt des Gesehenwerdens ins Gegenteil verkehren.

> Eine Bewegerin hat das Bedürfnis, alle anderen BewegerInnen ständig zu umkreisen und einzuschließen. Als eine andere Bewegerin sich der Terassentür nähert, versucht sie sanft herauszufinden, ob die Bewegerin nach draußen gehen möchte, um ihr dann zu folgen und weiter zu umkreisen. Bei der anschließenden Gesprächsrunde sprechen einige ZeugInnen davon, dass die Bewegerin die andere daran hindern wollte, die Tür zu öffnen und nach draußen zu gehen. Die Bewegerin fühlt sich in ihrem Bemühen, alle einzuschließen, nicht gesehen.

Dieses Setting eignet sich vor allem für Menschen, die selbst therapeutisch arbeiten, weil die Rückmeldungsrunde eine hohe verbale Kompetenz verlangt. Für KlientInnen ist diese Form eher ungeeignet, weil unter Umständen die Gesamtgruppe eine Bewegerin bezeugt und mit großen Hemmungen bei ihr zu rechnen ist. Es kann auch notwendig sein, dass die Tanztherapeutin die Rückmeldungen der ZeugInnen von Interpretationen befreien muss, was eine erhebliche Intervention bedeutet, die dem Geist dieser Form widerspricht.

Die Suche nach authentischen Impulsen kann ein steiniger Weg sein. So machen viele zunächst die Erfahrung, dass

- sie entweder das machen, was ihrer Meinung nach von ihnen erwartet wird, um die Tanztherapeutin zufriedenzustellen, oder
- sie aus Ratlosigkeit »nichts« machen.

Fühlen sich TeilnehmerInnen jedoch innerlich bewegt, drückt sich das meist auch durch ihre Sprache aus: »Mein Bein will sich bewegen!« oder »Ich musste einfach durch den Raum gehen!«.

11.8.6 Authentische Bewegung als Weg

Janet Adlers (2012) Ansatz der Authentische Bewegung ist spirituell-mystisch ausgerichtet.

> »Wenn ich gesehen habe, wie ein Weg entsteht, in dessen Zentrum Authentic Movement strahlt, habe ich den Körper als ein Gefäß gesehen, in dem Heilung geschieht, ein Gefäß, in dem direkte Erfahrung des Göttlichen erlebt wird« (Adler, 2012, S. 20).

Auf dieser Grundlage verfeinerte sie den Entwicklungsweg von der Bewegerin hin zur Zeugin. Es geht zunächst darum, ein Bewusstsein für den inneren Prozess der Authentischen Bewegung als Bewegerin zu bekommen. Im zweiten Schritt entwickelt sich das Bewusstsein als Zeugin, und im dritten und vierten Schritt geht es um den kollektiven und bewussten Körper. Dieser Weg wird meist nur von selbst (tanz)therapeutisch Tätigen beschritten, die die ZeugInnenrolle genau erforschen wollen. In einer regulären tanztherapeutischen Praxis hat diese Art der sehr langen Selbstfindung keinen Raum. Sie soll hier anhand verschiedener Phasen jedoch kurz vorgestellt werden. Da dies kein therapeutisches Konzept ist, spricht Adler auch nicht von Therapeutin und Klientin, sondern von Lehrerin und Lernendem.

Die Bewegerin

> »Es gibt ein spürbares, im Wesen ganz tiefes Bedürfnis danach, so gesehen zu werden, wie man ist, mit dem, was man gerade tut.«
>
> *Janet Adler (2012, S. 30)*

In der ersten Phase des Entwicklungsweges geht die Bewegerin mit einer Zeugin in die innere Suchbewegung der Authentischen Bewegung. Je mehr Vertrauen die Bewegerin in ihre eigene Körperlichkeit gewinnt, desto näher kommt sie ihrer eigenen Inneren Zeugin. Hierfür muss sie die Fähigkeit entwickeln, sich zuerst einzelne frühere Bewegungssequenzen ins Gedächtnis zu rufen, die später mit den dazugehörigen Gefühlen und Bildern verbunden bzw. erinnert werden. »Deine Innere Zeugin könnte vieles von dem wahrnehmen, was geschieht« (Adler, 2012, S. 34). Es gibt zwar ein Bedürfnis, gesehen zu werden, aber es gibt ebenso die Angst davor. Das ist in dieser Phase der Konflikt, der bewältigt werden muss. Allmählich entwickelt sich die Innere Zeugin der Bewegerin heraus, auch dadurch, dass sie die äußere Zeugin als mitfühlendes Modell verinnerlicht. Das sich so entwickelnde Zeugenbewusstsein zeigt sich in der genauen verbalen Beschreibung des Bewegungsablaufs, und zwar in der Art und Weise, wie sie die Bewegungen erinnert und für sich strukturiert (ebd.).

Die Sich-bewegende-Zeugin

> »Alles, was wir über das Bewusstsein der Zeugin lernen, hat seinen Ursprung in der Erfahrung, Sichbewegende zu sein.«
>
> *Janet Adler (2012, S. 69)*

In der nächsten Phase gibt es nun eine Dreierkonstellation bestehend aus zwei Bewegenden als Lernende und einer Zeugin als Lehrerin: Zwei bewegen sich und eine bezeugt. Die Phase beginnt, wenn die Innere Zeugin der Bewegerinnen ausgebildet und stabil genug ist. Diese Konstellation macht den Beteiligten wieder bewusst, dass der Mensch ein gemeinschaftliches Wesen ist. So wird der Konflikt zutage gefördert, einerseits mit sich, andererseits aber auch mit anderen in Kontakt treten zu wollen. In der konkreten Arbeit bedeutet das, dass die zwei Bewegenden während der Authentischen Bewegung miteinander in Kontakt treten können, sei es über Geräusche oder Berührungen. Die Begegnungen sind meist zufällig, da sich beide mit geschlossenen Augen bewegen. Sicher ist, dass in jedem Fall die Anwesenheit des anderen von der Inneren Zeugin wahrgenommen werden kann (ebd.).

Die schweigende Zeugin

> »Die schweigende Zeugin erforscht das Wirken ihres eigenen Verstandes auf konzentrierte Art und Weise.«
>
> *Janet Adler (2012, S. 93)*

Die Dreierkonstellation in der nächsten Phase besteht aus einer Bewegerin, einer Zeugin – der Lehrerin – und einer Lernenden, die zur stillen Zeugin wird. Die Bewegerin hat also zwei ZeugInnen – eine erfahrene und eine lernende. Stille Zeugin bedeutet, dass sie in der an den Bewegungsteil anschließenden Gesprächsrunde kein verbales Feedback gibt, sondern sich im genauen Studieren des Bewegungsablaufs der Bewegerin und in der Wahrnehmung des eigenen Prozesses übt. Das schützt die Zeugin einerseits vor unreflektierter Rückmeldung und andererseits vor zu viel Verantwortung. Diese Phase lässt sich als Übergang vom Bewegen zum Bezeugen ansehen. Die Zeugin versucht zuerst die Bewegungen der Bewegerin zu erinnern, erst im Anschluss kommt nach und nach die Erinnerung an eigene Impulse, Empfindungen, Gefühle, Gedanken und Assoziationen hinzu. Diese Phase dient dazu, für eine wertfreie Sprache sensibilisiert und achtsam für Projektionen, Interpretationen oder Bewertungen hinsichtlich der gesehenen Bewegungen zu werden. Ebenso übt die stille Zeugin, eigene Erfahrungen und Erlebnisse, die nichts mit der Bewegerin zu tun haben, bewusst zu erkennen und wegzulassen. Am besten lässt sich dieser Prozess trainieren, indem sie zunächst ihre Empfindungen, Bilder und Gedanken aufschreibt und nicht verbalisiert oder unter Supervision anspricht (ebd.).

Die sprechende Zeugin

> »Das Benennen der physischen Bewegung bestätigt immer, ausnahmslos, das Vorhandensein und den Großmut ihrer Präsenz als Zeugin.«
>
> *Janet Adler (2012, S. 108)*

Im nächsten Schritt gibt es wieder eine Dreierkonstellation mit einer Bewegerin und zwei ZeugInnen, aber nun verbalisiert die lernende Zeugin, was sie gesehen und gespürt hat. Auf diese Art kann der Unterschied zwischen Intuition und Projektion herausgearbeitet werden.

Der kollektive Körper

> »Der persönliche Körper und der kollektive Körper überlagern sich, sie werden wechselseitig voneinander abhängig, während wir lernen, uns selbst als Teil eines Ganzen zu verstehen.«
>
> *Janet Adler (2012, S. 125)*

Zur Erforschung des kollektiven Körpers kommt eine Gruppe Lernender in der Form des Long Circle zusammen. Durch den Wechsel von Beweger zu Zeuge und zurück machen die TeilnehmerInnen die Erfahrung, dass es gleichzeitig möglich ist, Teil einer Gemeinschaft und Individuum zu sein. Für die Lernenden bedeutet dieser nächste Schritt eine Herausforderung, denn das Sehnen nach Individualität und das gleichzeitige Bedürfnis nach Zugehörigkeit sind nicht leicht zu vereinbaren. Daher lässt sich in dieser Form wunderbar üben, wie sie sich trotz ihrer neu gewonnenen Individualität für die Belange der Gruppe öffnen können (Bender, 2014b).

Der bewusste Körper

> »Möge ich in deiner Gegenwart, in deiner Präsenz, fähig sein, meine Wahrheit zu verkörpern, meine Wahrheit in Worten auszudrücken.«
>
> *Janet Adler (2012, S. 185)*

In dieser Phase spüren die BewegerInnen das Bedürfnis, ihre BewegerInnen- und ZeugInnenerfahrung in andere Medien wie Texte, Bilder, Tänze oder Skulpturen zu transformieren und der Gruppe zu schenken. Auch das Erleben von energetischen Phänomenen – sowohl konzentriert als auch ausgedehnt spürbar – kann zu einer Erfahrung des Geistes werden.

Der Ansatz von Janet Adler verkörpert das existenzielle Bedürfnis, gesehen zu werden. Das sich in der Phase der Einzelarbeit herauskristallisierende Bedürfnis, Teil einer Gemeinschaft zu sein, wird in der Arbeit mit der Gruppe verwirklicht. Hierzu ist eine längere Entwicklung nötig, die sicherlich nicht so linear und analytisch vonstatten geht, wie es in Modellen dargestellt wird (Adler, 2012; Bender, 2014b).

11.8.7 Klientel

Die TeilnehmerInnen in Authentischer Bewegung kommen über die Bewegung in einen Dialog mit verdrängten und vergangenen biografischen und emotionalen Erfahrungen, die im Körper Erinnerungsspuren hinterlassen haben und nun auf Ausdruck drängen, zum Beispiel in Form von symbolischen Träumen, Körperempfindungen, inneren Bildern, Emotionen und Erinnerungen. Diese Exploration ist nur möglich, wenn dem Ich bewusst ist, dass es in einen Dialog tritt, also ein Innerer Zeuge seines Handelns ist. Da die Authentische Bewegung ein sehr offenes Setting besitzt mit wenig vorgegebener Struktur, eignet sie sich vor allem für eine »neurotische Klientel«, deren Probleme eher in Überstrukturierung, zu viel »Müssen« und übermäßiger Normenkontrolle begründet liegen. Diese Methode eignet sich nur für Menschen mit einem stabilen Ich, die in der Lage sind, am Ende einer Bewegungseinheit wieder ins Hier und Jetzt zurückzukehren. Da diese Methode so viel Freiraum lässt, gibt sie den Überangepassten die Möglichkeit, ihre Anpassung überhaupt erst einmal zu spüren und diese in einem nächsten Schritt zu überwinden. Der Anpassungsdruck hat sich wie eine zweite Haut um den Körper gelegt und erstickt mit der Zeit alle spontanen, echten Gefühle. Unterbinden Eltern beispielsweise zu häufig die Weltexploration ihrer Kinder, lernen diese, ihre Sinnlichkeit zu unterdrücken. Später müssen diese mittlerweile erwachsenen »Kinder« dann wieder lernen, ihren eigenen Impulsen zu vertrauen und mit sich selbst in Kontakt zu kommen. Zur Zielgruppe der Authentischen Bewegung zählen insbesondere diejenigen, die ihr Körpergefühl wiedergewinnen wollen.

Ungeeignet ist die Methode jedoch für KlientInnen mit fragilen und unklaren Ich-Grenzen, wie das zum Beispiel bei Persönlichkeitsstörungen oder psychotischen Erkrankungen der Fall sein kann. Durch die Arbeit mit der Authentischen Bewegung können sie ihre Grenzen noch mehr verlieren und instabiler werden. Die Gefahr der Fragmentierung wäre sehr groß. Für sie bietet sich die Chace-Methode mit mehr Struktur an. Auch bei traumatisierten PatientInnen ist eine gewisse Vorsicht angebracht. Nur wenn sich die Therapeutin gut mit Traumatisierungen auskennt, kann die Authentische Bewegung eine Hilfe sein, selbstbestimmt und in der eigenen Zeit das Trauma zu integrieren.

Die Authentischer Bewegung eignet sich vor allem für die Ausbildung von TherapeutInnen, weil der Fokus auf der Schulung von Achtsamkeit und wertfreier Sprache liegt sowie auf der Präsenz, einem Prozess zu folgen und dabei gleichzeitig sich selbst wahrzunehmen. Damit wird die Fähigkeit geschult, genug therapeutische Distanz zu wahren, ohne dabei seine Empathie zu verlieren. Hinsichtlich der Gegenübertragung muss der Therapeut die Notwendigkeit erlernen, die in ihm selbst aufsteigenden Bilder, Gefühle und Empfindungen zu beobachten, ohne die Wahrnehmung für den Klienten zu verlieren.

Die Achtsamkeitsschulung eignet sich natürlich für jeden Interessierten, gleichzeitig steht bei der Authentischen Bewegung die Förderung zwischenmenschlicher Kompetenzen im Zentrum, da mit ihrer Hilfe sowohl die Fähigkeit zur »Innenschau« gefördert wird als auch der Blick auf das Kollektive, das generell Menschliche. Auch hilft die Methode bei der Suche nach Inspiration – sei es im Leben oder bei einem bestimmten Prozess – oder nach einem eigenen Standpunkt abseits von Alltagsgedanken und Konventionen und nach dem, was einem wirklich wichtig ist.

11.8.8 Authentische Bewegung und Lebenszufriedenheit

Da die Authentische Bewegung auf den individuellen Prozess ausgerichtet ist, hat sich meines Wissens nach kaum jemand an eine empirische Untersuchung dieser Methode gewagt. Annekathrin Siegrist (2016) war die Erste, die sich dieser Herausforderung stellte. Sie untersuchte, wie sich die Lebenszufriedenheit von TeilnehmerInnen durch die Authentische Bewegung veränderte. Mithilfe des »Fragebogens zur Lebenszufriedenheit (FLZ)« nach Fahrenberg und KollegInnen (2000), ein standardisierter Fragebogen zur Selbstbeurteilung, füllten 26 ProbandInnen aus 3 unterschiedlichen Gruppen vor und nach mindestens zehn Stunden Authentischer Bewegung den Fragebogen anonym aus. Der FLZ umfasst zehn Bereiche: Gesundheit, Arbeit und Beruf, finanzielle Lage, Freizeit, Ehe und Partnerschaft, Beziehung zu den eigenen Kindern, eigene Person, Sexualität, Freunde, Bekannte, Verwandte und Wohnung. »Mit Lebenszufriedenheit ist hier die individuelle Bewertung der vergangenen und gegenwärtigen Lebensbedingungen und der Zukunftsperspektive gemeint« (Fahrenberg, 2017, S. 1).

Das Ergebnis zeigte eindeutig, dass sich die Lebenszufriedenheit der ProbandInnen nach nur zehn Stunden Authentischer Bewegung in allen Bereichen mit Ausnahme des Finanzenbereichs erhöht hatte. Besonders die Zufriedenheit bezüglich der Beziehung zu den eigenen Kindern hat sich auch nach wissenschaftlichen De-facto-Standards signifikant verbessert. Es ist zu vermuten, dass der Kontakt mit den eigenen kindlichen Anteilen den Blick auf die eigenen Kinder verändert hat.

Ein weiteres interessantes Ergebnis der Untersuchung von Siegrist ist die Sonderrolle der 40- bis 49-Jährigen, deren Lebenszufriedenheit sich besonders stark verbesserte. Besonders in den Bereichen Kinder und Gesundheit liegt die subjektive Verbesserung deutlich vor den Vergleichsgruppen.

Bei ProbandInnen, die mehr Erfahrung mit der Authentischen Bewegung haben, nimmt die Gesamtlebenszufriedenheit stärker zu als bei denen, die zuvor keine oder nur wenig Erfahrung mit der Methode gemacht haben. Je länger und intensiver die Erforschung eigener Prozesse ist, desto deutlicher verbessern sich die authentischen Impulse und damit die Gesamtlebenszufriedenheit. Die Überwindung innerer Schranken ermöglicht es den Menschen, zunehmend auch im Außen etwas zu verändern und so die eigene Zufriedenheit zu steigern. Im Bereich Gesundheit stiegen die Werte mit zunehmender Erfahrung sogar überproportional an. Daran sieht man, dass die Bewusstwerdung der Körpersignale einen direkten Einfluss auf die Wahrnehmung körperlicher Gesundheit hat.

Wer also die Zufriedenheit in seinem Leben erhöhen möchte, sollte nicht länger darüber nachdenken, wie das zu bewerkstelligen ist, sondern anfangen, sich direkt mit dem eigenen Körper zu beschäftigen, denn der spürt am besten, was er für ein zufriedenes Lebensgefühl braucht.

12 Tanztherapeutische Forschung

Für die Anerkennung der Tanztherapie als psychotherapeutisches Verfahren stellt die Forschung eine notwendige Grundlage dar. Das bedeutet aber meist auch, sich unreflektiert einem naturwissenschaftlich-medizinischen Forschungsverständnis anzuschließen, bei dem RCTs (randomized controlled trials) als empirischer Wirksamkeitsnachweis die Basis bilden. Diese randomisierten kontrollierten Studien gelten in der medizinischen und psychologischen Forschung als effektivstes Studiendesign, um durch eine eingrenzende Fragestellung zu einer eindeutigen Aussage zu gelangen und damit die Kausalität zu belegen (Rothwell et al., 2016).

Mit RCTs wird in der Psychotherapieforschung experimentell versucht, sowohl die Auswahl von PatientInnen- und TherapeutInnen als auch Therapieabläufe zu standardisieren. Die TeilnehmerInnen der Studie werden »randomized«, also zufällig einer Behandlungs- und einer Kontrollgruppe zugeordnet. Als Wirksamkeitsnachweis von Medikamenten hat sich diese Studienform durchaus bewährt: Gruppe A wird das Medikament, Gruppe B ein Placebo verabreicht. Wie die Testpersonen wissen auch die behandelnden ÄrztInnen nicht, wer das Medikament und wer das Placebo erhalten hat. Zum Nachweis der Evidenz von Therapien, Medikamenten etc. werden RCTs wissenschaftlich priorisiert, durch sie lässt sich die Daseinsberechtigung einer Therapieform sichern. Weitere Studien zum Nachweis der Wirksamkeit sind mit absteigender Evidenz kontrollierte Studien ohne Randomisierung, Kohortenstudien und Fallstudien (Willich, 2006).

Diesen »objektiven« Forschungsansatz hat man in der Psychotherapie auf höchst »subjektive« Interventionen zwischen Therapeut und Patient übertragen.

Aus der Einmaligkeit der Tanztherapeutin-Klientin-Beziehung ergibt sich bereits das Problem: Wie kann sichergestellt sein, dass mit einer tanztherapeutischen Intervention immer das gleiche Ergebnis generiert wird, unabhängig davon, wer diese anleitet? Gemäß ihrem theoretischen Wissen gibt die Tanztherapeutin bestimmte verbale Interventionen. Aber welche Wirkung haben diese im Verhältnis zu den Bewegungsinterventionen? Die tanztherapeutischen Bewegungsinterventionen sollten bewusst ausgewählt und auf die individuellen Bedürfnisse der Klientin zugeschnitten sein, um ihr bei ihren subjektiven Problemen zu helfen. Daraus ergibt sich wiederum die Frage: Ist die Bewegungsintervention an sich hilfreich oder ist sie hilfreich, weil eine bestimme Therapeutin sie anleitet oder weil sie sie mit den »richtigen« Worten begleitet?

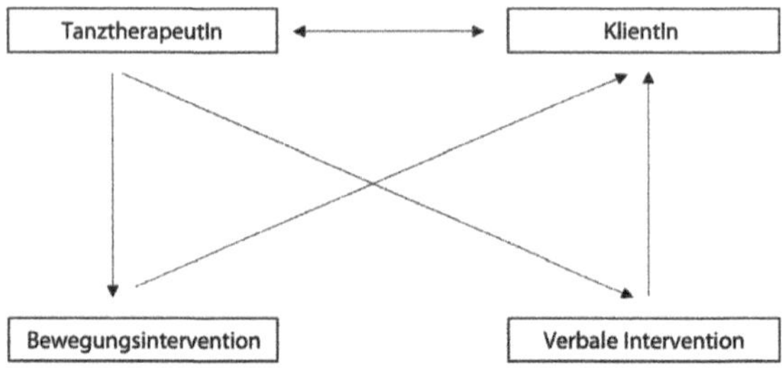

In einer Gruppe multiplizieren sich die Einflussfaktoren auf die Wirksamkeit der tanztherapeutischen Intervention, weil jeder Klient noch einmal eine eigene Einflussgröße darstellt. Wie hört der Patient die Anweisung? Wie setzt er die um? Wie weit lässt er bei der Umsetzung von den anderen Gruppenmitgliedern beeinflussen? Welche verbale Intervention hallt bei welchem Klienten nach und auf welche Weise?

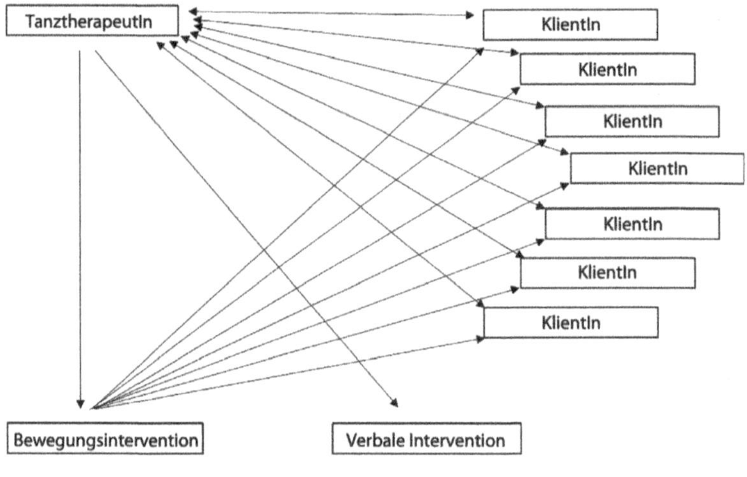

Ungeachtet dieser Forschungsschwierigkeiten wurden in den letzten Jahren vermehrt RCTs in der Tanztherapie und künstlerischen Therapien durchgeführt. Die folgende Auflistung internationaler RCTs und Systemic Reviews gibt einen ersten Überblick:

Allet, L., Müller-Pinget, S., Punt, I., Edelsten, C., Ballif, A., Golay, A. & Pataky, Z. (2017). Dance therapy combined with patient education improves quality of life of persons with obesity: A pilot feasibility study for a randomised controlled trial. *Obesity research & clinical practice, 11*(1), 79–87. DOI: 0. 1016/j.orcp.2016.03.005

Archer, S., Buxton, S. & Sheffield, D. (2015). The effect of creative psychological interventions on psychological outcomes for adult cancer patients: A systematic review of randomised controlled trials. *Psycho-Oncology, 24*(1), 1–10. DOI: http://dx.doi.org/10.1002/pon.3607

Bräuninger, I. (2012). The efficacy of dance movement therapy group on improvement of quality of life: A randomized controlled trial. *The Arts in Psychotherapy, 39*(4), 296–303.

Bräuninger, I. (2012). Dance movement therapy group intervention in stress treatment: A randomized controlled trial (RCT). *The Arts in Psychotherapy, 39*(5), 443–450.

Bradt, J., Shim, M. & Goodill, S. W. (2015). Dance/movement therapy for improving psychological and physical outcomes in cancer patients. *The Cochrane database of systematic reviews, 1*(CD007103). DOI: 10.1002/14651858.CD007103.pub3

Bradt J., Goodill S. W. & Dileo, C. (2011). Dance/movement therapy for improving psychological and physical outcomes in cancer patients. *The Cochrane Database of Systematic Reviews, 10*(CD007103). DOI: 10.1002/14651858.CD007103.pub2

Conceição, L. S. R., Neto, M. G., do Amaral, M. A. S., Martins-Filho, P. R. S. & Carvalho, V. O. (2016). Effect of dance therapy on blood pressure and exercise capacity of individuals with hypertension: A systematic review and meta-analysis. *International Journal of Cardiology, 220*, 553–557.

Cowl, A. L. & Gaugler, J. E. (2014). Efficacy of creative arts therapy in treatment of Alzheimer's disease and dementia: A systematic literature review. *Activities, Adaptation & Aging, 38*(4), 281–330. DOI: 10.1080/01924788.2014.966547

Cruz, R. F. & Sabers, D. L. (1998). Dance/movement therapy is more effective than previously reported. *The Arts in Psychotherapy, 25*(2), 105–107. DOI: 10.1016/S0197-4556(98)00014-8

Galbusera, L., Finn, M.T. & Fuchs, T. (2016). Interactional synchrony and negative symptoms: An outcome study of body-oriented psychotherapy for schizophrenia. *Psychotherapy Research, 26*, 2–13.

Hildebrandt, M.K., Koch S.C. & Fuchs T. (2016). »We dance and find each other«: Effects of dance/movement therapy on negative symptoms in autism spectrum disorder. *Behavioral Science, 6*(4), 24. DOI: 10.3390/bs6040024

Ho, R.T.H., Fong, T.C.T., Cheung, I.K.M., Yip, P.S.F. & Luk, M.-Y. (2016). Effects of a short-term dance movement therapy program on symptoms and stress in patients with breast cancer undergoing radiotherapy: a randomized, controlled, single-blind trial. *Journal of Pain and Symptom Management, 51*(5), 824–831. DOI: http://dx.doi.org/10.1016/j.jpainsymman.2015.12.332

Ho, R.T.H., Cheung, J.K.K., Chan, W.C., Cheung, I.K.M. & Lam, L.C.W. (2015). A 3-arm randomized controlled trial on the effects of dance movement intervention and exercises on elderly with early dementia. *BMC geriatrics, 15*(1), 127.

Hokkanen, L., Rental, L., Remes, A.M., Härkönen, B., Viramo, P. & Winblad, I. (2008). Dance and movement therapeutic methods in management of dementia: a randomized, controlled study. *Journal of the American Geriatrics Society, 56*(4), 771–772. DOI: 10.1111/j.1532-5415.2008.01611.x

Jeong Y.J., Hong, S.C., Myeong, S.L, Park, M.C., Kim, Y.K. & Suh, C.M. (2005). Dance Movement Therapy improves emotional responses and modulates neurohormones in adolescents with mild depression. *International Journal of Neuroscience, 115*(12), 1711–1720. DOI: 10.1080/00207450590958574

Karkou V. & Meekums B. (2017). Dance movement therapy for dementia (Review). *Cochrane Database of Systematic Reviews, 2*(CD011022). DOI:10.1002/14651858.CD011022.pub2

Kiepe, M.-S., Stöckigt, B. & Keil, T. (2012). Effects of dance therapy and ballroom dances on physical and mental illnesses: A systematic review. *The Arts in Psychotherapy, 39*(5), 404–411. DOI: 10.1016/j.aip.2012.06.001

Koch, S., Kunz, T., Lykou, S. & Cruz, R. (2013). Effects of dance movement therapy and dance on health-related psychological outcomes: A meta-analysis. *The Arts in Psychotherapy, 41*(1), 46–64. DOI: 10.1016/j.aip.2013.10.004

Lee, H.J., Jang, S.H., Lee, S.Y. & Hwang, K.S. (2015). Effectiveness of dance/movement therapy on affect and psychotic symptoms in patients with schizophrenia. *The Arts Psychotherapy, 45*, 64–68.

Mala, A., Karkou, V. & Meekums, B. (2012) Dance/Movement Therapy (D/MT) for depression: A scoping review. *The Arts in Psychotherapy, 39*, 287–295.

Martin, L. A., Koch, S. C., Hirjak, D. & Fuchs, T. (2016). Overcoming Disembodiment: The Effect of Movement Therapy on Negative Symptoms in Schizophrenia – A Multicenter Randomized Controlled Trial. *Frontiers in psychology, 7*(483). DOI: https://dx.doi.org/10.3389%2Ffpsyg.2016.00483

Meekums, B., Karkou, V. & Nelson, EA. (2015). Dance movement therapy for depression (Review). *Cochrane Database of Systematic Reviews, 2*(CD009895). DOI: 10.1002/14651858.CD009895.pub2

Neto, M. G., Menezes, M. A. & Carvalho, V. O. (2014). Dance therapy in patients with chronic heart failure: a systematic review and a meta-analysis. *Clinical rehabilitation, 28*(12), 1172–1179.

Priebe, S., Savill, M., Wykes, T., Bentall, R., Lauber, C., Reininghaus, U., McCrone, P., Mosweu, P.; Bremner. S., Eldridge, S. & Röhricht, F. (2016). Clinical effectiveness and cost-effectiveness of body psychotherapy in the treatment of negative symptoms of schizophrenia: a multicentre randomized controlled trial. *Health Technol Assess, 20*(11), vii–xxiii, 1–100. DOI: 10. 3310/hta20110

Ren, J. & Xia J. (2013). Dance therapy for schizophrenia. *Cochrane Database of Systematic Reviews, 10*(CD006868). DOI: 10.1002/14651858.CD006868. pub3

Ritter, M. & Low, K. G. (1996). Effects of dance/movement therapy: A meta-analysis. *The Arts in Psychotherapy, 23*(3), 249–260. DOI: 10.1016/0197 -4556(96)00027-5

Röhricht, F., Papadopoulos, N. & Priebe, S. (2013). An exploratory randomized controlled trial of body psychotherapy for patients with chronic depression. *Journal of Affective Disorders, 151*(1), 85–91. DOI: http://dx.doi.org/10. 1016/j.jad.2013.05.056

Röhricht, F. & Priebe, S. (2006). Effect of body-oriented psychological therapy on negative symptoms in schizophrenia: a randomized controlled trial. *Psychological Medicine, 36*(5), 669–678. DOI: http://dx.doi.org/10.1017/ S0033291706007161

Schmitt, B. & Frölich, L. (2007). Kreative Therapieansätze in der Behandlung von Demenzen – eine systematische Übersicht. *Fortschritte der Neurologie-Psychiatrie, 75*(12), 699–707.

Strassel, J. K., Cherkin, D. C., Steuten, L., Sherman, K. J. & Vrijhoef, H. J. M. (2011). A systematic review of the evidence for the effectiveness of dance therapy. *Alternative Therapies in Health and Medicine, 17*(3), 50–59.

Xia, J. & Grant, T. J. (2009). Dance therapy for schizophrenia. *Cochrane Database of Systematic Reviews, 1*(CD006868). DOI: 10.1002/14651858.CD006868.pub2

Die naturwissenschaftliche Forschung zielt auf körperlich existierende Objekte ab (was natürlich auch für die Tanztherapie zutrifft, sich hier nur als viel komplexer erweist), bezieht sich auf nachweisbare Beobachtungen und belegt Ergebnisse mithilfe allgemeingültiger Kausalgesetze (Westermann, 2000). Der Forscher muss ersetzt werden können, ohne dass sich die Ergebnisse verändern. Etwas, das bei einer Therapiestudie so gut wie unmöglich ist. Daher ist mir auch kein Forscher bekannt, der den Versuch unternommen hätte, eine Studie zu wiederholen, das heißt dieselbe Fragestellung nur mit anderen PatientInnen und TanztherapeutInnen. Das Problem ist damit offensichtlich, denn nur wenn Wiederholungen ähnliche Ergebnisse bringen, kann ein Ergebnis als valide angesehen werden.

Unter Berücksichtigung dieser Punkte stellt sich die Frage, ob es nicht für die Tanztherapie sinnvoller ist, sich einem geisteswissenschaftlichen Forschungsverständnis zu nähern. Unter Hermeneutik, was sich aus dem Griechischen von *hermeneuein* (deuten, interpretieren) und *kirkos* (Kreis) ableitet, versteht man ein wissenschaftliches Verfahren zur Auslegung und Erklärung von Texten, um so deren Sinn- und Bedeutungszusammenhänge zu erkennen und zu verstehen (Duden, 1974). Gadamer (2000) erweitert den Hermeneutikbegriff und nutzt ihn für das Verstehen allen menschlichen Wirkens. Für Dilthey hebt sich der Mensch von der Natur vor allem durch seine geistige Lebendigkeit und seine Erlebnisse ab. Eine tanztherapeutische Sitzung kann sicherlich ebenfalls als ein »Erlebnis« beschrieben werden. Das Erlebnis ist das Einzige, was unmittelbar gewiss ist: »Die Natur erklären wir, das Seelenleben verstehen wir« (Dilthey, 1924, S. 1342).

Anders als in den Naturwissenschaften lassen sich in der Tanztherapie aufgrund der Komplexität des therapeutischen Geschehens experimentell nur schwer überprüfbare Gesetzmäßigkeiten finden und damit erforschen. Vielmehr gilt es, die Interdependenz menschlichen Handelns zu verstehen, deren Bedeutungs- und Wirkungszusammenhänge nicht direkt sichtbar sind, sondern nur über Ausdrucksformen erkennbar werden (Klafki, 2020). In den Geisteswissenschaften vollzieht sich das sinnhafte Verstehen unter anderem über Texte, Kunstwerke, Institutionen, soziale Situationen, Bräuche oder Sitten. In der Tanztherapie könnte dies über die Bewegungsanalyse und Befragungen erfolgen.

> »Phänomenale Hypothesen oder Thesen findet der Hermeneutiker wie der Naturwissenschaftler dadurch, daß er Realitäten bzw. deren Indikatoren wahrnimmt, sie begrifflich einordnet und in Sätzen beschreibt« (Eberhardt, 1999, S. 93).

Ein Ansatz zur Erforschung künstlerischer Therapien, der bisher nur wenig Beachtung findet, ist die Methode der Artistic Inquiry. Die kunstbasierte Forschung, die für alle Kunstformen anwendbar ist, macht sich den künstlerischen Prozess systematisch zunutze. Dieser Ansatz zielt somit auf die Bedeutung der Tanztherapie als kreativen Prozess. Als Forschungszugang dient der künstlerische Ausdruck selbst, anhand dessen sich die Erfahrungen sowohl des Forschers als auch der ProbandInnen nachvollziehen und untersuchen lassen. Wichtige Parameter der Artistic Inquiry orientieren sich an der qualifizierten Sozialforschung, die jedoch ihre Inspirationen, Konzepte, Prozesse und Repräsentationen aus der Kunst zieht. Durch diese weitgefasste Definition der Künste wird die Ästhetik innerhalb der kunstbasierten Forschung zu einem wichtigen Faktor. Ein allgemeines Verständnis des qualitativen Forschungsparadigmas, das zu diesen breiten Definitionen geführt hat, ist daher nützlich (Knowles & Cole, 2008).

Die künstlerische Forschung entwickelte sich aus der Praxis der Künstlerischen Therapie, die in der Psychiatrie und Psychologie zur Anwendung kommt. Mithilfe Künstlerischer Therapien lassen sich Inhalte und Themen aufdecken, die mittels Sprache nicht zum Ausdruck gebracht werden können. So fingen ForscherInnen an, das der Künstlerischen Therapie zugrunde liegende Verständnis als Basis für eine neue Forschungsmethode, die Artistic Inquiry, zu nutzen. Je mehr Aufmerksamkeit diese Methode der Artistic Inquiry in anderen Forschungsfeldern findet, desto drängender wird die Frage für künstlerische TherapeutInnen, ob sie bereit sind, ebenfalls diese einzigartige Methode der Artistic Inquiry anzuwenden, um einen neuen Blick auf die Forschung zu etablieren (McNiff, 2008). Den Anfang machten hier bereits Eliot Eisner und sein Student Tom Barone, die einen theoretischen Rahmen für künstlerische Forschung beschrieben, indem sie die Qualität von künstlerisch basierten Texten analysierten (Jaeger, 1988).

Da Schreiben die Präsentationsgrundlage einer jeden Forschung ist, begann man in der kunstbasierten Forschung mit der Analyse von Schreibstilen aus den Geisteswissenschaften mit Verweisen auf Musik und Kunst. In den letzten zehn Jahren hat sich das Feld theoretisch und methodisch auf visuelle, performante und literarische Kunstformen ausgeweitet. Fortschritte bei der Anwendung neuerer Technologie wird neue Formen der kunstbasierten Forschung möglich machen (Cahnmann-Taylor & Siegesmund, 2008; Knowles & Cole, 2008).

13 Tanztherapie-Stammbäume

Im Oktober 2015 nahmen auf der ADTA-Konferenz in San Diego acht Frauen an dem Panel *The Embodied Protégé, Fifty Years of a Moving Legacy* (Leventhal et al., 2016) teil, die alle noch bei den Gründerinnen der Tanztherapie gelernt hatten und aus dem »Nähkästchen« plauderten. Marcia Leventhal, Iris Rifkin-Gainer, Sharon Chaiklin, Joan Chodorow, Nana Koch, Claire Schmais, Elissa White, Jane Wilson Cathcart und Eleanor DiPalma erzählten, wie eigensinnig im besten und schlechtesten Sinne die Gründerinnen der Tanztherapie gewesen waren. Dass hier noch einmal Zeitzeuginnen zusammenkamen, die aus erster Hand von diesen Anfangsjahren berichten konnten, war etwas Besonderes und wird so sicher nicht noch einmal möglich sein. Umso wichtiger ist es, die Geschichte der Tanztherapie festzuhalten, damit sich auch nachfolgende Generationen an die Ursprünge erinnern können.

Anhand der Tanztherapie-Stammbäume sollen die Einflüsse auf deutsche Tanztherapeutinnen verdeutlicht werden, die bis zu den Gründerinnen zurückführen. Da diese Aufstellung nur beispielhaft ist, wurden jene Tanztherapeutinnen ausgewählt, die

- in der Tradition des Ausdruckstanzes bis zu den Anfängen der Tanztherapie in den USA arbeiten bzw. gearbeitet haben und von den Tanztherapeutinnen der ersten und zweiten Generation ausgebildet wurden,
- in Deutschland ausbilden bzw. ausgebildet wurden und somit Einfluss auf nachfolgende Generationen haben und hatten sowie
- Bücher oder zahlreiche Artikel zum Bereich der Tanztherapie verfasst haben und dadurch Einfluss auf die Tanztherapielandschaft nehmen und nahmen.

Pionierinnen der Tanztherapie

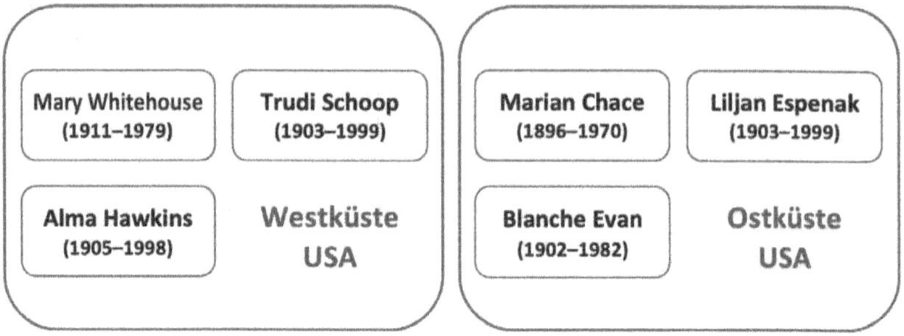

Laban-Bewegungsanalyse

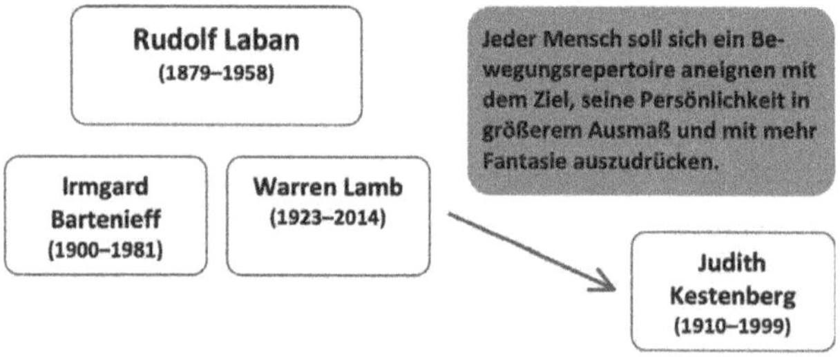

Bartenieff Fundamentals

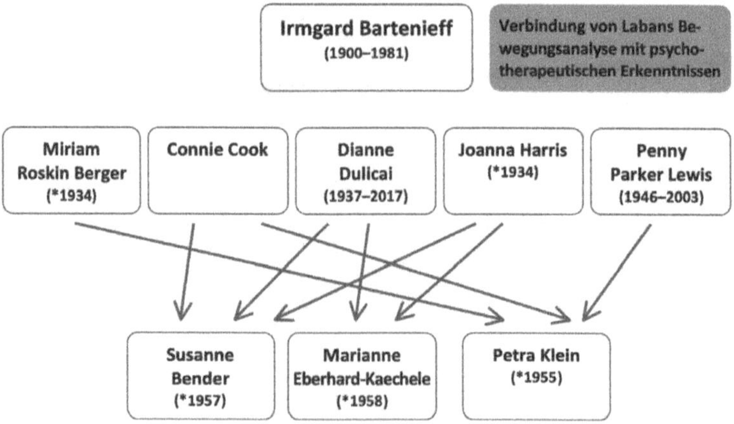

Kestenberg Movement Profile

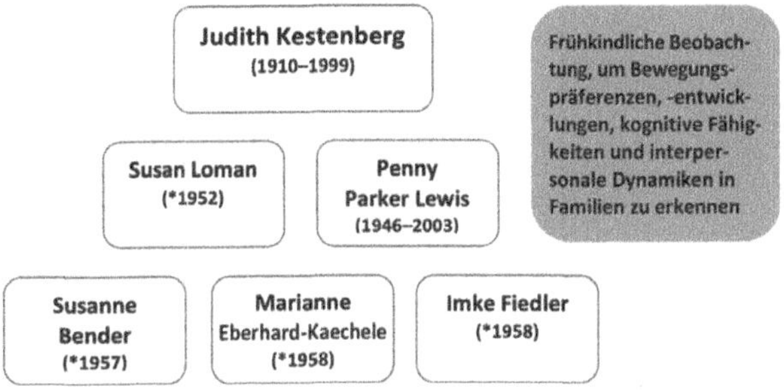

Tanz als Kommunikation

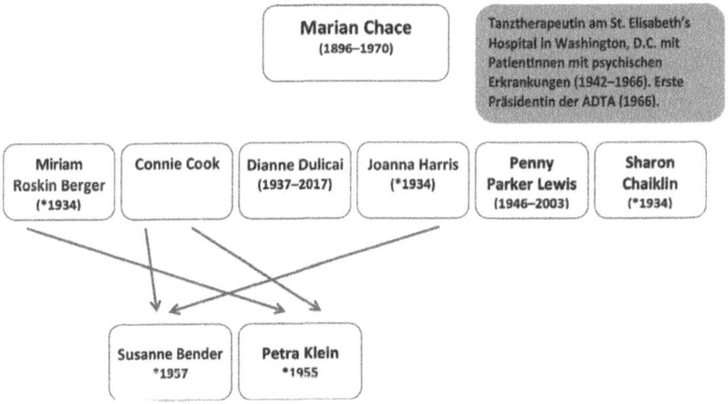

Psychomotorische Therapie

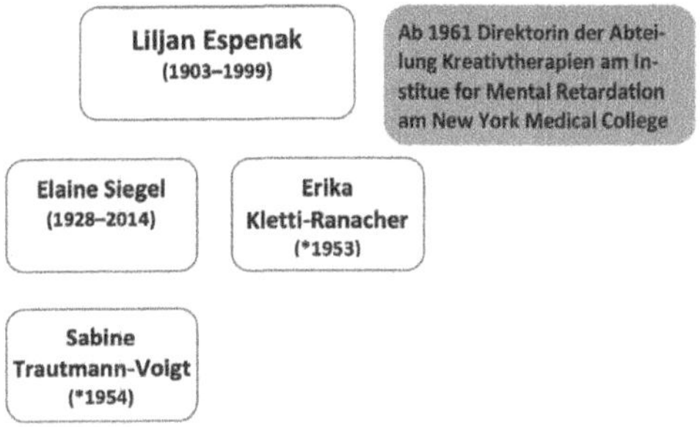

Das natürliche Potenzial der Ausdrucksbewegung

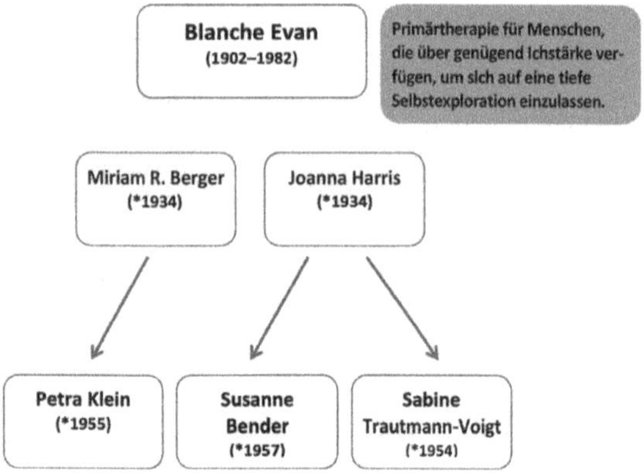

Bewegung als Gefühlausdruck und Reaktion auf das Universum

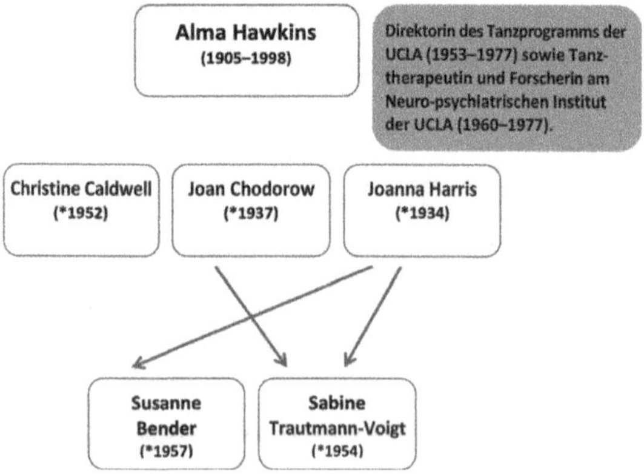

Der Tanz als Auseinandersetzung mit der Realität und der Transzendenz

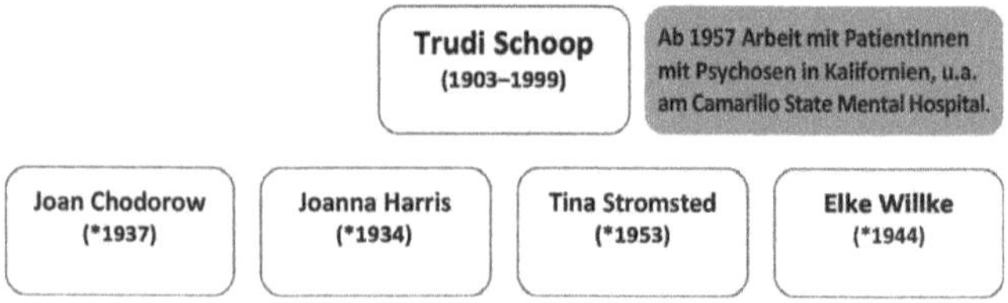

Movement in Depth

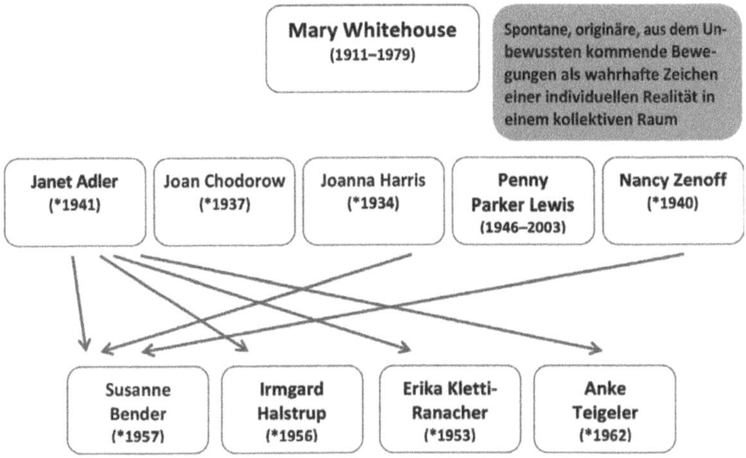

Vom deutschen Ausdruckstanz zur Tanztherapie

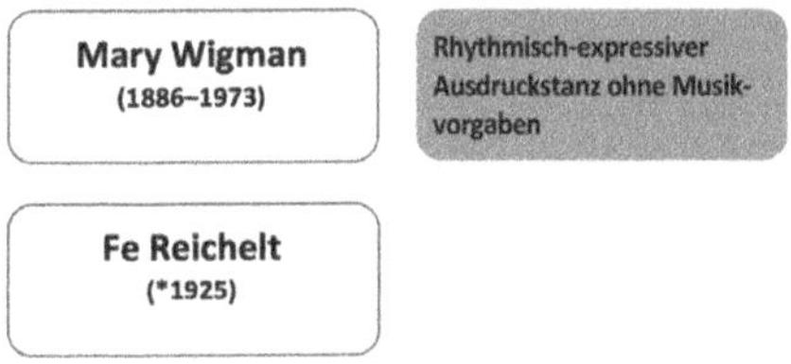

Literatur

Adler, J. (Regisseur). (1989). *Still Looking* [Film]. Berkeley, CA.: Berkeley Media LLC.

Adler, J. (1996). *Arching Backward – The Mystical Initiation of a Contemporary Woman.* Rochester: Inner Traditions/Bear & Company.

Adler, J. (2012). *Die Gabe des bewussten Körpers. Authentic Movement als Weg.* Garbsen: Books on Demand.

Ainsworth, M. D., Blehar, M. C., Waters, E. & Wall, S. (1978). *Patterns of Attachment: A Psychological Study of the Strange Situation.* Hillsdale, NJ: Erlbaum.

Améry, J. (1976). *Hand an sich legen. Diskurs über den Freitod.* Stuttgart: Klett-Cotta.

Angenendt, A. (1997). *Geschichte der Religiosität im Mittelalter.* Darmstadt: Wiss. Buchges.

Aristoteles (1996). *Von der Seele.* München: Deutscher Taschenbuchverlag.

Attwood, T. (2012). *Leben mit dem Asperger Syndrom.* Stuttgart: Trias.

Balint, M. (1994). *Angstlust und Regression.* Stuttgart: Klett-Cotta.

Bandura, A. (1976). *Lernen am Modell: Ansätze zu einer sozial-kognitiven Lerntheorie.* Stuttgart: Klett.

Bandura, A. (1977). Self-Efficacy: Toward a Unifying Theory of Behavioral Change. *Psychological Review, 84*(2), 191–215.

Bartenieff, I. & Lewis, D. (1980). *Body Movement: Coping with the Environment.* New York: Gordon and Breach.

Bartlett, V. & Brock, N. (Regisseure). (1989). *Looking for Me: With Janet Adler* [Kinofilm]. Berkeley, CA.: University of California Extension Media Center.

Barton, E. (1996). *Harry Stack Sullivan: Interpersonal Theory and Psychotherapy.* London: Routledge.

Bauer, J. (2005). *Warum ich fühle was du fühlst. Intuitive Kommunikation und das Geheimnis der Spiegelneurone.* Hamburg: Hoffmann und Campe.

Bauer, J. (2006). Das System der Spiegelneuronen. Neurobiologisches Korrelat für intuitives Verstehen und Empathie. *literaturkritik.de.* https://literaturkritik.de/public/rezension.php?rez_id=10237 (01.01.2019).

Beck, A. T., Rush, A. J. & Shaw, B. F. (1994). *Kognitive Therapie der Depression.* Weinheim: Beltz.

Beckermann, A. (1999). Leib-Seele-Problem. In H. J. Sandkühler (Hrsg.), *Enzyklopädie der Philosophie. Band 1* (S. 766–774). Hamburg: Meiner.

Behne, K.-E., Motte-Haber, H. de la & Kleinen, G. (2002). *Musikpsychologie: Jahrbuch der Deutschen Gesellschaft für Musikpsychologie.* Wilhelmshaven: Hogrefe.

Beinert, W. (2002). *Die Leib-Seele-Problematik in der Theologie.* Köln: Karl Rahner Akademie. http://docplayer.org/21134996-Wolfgang-beinert-die-leib-seele-problematik-in-der-theologie.html (24.09.2018).

Bender, S. (1989). Authentische Bewegung. *Tanz aktuell,* 10.

Bender, S. (1990). Ein gruppentherapeutischer Ansatz in der Tanztherapie. In M. Klein (Hrsg.), *Jahrbuch Tanzforschung, Band 1.* Wilhelmshaven: Noetzel.

Bender, S. (2014a). *Die psychophysische Bedeutung der Bewegung. Ein Lehrbuch der Laban Bewegungsanalyse und des Kestenberg Movement Profiles.* Berlin: Logos.

Bender, S. (2014b). *Systemische Tanztherapie.* München: Ernst Reinhardt.

Bender, S. (2015). *Teamentwicklung. Der effektivste Weg zum »Wir«* (3., überarb. Aufl.). München: dtv.

Bender, S. & Fiedler, I. (2013a). Authentische Bewegung. Die Suche nach dem Selbst. Teil 1: Die Methode. *körper tanz bewegung, 1*(1), 28–34.

Bender, S. & Fiedler, I. (2013b). Authentische Bewegung. Die Suche nach dem Selbst. Teil 2: Die Prinzipien. *körper tanz bewegung, 1*(2), 74–79.

Benov, R. (1991). *The Collected Works By and About Blanche Evan.* San Francisco, CA: Blanche Evan Dance Foundation.

Berger, M., Serlin, I. & Siderits, M. (2007). Dancing Women's Freedom. The Story of Isadora Duncan. In E. Gavin, A. Clamar & M. Siderits (Hrsg.), *Women of Vision* (S. 11–28). New York: Springer.

Beutler, L. E. & Harwood, T. M. (2002). What Is and Can Be Attributed to the Therapeutic Relationship? *Journal of Contemporary Psychotherapy, 32*(1), 25–33.

Binder, U. (2009). *Das Subjekt der Pädagogik – die Pädagogik des Subjekts. Das Subjektdenken der theoretischen und der praktischen Pädagogik im Spiegel ihrer Zeitschriften.* Bern: Haupt Verlag AG.

Bleecken, S. (2002). Was ist Seele? Die dreimalige Antwort abendländischen Denkens. *TabulaRasa, 11*(18).

Blood, A. J. & Zatorre, R. J. (2001). Intensely Pleasurable Responses to Music Correlate with Activity in Brain Regions Implicated in Reward and Emotion. *Proceeding of the National Academy of Sciences of the U. S. A. PNAS, 98,* 11818–11823.

Boas, F. (1944). *The Function of Dance in Human Society.* New York: Dance horizons.

Bode, W. (1994). Isaora Duncan. *Tanzen, 1,* 6–9.

Böckler-Raettig, A. (2019). *Theory of Mind.* München: Ernst Reinhardt.

Bollnow, O. F. (1959). *Existenzphilosophie und Pädagogik.* Stuttgart: Kohlhammer.

Bowlby, J. (2001). *Frühe Bindung und kindliche Entwicklung* (4. Aufl.). München: Ernst Reinhardt.

Braun, A. K. (2003). Wie Gefühle unser Gehirn verändern oder: Was Hänschen nicht lernt, lernt Hans nimmermehr? *Forum Loccum, 22*(4), 7–11. https://docplayer.org/24984601-Wie-gefuehle-unser-gehirn-veraendern-oder-was-haenschen-nicht-lernt-lernt-hans-nimmermehr.html 24.09.2018).

Bräuninger, I. (2006). *Tanztherapie. Verbesserung der Lebensqualität und Stressbewältigung.* Weinheim: Beltz PVU.

Briner, F. (1977). Tanztherapie. *Integrative Therapie, 2*, 72–90.

Brisch, K.H. (2009). *Bindungsstörungen. Von der Bindungstheorie zur Therapie.* Stuttgart: Klett-Cotta.

Brüntrup, G. (1996). *Das Leib-Seele-Problem. Eine Einführung.* Stuttgart: Kohlhammer.

Buber, M. (1948). *Das Problem des Menschen.* Heidelberg: Lambert Schneider.

Buber, M. (1973). *Das dialogische Prinzip.* Heidelberg: Lambert Schneider.

Buber, M. (1985a). *Pfade in Utopia. Über Gemeinschaft und deren Verwirklichung.* Heidelberg: Lambert Schneider.

Buber, M. (1985b). *Der Jude und sein Judentum. Gesammelte Aufsätze und Reden.* Stuttgart: Lambert Schneider.

Buytendijk, F.J. (1958). *Das Menschliche.* Stuttgart: K.F. Koehler.

Buytendijk, F.J. (1956). *Allgemeine Theorie der menschlichen Haltung und Bewegung.* Berlin: Springer.

Cacioppo, J.T., Priester, J.R. & Berntson, G.G. (1993). Rudimentary Determinants of Attitudes. II: Arm Flexion and Extension have Differential Effects on Attitudes. *Journal of Personality and Social Psychology, 65*(1), 5–17.

Cahnmann-Taylor, M. & Siegesmund, R. (2008). *Arts-based research in education: Foundations for practice.* New York: Routledge.

Calendoli, G. (1986). *Tanz.* Braunschweig: Westermann.

Campbell, C. (1998). Alma M. Hawkins, Dance Education Innovator and Founder of UCLA Dance Department, Dies in Santa Monica at Age 93. *UCLA Newsroom*, vom 21.01.1998. http://newsroom.ucla.edu/releases/Alma-M-Hawkins-Dance-Education-389 (01.07.2017).

Castro, M. de & Mercadal-Brotons, M. (2016). Lieder gegen das Vergessen. *Gehirn und Geist*, (3), 20–22.

Cauna, E. & Vende-Kotova, K. (2017). An Exploration of the Application of Touch in Dance Movement Psychotherapy. In H. Payne, *Essentials of Dance Movement Psychotherapy. International Perspectives on Theory, Research and Practice* (S. 99–111). London: Routledge.

Chaiklin, H. (1975). *Marian Chace – Her Papers.* New York: American Dance Therapy Association.

Chaiklin, S. (1975). Dance Therapy. In S. Arieti (Hrsg.), *American handbook of psychiatry.* New York: Basic Books.

Chaiklin, S. (2005). Schoop, Trudi. In M.C. Carnes, P.R. Betz & American Council of Learned Societies (Hrsg.), American National Biography. Bd. 2 (S. 505–507). Oxford: Oxford University Press.

Chaiklin, S. (2014). How a D.C. Dancer Helped People Heal Through Movement. *WAMU 88.5*, vom 09.05.2014. http://wamu.org/programs/metro_connection/14/05/09/how_a_dc_dancer_helped_people_heal_through_movement (06.05.2015).

Chaiklin, S. & Wengrower, H. (2009). *The Art and Science of Dance/Movement Therapy. Life is Dance.* New York: Routledge.

Chodorow, J. (1999). Dance Therapy and the Transcendent Function. In P. Pallaro, *Authentic Movement. Essays from Mary Starks Whitehouse, Janet Adler and Joan Chodorow* (S. 236–252). London: Jessica Kingsley.

Cohn, R. (1984). Ein Ansatz zur Psychosomatischen Analyse. In H. Stolze, *Konzentrative Bewegungstherapie. Grundlagen und Erfahrungen.* Berlin: Mensch und Leben.

Copeland, R. (2004). *Merce Cunningham. The Modernizing of Modern Dance.* New York: Routledge.

Corbeil, M., Trehub, S. & Peretz, I. (2015). Singing Delays the Onset of Infant Distress. *Infancy, 21,* 373–391. DOI: 10.1111/infa.12114

Costonis, M. (1978). *Therapy in Motion.* Chicago: University of Illinois Press.

Coy, W. (1999). Berechenbares Chaos. In P. Gendolla & T. Kamphusmann (Hrsg.), *Die Künste des Zufalls* (S. 34–47). Frankfurt/M.: Suhrkamp.

Cropley, A. (1978). *Unterricht ohne Schablone. Wege zur Kreativität.* Ravensburg: Otto Maier.

Cropley, A.J. (1998). Kreativität und Kreativitätsförderung. In D.H. Rost (Hrsg.), *Handwörterbuch der Pädagogischen Psychologie* (S. 272–277). Weinheim: Psychologie Verlags Union.

Damasio, A. (1995). *Descartes' Irrtum. Fühlen, Denken und das menschliche Gehirn.* München: dtv.

Damasio, A. (1999). *The Feeling of What Happens. Body and Emotion in the Making of Consciousness.* New York: Harcourt Brace.

Damasio A. (2000). *Ich fühle, also bin ich. Die Entschlüsselung des Bewusstseins.* München: List.

Damasio, A. (2011). *Selbst ist der Mensch. Körper, Geist und die Entstehtung des menschlichen Bewusstseins.* München: Siedler.

Davies, E. (2006). *Beyond Dance. Laban's Legacy of Movement Analysis.* New York: Taylor & Francis Group.

Descartes, R. (2009). *Meditationen über die Erste Philosophie.* Hrsg. v. A. Kemmerling. Berlin: Akademie Verlag.

Decker-Voigt, H.-H. (2000). *Aus der Seele gespielt. Eine Einführung in die Musiktherapie.* München: Goldmann.

Dell, C. (1977). *A Primer for Movement Description.* New York: Dance Notation Bureau Press.

Die Bibel (1965). *Die Bibel. Die Heilige Schrift des Alten und Neuen Bundes* (vollst. dt. Ausg.). Freiburg: Herder.

Dilthey, W. (1924). Ideen über eine beschreibende und zergliedernde Psychologie. In ders, *Gesammelte Schriften 5* (S. 139–240). Leipzig: Teubner.

DiPalma, E. M. (1996). *Liljan W. Espenak – Ihr Leben und Werk als Tanztherapeutin.* Dortmund: projekt.

Dodds, E.R. (1970). *Die Griechen und das Irrationale.* Darmstadt: Wiss. Buchges.

Drechsler, J. (1965). *Anthropologie und Pädagogik.* Stuttgart: Henn.

Driesch, H. (1921). *Das Ganze und die Summe.* Leibzig: Emanuel Reinicke.

Ducan, I. (1903). *Der Tanz der Zukunft. Eine Vorlesung.* Leipzig: Diederichs.

Duden (1974). *Fremdwörterbuch, Band 5.* Mannheim: Biographisches Institut.

Duden (2001). *Das Herkunftswörterbuch. Etymologie der deutschen Sprache. Die Geschichte der deutschen Wörter bis zur Gegenwart, Band 7.* Hrsg. v. A. Auberle (3., völlig neu bearb. u. erw. Aufl.). Mannheim, Leibzig, Wien, Zürich: Dudenverlag.

Duplinskis, H. (2009). *Traditionelle Chinesische Medizin und Psychologie & Psychotherapie mit Akupunktur* [Diplomarbeit, Ausbildungszentrum Nord]. http://www.abz-nord.de/Literatur/Diplomarbeiten/duplinskis.htm (16.11.2009).

Durant, W. (1985). *Kulturgeschichte der Menschheit. Band 3: Das klassische Griechenland.* München: Südwest.

Duruy, V. (1980). *Die Griechen.* Genf: Parkland-Verlag.

Eberhard-Kaechele, M. (2010). Spiegelungsvorgänge in der Tanztherapie/Körperpsychotherapie. In S. Bender (Hrsg.), *Bewegungsanalyse von Interaktionen – Movement Analysis of Interaction* (S. 193–212). Berlin: Logos.

Eberhard-Kaechele, M. (2018). Heimkehr zu sich selbts. Affektregulation und Selbstvertrauen nach Traumatisierung. In C. Moore & Stammermann (Hrsg.), *Bewegung aus dem Trauma. Traumazentrierte Tanz- und Bewegungspsychotherapie* (2. Aufl., S. 165–192). Stuttgart: Klett-Cotta.

Eberhardt, K. (1999). *Einführung in die Erkenntnis- und Wissenschaftstheorie.* Stuttgart: Kohlhammer.

Edelman, G. M. (1995). *Göttliche Luft, vernichtendes Feuer: wie der Geist im Gehirn entsteht.* München: Piper.

Ellis, A. (1993). *Grundlagen der Rational-Emotiven Verhaltenstherapie.* München: Pfeiffer.

Epikur (1977). Briefe an Menoikeus. In F. Jürss, R. Müller & E. G. Schmidt (Hrsg.), *Griechische Atomisten. Texte und Kommentare zum materialistischen Denken der Antike* (2. Aufl.; S. 235–240). Leibzig: Reclam.

Espenak, L. (1979). The Adlerian Approach in Dance Therapy. In P. Lewis Bernstein (Hrsg.), *Eight Theoretical Approaches to Dance Therapy* (S. 71–88). Dubuque, IA: Kendall-Hunt.

Espenak, L. (1985). *Tanztherapie. Durch kreativen Selbstausdruck zur Persönlichkeitsentwicklung.* Dortmund: Sanduhr.

Evan, B. (1964). *The Child's World. Its Relation to Dance Pedagogy.* Boulder, Colorado: Evan.

Fadda, R., Parisi, M., Ferretti, L., Saba, G., Foscoliano, M., Salvago, A. & Doneddu, G. (2016). Exploring the Role of Theory of Mind in Moral Judgment. The Case of Children with Autism Spectrum. *Disorder Frontiers in Psychology*, 18. April 2016. DOI: https://doi.org/10.3389/fpsyg.2016.00523

Fahrenberg, J., Myrtek, M., Schumacher, J. & Brähler, E. (2000). *Fragebogen zur Lebenszufriedenheit (FLZ). Handanweisung.* Göttingen: Hogrefe. www.jochen-fahrenberg.de/uploads/media/Fragebogen_zur_Lebenszufriedenheit_FLZ 01.pdf (08.05.2017).

Fehr, E. (2005). Human Altruism – Proximate Patterns and Evolutionary Origins. *Analyse & Kritik, 27*, 6–47. DOI: 10.1515/auk-2005-0101

Fischer, J. (2009). *Philosophische Anthropologie. Eine Denkrichtung des 20. Jahrhunderts.* Freiburg, München: Karl Albert.

Fonagy, P., Gergely, G. & Jurist, E. (2004). *Affektregulierung, Mentalisierung und die Entwicklung des Selbst.* Stuttgart: Klett-Cotta.

Förstl, H. (2007). *Theory of Mind. Neurobiologie und Psychologie sozialen Verhaltens.* Heidelberg: Springer Medizin.

Frank, J. (1979). *Die Heiler. Wirkungsweisen psychotherapeutischer Beeinflussung.* Stuttgart: Klett-Cotta.

Frantz, G. (1999). An Approach to the Center – An Interview with Mary Whitehouse. In P. Pallaro (Hrsg.), *Authentic Movement – A Collection of Essays by Mary Starks Whitehouse, Janet Adler and Joan Chodorow* (S. 17—28). London, Philadelphia: Jessica Kingsley.

Freud, S. (1940a 1938). Abriß der Psychoanalyse. In ders., *GW XVII*, S. 63–123.

Freud, S. (1912–13a). *Totem und Tabu. GW IX.*

Frieder, S. (2007). Reflections on Mary Starks Whitehouse. In P. Pallaro (Hrsg.), *Authentic Movement – Moving the Body, Moving the Self, Being Moved* (S. 35–44). London, Philadelphia: Jessica Kingley.

Fuchs, T. & Koch, S. (2014). Embodied Affectivity. On Moving and Being Moved. *Frontiers in Psychology*, 5(508), 1–12 http://dx.doi.org/10.3389/fpsyg.2014.00508 (28.05.2017). DOI: 10.3389/fpsyg.2014.00508

Gabler Wirtschaftslexikon (2014). Hrsg. v. Springer Fachmedien Wiesbaden und Eggert Winter (18., akt. u. erw. Aufl.). Wiesbaden: Springer Gabler. http://wirtschaftslexikon.gabler.de/Archiv/82522/kreativitaet-v7.html (17.04.2016).

Gadamer, H.-G. (2000). *Hermeneutische Entwürfe. Vorträge und Aufsätze 1900–2002.* Tübingen: Mohr Siebeck.

Gallagher, S. (2005). *How the Body Shapes the Mind.* New York: Oxford University Press.

Gallese, V. (2003). The Manifold Nature of Interpersonal Relations: The Quest for a Common Mechanism. In C. D. Christopher Frith & D. Wolpert (Hrsg.), *The Neuroscience of Social Interaction. Decoding, Imitating, and Influencing the Actions of Others* (S. 159–182). Oxford: Oxford University Press.

Gallese, V. (2006). Intentional Attunement: A Neurophysiological Perspective on Social Cognition and Its Disruption in Autism. *Brain Research*, 1079(1), 15–24. DOI: 10.1016/j.brainres.2006.01.054

Gallese, V. & Goldman, A. (1998). Mirror Neurons and the Simulation Theory of Mind Reading. *Trends in Cognitive Sciences, 12*, 493–501.

Gallese, V., Fadiga, L., Fogassi, L. & Rizolatti, G. (1996). Action Recognition in the Premotor Cortex. *Brain, 119*(2), 593–609.

Gartner, B. (2004). Das mitfühlende Gehirn. *Die Zeit,* vom 22.04.2004, Nr. 18. https://www.zeit.de/2004/18/M-Hirnforschung (01.01.2019).

Gehlen, A. (1950). *Der Mensch. Seine Natur und seine Stellung in der Welt.* Bonn: Athenäum.

Geisler, L. S. (2001). Das Verschwinden des Leibes – die Krise des Körpers. *Vortrag anlässlich der Tagung ›Verletzbarer Körper – Begnadeter Mensch‹.* Evangelische Akademie Loccum in Kooperation mit dem ZfG an der Evangelischen Akademie Loccum. http://www.linus-geisler.de/vortraege/0108loccum.html (01.01.2019).

Gelitz, C. (2015). Können Hände heilen? *Gehirn und Geist*, (9), 42–47.

Geuter, U. (2004). Körperpsychotherapie und Erfahrung. Zur Geschichte, wissenschaftlichen Fundierung und Anerkennung einer psychotherapeutischen Methode. *Report Psychologie, 29*(2), S. 98–11.

Geuter, U. (2015). *Körperpsychotherapie. Grundriss einer Theorie für die klinische Praxis.* Heidelberg: Springer.

Geuter, U. (2014). Stichwort: Embodiment. *körper tanz bewegung, 3*, 68–71. DOI: 10.2378/ktb2015.art11d

Gloy, K. (1996). *Die Geschichte der des ganzheitlichen Denkens.* München: C. H. Beck.

Goebel, U. & Reichmann, O. (1994). *Frühneuhochdeutsches Wörterbuch.* Berlin: de Gruyte.

Goleman, D. (2000). *Der Erfolgsquotient EQ.* München: dtv.

Goller, H. (1992). *Emotionspsychologie und Leib-Seele-Problem.* Stuttgart: Kohlhammer.

Goto, H. (2004). *Der Begriff der Person in der Phänomenologie Edmund Husserls.* Würzburg: Königshausen & Neumann.

Guilford, J. (1950). Creativity. *American Psychologist, 5*(9), 444–454.

Guntern, G. (1995). Kreativität und Imagination. Eine Einführung. In ders., *Imagination und Kreativität* (S. 7–52). Zürich: Scalo.

Günther, D. (1962). *Der Tanz als Bewegungsphänomen.* Reinbek b. Hamburg: Rowohlt.

Hall, C. S. & Lindzey, G. (1979). *Theorien der Persönlichkeit.* München: Beck.

Hannemann, D. (1995). *Mit Bewusstsein in den Himmel. Gehirn, Computer und das ewige Leben* [Paper zur Weihnachtsvorlesung 1995]. http://dieterhannemann.de/lehre/philosophie/Weihnachten95/weihnachten95.htm (13.05.2004).

Harder, R. (1962). *Eigenart der Griechen. Einführung in die griechische Kultur.* Freiburg: Herder.

Haselbach, B. (1978). *Tanzerziehung.* Stuttgart: Klett.

Hawkins, A. (1954). *Modern Dance in Higher Education.* New York: Bureau of Publications, Teachers College, Columbia University.

Hawkins, A. (1968). *Dance; a Projection for the Future.* Greensburg: Impulse Publications.

Hawkins, A. (1988). *Creating Through Dance.* Princeton: Princeton Book.

Hawkins, A. (1991). *Moving from Within.* Chicago: A Capella Books.

Heidegger, M. (1967). *Sein und Zeit.* Tübingen: Max Niemeyer.

Hertenstein, M. J., Keltner, D., App, B., Bulleit, B. & Jaskolka, A. (2006). Touch Communicates Distinct Emotions. *Emotion, 6*(3), 528–533. DOI: 10.1037/1528-3542.6.3.528

Hesse, H.-P. (2003). *Musik und Emotion. Wissenschaftliche Grundlagen des Musik-Erlebens.* Wien: Springer.

Hoffmann, N. (2003). Therapeutische Beziehung und Gesprächsführung. In G. Meinlschmidt, S. Schneider & J. Margraf (Hrsg.), *Lehrbuch der Verhaltenstherapie* (S. 364–371). Berlin: Springer.

Holm-Hadulla, R. (2015). Ein trüber Gast auf der dunklen Erde. *Gehirn und Geist*, (2), 72–76.

Jaeger, R. M. (1988). *Complementary Methods for Research in Education.* Washington, D.C.: American Educational Research Association.

Jaspers, K. (1965). *Allgemeine Psychopathologie.* Berlin: Springer.

Jeschke, C. (1990). Isadora Duncan in ihrer Zeit. *Tanz aktuell, 5*(8), 26–35.

Johnston, V. S. (1999). *Why We Feel. The Science of Human Emotions.* Reading, Massachusetts: Helix Books.

Jourdain, R. (2001). *Das wohltemperierte Gehirn. Wie Musik im Kopf entsteht und wirkt.* Heidelberg: Spektrum.

Jung, C. G. (1962). *Erinnerungen, Träume, Gedanken.* Zürich, Stuttgart: Rascher.

Kaltsidas, C. (o. J.). O esoterikos symbolismos tou archaiou ellinikou chorou. www.esoterica.gr/articles/esoteric/dancegrk/dancegrk.htm (23.10.2014).

Kant, M. (1995). Mary Wigman. Die Suche nach der verlorenen Welt. *tanzdrama, 25*, 14–19.

Kaiser, A. & Kaiser, R. (2001). *Studienbuch Pädagogik.* Berlin: Cornelsen.

Kehr, J. (2016). Männer und Körperpsychotherapie. Wie geht das zusammen? *körper tanz bewegung*, (2), 79–87.

Kennedy, A. (2014). *Bewegtes Wissen. Laban/Bartenieff-Bewegungsstudien verstehen und erleben.* Berlin: Logos.

Kestenberg Amighi, J. (2007). *About my Mother.* E-Mail vom 13.01.2007.

Kestenberg Amighi, J., Lewis, P., Loman, S. & Sossin, M. (1999). *The Meaning of Movement – Developmental and Clinical Perspectives of the Kestenberg Movement Profile.* Amsterdam: Gordon and Breach.

Kestenberg, J. S. (1973). Introductory Remarks to the Symposium: Children of the Holocaust. In E. J. Anthony & C. Koupernik (Hrsg.), *The Child and his Family. The Impact of Disease and Death* (Bd. 2; S. 359–361). New York: John Wiley & Sons.

Kestenberg, J. S. (1975). *Children and Parents. Psychoanalytic Studies in Development.* New York: Jason Aronson.

Kestenberg, J. S. (1980). Psychoanalysis of Children of Survivors from the Holocaust: Case Presentation and Assessment. *Journal of the American Psychoanalytic Association, 28*(4), 775–804.

Kestenberg, J. S. (1992). Kindheit und Wissenschaft. Eine biographische Skizze. In L. M. Hermanns (Hrsg.), *Psychoanalyse in Selbstdarstellung.* Tübingen: edition diskord.

Kierkegaard, S. (2005). *Die Krankheit zum Tode.* München: dtv.

Klafki, W. (2020). *Geisteswissenschaftliche Pädagogik.* Wiesbaden: Springer.

Klappenbach, R. & Steinitz, W. (Hrsg.). (1966). *Wörterbuch der deutschen Gegenwartssprache.* Berlin: Akademie.

Klein, P. (1993). *Tanztherapie. Ein Weg zum ganzheitlichen Sein.* München: J. Pfeiffer.

Knowles, J. G. & Cole, A. (2008). *Handbook of Arts in Qualitative Research.* Thousand Oaks, CA: Sage Publications.

Koch, S. (2011). *Embodiment. Der Einfluss von Eigenbewegung auf Affekt, Einstellung und Kognition.* Berlin: Logos.

Koch, S., Fuchs, T., Summa, M. & Müller, C. (Hrsg.). (2013). *Body Memory, Metaphor and Movement.* Amsterdam: John Benjamins Publishing Company.

Koch, S. & Eberhard-Kaechele, M. (2014). Wirkfaktoren der Tanz- und Bewegungstherapie. Replik auf Tschacher, Munt und Storch. *körper – tanz – bewegung, 2,* 150–159. DOI: 10.2378/ktb2014.art24d

Krueger, F. (1953). *Zur Philosophie und Psychologie der Ganzheit.* Berlin: Springer.

Kullmann, W. (1998). *Aristoteles und die moderne Wissenschaft.* Stuttgart: Steiner.

Laban, R. v. (1920). *Die Welt des Tänzers.* Stuttgart: Seifert.

Laban, R. v. (1926). *Choreographie.* Jena: Diederichs.

Laban, R. v. (1981). *Der moderne Ausdruckstanz in der Erziehung.* Wilhelmshaven: Heinrichshofen.

Laban, R. v. (1988). *Die Kunst der Bewegung.* Wilhelmshaven: Florian Noetzel.

Laban, R. v. (1989). *Ein Leben für den Tanz.* Bern, Stuttgart: Paul Haupt.

Laban, R. v. & Lawrence, F. C. (1947). *Effort.* London: MacDonald and Evans.

Lamb, W. (1965). *Posture and Gesture. An Introduction to the Study of Physical Behavior.* London: Brechin Books.

Lamb, W. (1979). *Body Code.* London: Routledge & Kegan Paul.

Lamb, W. (2012). *A Framework for Understanding Movement. My Seven Creative Concepts.* London: Brechin Books.

Lampert, F. (2007). *Tanzimprovisation – Geschichte – Theorie – Verfahren – Vermittlung.* Bielefeld: transript.

Landau, E. (1984). *Kreatives Erleben.* München, Basel: Ernst Reinhardt.

Landau, E. (1990). *Mut zur Begabung.* München, Basel: Ernst Reinhardt.
Lange, R. (1975). *The Nature of Dance – An Anthropological Perspective.* London: MacDonald & Evans.
LeDoux, J. E. (1998). *Das Netz der Gefühle. Wie Emotionen entstehen.* München: Hanser.
Let, P. (2001). Wieder zu Bestien werden. *Die Presse,* vom 15.12.2001, S. II.
Leuzinger-Bohleber, M., Emde, R. N. & Pfeifer, R. (Hrsg.). (2013). *Embodiment. Ein innovatives Konzept für Entwicklungsforschung und Psychoanalyse.* Göttingen: Vandenhoeck & Ruprecht.
Leventhal, M. B., Wilson Cathcart, J., Chaiklin, S., Chodorow, J., DiPalma, E. M., Koch, N., Rifkin-Gainer, I., Queyquep White, E. & Harris, D. A. (2016). Embodied Protégés: Second Generation Dance/Movement Therapists on Mentorship with the Founders. *American Journal of Dance Therapy, 38*(2), 164–182. DOI: 10.1007/s10465-016-9231-3
Levy, F. (2005). *Dance Movement Therapy. A Healing Art.* Reston, VA: National Dance Association.
Lewis Bernstein, P. (Hrsg.) (1979). *Eight Theoretical Approaches in Dance-Movement Therapy.* Kerper: Kendall/Hunt.
Liechtenhan, R. (1993). *Vom Tanz zum Ballett.* Stuttgart: Belser.
Lier-Schehl, H. (2008). *Bewegungsdialoge bei Mutter und Kind. Bewegungsmuster bei Beziehungsstörungen postpartal erkrankter Frauen und ihrer Säuglinge in einer stationären psychiatrischen Mutter-Kind-Station.* Hamburg: Kovač.
Lindgren, A. (2005). *Dance As Social Activism. The Theory and Practice of Franziska Boas, 1933–1965* [Dissertation]. http://search.proquest.com/docview/305373978 (20.04.2015).
Lindgren, A. (2006a). New York and the Boas School of Dance. *Dance Collection Danse.* http://www.dcd.ca/exhibitions/sullivan/newyork.html (06.05.2015).
Lindgren, A. (2006b). The Pioneering Work of Franziska Boas at the Bellevue Hospital in New York, 1939–1943. *American Journal of Dance Therapy, 28*(2), 59–67.
Loman, S. (1992). Fetal Movement Notation. A Method of Attuning to the Fetus. In S. Loman & R. Brandt, *The Body-Mind Connection in Human Movement Analysis.* Keene NH: Antioch New England Graduate School.
Loman, S. (1994). Attuning to the Fetus and Young Child. Approaches from Dance/Movement Therapy. *Zero to Three: Bulletin of the National Center for Clinical Infant Programs, 15*(1), 20–26.
Loman, S. & Brandt, R. (1992). *The Body-Mind Connection in Human Movement Analysis.* Keene NH: Antioch New England Graduate School.
Lucchi, B. (2018). Authentic Movement as a Training Modality for Private Practice. *American Journal of Dance Therapy, 40*(3), 300–317.
Luhmann, N. (1984). *Soziale Systeme.* Frankfurt/M.: Suhrkamp.
Lundberg, S. (1985). An interview with Sharon Chaiklin. *American Journal of Dance Therapy, 8*(1), 5–16.
Lykesas, G. (1993). *Die griechische Tänze.* Thessaloniki: University Studio Press.
Lynar, E., Cvejic, E., Schubert, E. & Vollmer-Conna, U. (2017). The joy of heartfelt music. An examination of emotional and physiological responses. *International Journal of Psychophysiology, 120,* 118–125. DOI: 10.1016/j.ijpsycho.2017.07.012.
MacDonagh, D. (1973). *Martha Graham.* New York: Praeger.

Mahler, M. (1986). *Symbiose und Individuation,.* Stuttgart: Ernst Klett.

Mahler, M., Pine, F. & Bergman, A. (1980). *Die psychische Geburt des Menschen.* Frankfurt/M.: Fischer.

Mahrenholz, S. (2011). *Kreativität – Eine philosophische Analyse.* Berlin: Akademie.

Mandy, T. & Koole, S. (2013). *That Human Touch that Means so Much. Exploring the Tactile Dimension of Social Life. The Inquisite Mind, 2*(17). http://www.in-mind.org/article/that-human-touch-that-means-so-much-exploring-the-tactile-dimension-of-social-life (23.05.2016).

Mannheim, E. (2003). Tanztherapie in der onkologischen Rehabilitation. Dreijähriges Forschungsprojekt zur Evaluation der Wirkfaktoren der Tanztherapie an der Klinik für Tumorbiologie, Freiburg. *Zeitschrift für Tanztherapie, 18,* 21.

Mannheim, E. & Gärtner, M. (2016). Tanztherapie in der Onkologie. *körper – tanz – bewegung,* (2), 69–78.

Mannheim, E. & Weis, J. (2006). Dance/Movement Therapy with Cancer Patients. Evaluation of Process and Outcome Parameters. In S. B. Koch, *Advances in Dance/Movement Therapy. Theoretical Perspectives and Empirical Findings.* Berlin: Logos.

Marcel, G. (1969). *Dialog und Erfahrung.* Frankfurt/M.: Josef Knecht.

Marcel, G. (1985). Leibliche Begegnung. Notizen aus einem gemeinsamen Gedankengang. Bearbeitet von Hans A. Fischer-Barnico. In H. Petzold (Hrsg.), *Leiblichkeit. Philosophische, gesellschaftliche und therapeutische Perspektiven* (S. 15–46). Paderborn: Jungfermann.

Marlatt, G. A., Bowen, S., Chawla, N. & Witkiewitz, K. (2010). Sucht und Rückfallprävention auf Achtsamkeitsbasis. Therapeuten-Ausbildung und therapeutische Beziehungen. In S. F. Hick & T. Bien, *Achtsamkeit in der therapeutischen Beziehung* (S. 158–178). Freiburg im Breisgau: Arbor.

Margraf, J. & Schneider, S. (2009). *Lehrbuch der Verhaltenstherapie. Band 1: Grundlagen, Diagnostik, Verfahren, Rahmenbedingungen* (3., vollst. bearb. u. erw. Aufl.). Heidelberg: Springer.

Maslow, A. (1985). *Psychologie des Seins. Ein Entwurf.* Frankfurt: Fischer-Taschenbuch.

McCaw, D. (2006). *An Eye for Movement – Warren Lamb's Carrer in Movement Analysis.* London: Brechin Books.

McNiff, S. (2008). *Art-Based Research.* London, UK: Jessica Kingsley Publishers.

Meekums, B. (2006). Embodiment in Dance Movement Therapy Training and Practice. In H. Payne (Hrsg.), *Dance Movement Therapy. Theory, Research and Practice* (2. Aufl.; S. 167–183). New York: Routledge.

Meerloo, J. A. (1959). *Rhythmus und Ekstase.* Wien: Forum.

Meltzoff, A. N. & Moore, M. K. (1977). Imitation of Facial and Manual Gestures by Human Neonates. *Science, 198,* 75–78.

Meltzoff, A. N. & Moore, M. K. (1983). Newborn infants imitate adult facial gestures. *Child Development, 54*(3), 702–709.

Merleau-Ponty, M. (1965). *Phänomenologie der Wahrnehmung.* Berlin: Walter de Gruyter.

Meyer-Drawe, K. (2010). Leib, Körper. In C. Bermes & U. Dierse (Hrsg.), *Schlüsselbegriffe der Philosophie des 20. Jahrhunderts* (S. 207–220). Hamburg: Meiner.

Moruzzi, G. &. (1949). Brain Stem Reticular Formation and Activation of the EEG. *Electroencephalography and Clinical Neurophysiology, 1*(4), 455–473.

Mouratidou, E. (1995). *Griechische Tänze. Eine historische und tanzpsychologische exemplarische Studie.* Köln: Sport und Buch Strauss, Ed. Sport.

Müller, H. (1986). *Mary Wigman – Leben und Werk der großen Tänzerin.* Weinheim: Quadriga.

Müller, H. & Stöckemann, P. (1993). *Jeder Mensch ist ein Tänzer.* Gießen: Anabas.

Mussen, P.H., Conger, J.J., Kagan, J,. & Huston, C. (1999). *Lehrbuch der Kinderpsychologie* (2 Bde.). Stuttgart: Klett-Cotta.

Müssigbrodt, H., Kleinschmidt, S., Schürmann, A., Freyberger, H. & Dilling, H. (2006). *Psychische Störungen in der Praxis. Leitfaden zur Diagnostik und Therapie in der Primärversorgung nach dem Kapitel V(F) der ICD-10.* Bern: Hans Huber.

Nervenklinik Spandau (1994). *»Sprache der Bewegung«. Erster Internationaler klinischer Kongress für Tanztherapie in Berlin.* Berlin: Nervenklinik Spandau.

Neumann-Jastak, B. (2007). Fe Reichelt erinnert Sich. Ausdruckstanz bei Mary Wigman. *Zeitschrift für Tanztherapie,* (26), 51–53.

Nietzsche, F. (1954). *Werke in drei Bänden. Band 2.* Hrsg. v. K. Schlechta München: Hanser.

Nietzsche, F., Colli, G. & Montinari, M. (1999a). *Sämtliche Werke: kritische Studienausgabe in 15 Bänden. 5: Zur Genealogie der Moral.* München: dtv.

Nietzsche, F., Colli, G. & Montinari, M. (1999b). *Sämtliche Werke: kritische Studienausgabe in 15 Bänden. 10: Nachgelassene Fragmente 1882–1884.* München: dtv.

Nizolius, M. (1980). *Vier Bücher über die wahren Prinzipien und die wahre philosophische Methode gegen die Pseudophilosophen.* München: Fink.

Norcross, J. (2010). The therapeutic relationship. In B.L. Duncan, S.D. Miller, B.E. Wampold & M.A. Hubble, *The Heart and Soul of Change. Delivering What Works in Therapy* (2. Aufl.). Washington, DC: American Psychological Association.

Oerter, R. & Montada, L. (2002). *Entwicklungspsychologie.* Weinheim, Basel, Berlin: Beltz.

Öskam, I., Sachsse, U. & Streeck-Fischer, A. (2012). *Zeit heilt nicht alle wunden – Kompedium zur Psychopathologie.* Göttingen: Vandenhoeck & Ruprecht.

Pallaro, P. (1999). *Authentic Movement. Essays by Mary Starks Whitehouse, Janet Adler and Joan Chodorow.* London: Jessica Kingsley.

Pallaro, P. (2007). *Authentic Movement. Moving the Body, Moving the Self, Being Moved.* London: Jessica Kingsley.

Pallasch, D. (2002). *Tief bewegt zum Ziel.* Paderborn: Junfermann.

Payne, H. (2006). *Dance Movement Therapy. Theory and Practice.* Hove, UK: Routledge.

Perkams, M. (2002). Aristoteles in platonischer Perspektive. Die Seelenlehre im Kommentar des »Simplikios« zu Aristoteles' De anima. *Tabula Rasa. Jenenser Zeitschrift für kritisches Denken, 18,* 34–55.

Pestalozzi, J.H. (1977). *Sämtliche Werke, Band 20. Schriften von 1806–1808.* Zürich: Orell Füssli.

Peter-Bolaender, M. (1992). Persönlichkeitsentwicklung und Selbsterfahrung durch Tanz. In E. Willke, G. Hölter & H. Petzold (Hrsg.), *Tanztherapie. Theorie und Praxis. Ein Handbuch* (S. 465–486). Paderborn: Junfermann.

Petzold, H. (2003). *Integrative Therapie: Modelle, Theorien und Methoden für eine schulenübergreifende Psychotherapie/2: Klinische Theorie: das biopsychosoziale Modell.* Paderborn: Junfermann.

Petzold, H. (2006). *Der »informierte Leib« – »embodied and embedded« als Grundlage der Inte-*

grativen Leibtherapie. Polyloge: Materialien aus der Europäischen Akademie für Psychosoziale Gesundheit, (10). http://www.fpi-publikation.de/polyloge/alle-ausgaben/10-2006-petzold-h-g-upd-v-2002j-der-informierte-leib-embodied-and-embedded-als.html (01.01.2018).

Piaget, J. (1969). *Das Erwachen der Intelligenz beim Kinde.* Stuttgart: Klett.

Pimmer, H. (1995). *Kreativitätsforschung und Joy Paul Guilford (1897–1987).* München: Akademie.

Plessner, H. (1928). *Die Stufen des Organischen und der Mensch.* Berlin, Leibzig: Walter de Gruyter.

Plessner, H. (1961). *Lachen und Weinen. Eine Untersuchung nach den Grenzen menschlichen Verhaltens.* Bern: Francke.

Popper, K. & Eccles, J. (1982). *Das Ich und sein Gehirn.* München.

Rahm, D., Otte, H., Bosse, S. & Ruhe-Hollenbach, H. (1993). *Einführung in die Integrative Therapie. Grundlagen und Praxis.* Paderborn: Junfermann.

Ramseyer, F. (2010). Nonverbale Synchronisation in therapeutischer Interaktion. In S. Bender, *Bewegungsanalyse von Interaktionen. Movement Analysis of Interaction* (S. 11–32). Berlin: Logos.

Reichelt, F. (1987). *Ausdruckstanz und Tanztherapie.* Frankfurt/M.: Brandes & Apsel.

Reichelt, F. (1990). *Atem, Tanz und Therapie.* Frankfurt/M.: Brandes & Apsel.

Reichelt, F. (1991). *Ausdruckstanz und Tanztherapie.* Frankfurt/M.: Brandes & Apsel.

Renggli, F. (1976a). *Angst und Geborgenheit.* Reinbek, Berlin: rororro.

Renggli, F. (1976b). *Soziokulturelle Folgen der Mutter-Kind-Beziehung im ersten Lebensjahr.* Hamburg: Rowohlt.

Retzbach, J. (2015). Das Geheimnis des Fingerspitzengefühls. *Gehirn und Geist,* (9), 34–40.

Ritter, M. & Graff Low, K. (1996). Effects of Dance/Movement Therapy. A Meta-Analysis. *The Arts in Psychotherapy, 23*(3), 249–260.

Roebers, S. (2014). (Bewegungs-)Medien in der Tanztherapie. *körper – tanz – bewegung,* (2), 73–79. DOI: 10.2378/ktb2014.art12d

Rogers, C. R. (1972). *Die nicht-direktive Beratung.* München: Kindler.

Rohracher, R. (1965). *Einführung in die Psychologie.* Wien, Innsbruck: Urban und Schwarzenberg.

Roskin Berger, M. (2010). *My Journey* [unveröffentlicht].

Roth, G. (1994). *Das Gehirn und seine Wirklichkeit. Kognitive Neurobiologie und ihre philosophischen Konsequenzen.* Frankfurt/M.: Suhrkamp.

Roth, H. (1976). Kreativität lernen? *Deutsche Schule,* 68(3), 142–159.

Rotthaus, W. (2013). Die Bedeutung der Neurobiologie für die Kinder- und Jugendlichentherapie. In R. Hanswille (Hrsg.), *Systemische Horngespinste. Neurobiologische Impilse für die systemische Theorie und Praxis* (2. Aufl., S. 120–147). Göttingen: Vandenhoeck & Ruprecht.

Rothwell, L., Greene, J. & Podo, S. (2016). Assessing the Gold Standard. Lessons from the History of RCTs. *New England Journal of Medicine, 374,* 2175–2181. DOI: 10.1056/NEJMms1604593

Sachs, C. (1933). *Eine Weltgeschichte des Tanzes.* Berlin: Reimer.

Sandel, S.L. (1993). The Process of Empathetic Reflection in Dance Therapy. In S. Sandel,

S. Chaiklin & A. Lohn, *Dance/Movement Therapy. The Life and Work of Marian Chace* (S. 98–111). Columbia, MD: The Marian Chace Foundation.

Sander, E. & Schedlich, C. (2007). Traumaadaptierte Tanz- und Ausdruckstherapie (TATT). In S. Trautmann-Voigt & B. Voigt (Hrsg.), *Körper und Kunst in der Psychotraumatologie. Methodenintegrative Therapie* (S. 223–234). Stuttgart: Schattauer.

Scheler, M. (1995). *Die Stellung des Menschen im Kosmos.* Bonn: Bouvier.

Schiepek, G. (1999). *Die Grundlagen der Systemischen Therapie.* Göttingen: Vandenhoeck & Ruprecht.

Schikowski, J. (1926). *Geschichte des Tanzes.* Berlin: Büchergilde Gutenberg.

Schilder, P. (1923). *Das Körperschema. Ein Beitrag zur Lehre des Bewußtseins des eigenen Körpers.* Berlin: Springer.

Schlicksupp, H. (1993). *Kreativ-Workshop: Ideenfindungs-, Problemlösungs- und Innovationskonferenzen planen und veranstalten.* Würzburg: Vogel.

Schlippe, A. & Schweitzer, J. (2002). *Lehrbuch der systemischen Therapie und Beratung.* Göttingen: Vandenhoeck & Ruprecht.

Schmais, C. & Queyquep White, E. (1996). ADTA: Where, When and How It All Began. *American Journal of Dance Therapy, 18*(1), 5–19.

Schoop, T. (1991). Zur Tanztherapie. In E. Willke, G. Hölter & H. Petzold (Hrsg.), *Tanztherapie. Theorie und Praxis. Ein Handbuch* (S. 117–128). Paderborn: Junfermann.

Schoop, T. (2000). Motion and Emotion. *American Journal of Dance Therapy, 2*(2), 91–101.

Schoop, T. & Mitchell, P. (1974). *Won't You Join the Dance?* Houston: Mayfield Publishing.

Schoop, T. & Mitchell, P. (1979). Reflections and Projections. The Schoop Approach to Dance Therapy. In P. Lewis Bernstein (Hrsg.), *Eight Theoretical Approaches in Dance-Movement Therapy* (S. 31–49). Dubuque: Kendall/Hunt.

Schore, A. (2003). *Affect Regulation and the Repair of the Self.* New York: Norton.

Schott-Billmann, F. (1989). *Le primitivisme en danse, La recherche en danse.* Paris: Chiron.

Schulz von Thun, F. (1998). *Miteinander reden, Band 3. Das »innere Team« und situationsgerechte Kommunikation.* Reinbek: Rowohlt.

Seidel, J. (2014). *Das Leib-Seele-Problem bei Nietzsche – Von den Hinterweltlern/Von den Verächtern des Leibes.* http://seidel.jaiden.de/nietzsche.php. (20.05.2018).

Siebert C. (1998) Qualia – *Das Phänomenale als Problem philosophischer und empirischer Bewußtseinstheorien.* Inaugural-Dissertation. Berlin: Philosophischen Fakultät I der Humboldt-Universität. https://edoc.hu-berlin.de/bitstream/handle/18452/15088/Siebert.pdf?sequence=1&isAllowed=y (20.05.2018).

Siegel, D.J. (2008). Toward An Interpersonal Neurobiology of the Developing Mind: Attachment Relationships, »Mindsight,« and Neural Integration. *Infant Mental Health Journal, 22*(1–2), 67–94. DOI: https://doi.org/10.1002/1097-0355(200101/04)22:1<67::AID-IMHJ3>3.0.CO;2-G

Siegel, E.V. (1997). *Tanztherapie.* Stuttgart: Klett-Cotta.

Siegel, E.V., Trautmann-Voigt S. & Voigt B. (1999). Analytische Bewegungs- und Tanztherapie. München Ernst Reinhardt.

Siegrist, A. (2016). *Flow durch Authentic Movement? Einfluss der Authentischen Bewegung auf die Lebenszufriedenheit* [unveröffentlichte Arbeit]. München: EZETTHERA – Europäisches Zentrum für Tanztherapie.

Simon, F. B. & Rech-Simon, C. (2018). *Zirkuläres Fragen: Systemische Therapie in Fallbeispielen: Ein Lernbuch* (13. Aufl.). Carl-Auer: Heidelberg.

Sodian, B. (2003). Die Entwicklungspsychologie des Denkens. Das Beispiel der Theory of Mind. In B. Herpertz-Dahlmann, F. Resch, M. Schulte-Markwort & A. Warnke (Hrsg.), *Entwicklungspsychiatrie* (S. 85–97). Stuttgart: Schattauer.

Sorell, W. (1969). *Knaurs Buch vom Tanz. Der Tanz durch die Jahrhunderte.* München: Droemer Knaur.

Sorell, W. (1995). *Kulturgeschichte des Tanzes. Der Tanz im Spiegel der Zeit.* Wilhelmshaven: Noetzel.

Spierling, V. (2004). *Kleine Geschichte der Philosophie.* München: Piper.

Spitz, R. (1945). Hospitalismus: Eine Untersuchung der Genese psychischer Krankheitsbilder in der frühen Kindheit. In G. Bittner & E. Schmid-Cords, *Erziehung in früher Kindheit.* München: Piper.

Spitz, R. (1960). *Nein und Ja. Die Ursprünge menschlicher Kommunikation.* Stuttgart: Klett.

Spitzer, M. (2006). *Musik im Kopf. Hören, Musizieren, Verstehen und Erleben im neuronalen Netzwerk.* Stuttgart: Schattauer.

Stern, D. (1994). *Die Lebenserfahrung des Säuglings.* Stuttgart: Klett.

Stern, D. (2002). *Tagebuch eines Babys. Was ein Kind sieht, spürt, fühlt, denkt.* München, Zürich: Piper.

Sternfeld Mertz, J. (1989). A Memorial Tribute to the Life and Vision of Liljan Espenak, January 25, 1905–December 18, 1988. *American Journal of Dance Therapy, 11*(2), 73–83.

Stocker, T. (1988). *Die Kreativität und das Schöpferische.* Frankfurt/M.: Brandes & Apsel.

Stopczyk, A. (1998). *Sophias Leib. Entfesselung der Weisheit.* Heidelberg: Carl Auer.

Storch, M., Cantieni, B., Hüther, G. & Tschacher, W. (Hrsg.). (2010). *Embodiment. Die Wechselwirkung von Körper und Psyche verstehen und nutzen.* Mannheim: Huber.

Strack, F., Martin, L. L. & Stepper, S. (1988). Inhibiting and Facilitating Conditions of the Human Smile: A Nonobtrusive Test of the Facial Feedback Hypothesis. *Journal of Personality and Social Psychology, 54*(5), 768–777.

Sullwold, E. & Ramsay, M. (2007) A Dancing Spirit – Remembering Mary Starks Whitehous. In P. Pallaro (Hrsg.), *Authentic Movement. Moving the Body, Moving the Self, Being Moved.* (S. 45–49) London: Jessica Kingsley.

Swaab, D. (2011). *Wir sind unser Gehirn. Wie wir denken, leiden und lieben.* München: Droemer.

Theiss, C. & Storch, M. (2016). Embodiment – der Einfuss der Körperhaltung auf die Psyche. *Die Säule*, 4, 6–12.

Tölle-Kastenbein, R. (1964). *Frühgriechische Reigentänze.* Hamburg: Waldsassen/Bayern: Stiftland-Verlag.

Trautmann-Voigt, S. (2014). Nachruf. *körper tanz bewegung, 2*, 85–86. DOI: 10.2378/ktb2014.art14d

Trevarthen, C. (2001). The Neurobiology of Early Communication: Intersubjective Regulations in Human Brain Development. In A. Kalverboer, A. Gramsbergen & C. Trevarthen, *Handbook on Brain and Behavior in Human Development* (S. 841–882). Dordrecht: Klüwer.

Tschacher, W. & Storch, M. (2010). Embodiment und Körperpsychotherapie. In A. Künzler,

C. Böttcher, R. Hartmann & M.-H. Nussbaum (Hrsg.), Körperzentrierte Psychotherapie im Dialog (S. 161–176). Heidelberg: Springer.

Tschacher, W. & Storch, M. (2012). Die Bedeutung von Embodiment für Psychologie und Psychotherapie. *Psychotherapie, 17*(2), 259–267.

Tschacher, W., Munt, M. & Storch, M. (2014). Die Integration von Tanz, Bewegung und Psychotherapie durch den Embodimentansatz. *körper – tanz – bewegung, 2(2)*, 54–63.

Tsilimigra, K. (1999). *O Choros. Istoria, Ekpedefsi, Dimiurgia.* Athen: Melissa.

Van Vaerenbergh, L. (1985). Der Dionysische Tanz und das »Lebenspathos« der Jahrhundertwende. Eine Interpretation lyrischer Texte. Neophilologus, 69,(4), 578–589. DOI: https://doi.org/10.1007/BF00399533

Varela, F., Thompson, E. & Rosch, E. (1991). *The Embodied Mind. Cognitive Science and Human Experience.* Cambridge: MIT Press.

Wampold, B.E., Carlson, J. & Englar-Carlson, M. (2010). *The Basics of Psychotherapy. An Introduction to Theory and Practice.* Washington, DC: American Psychological Association.

Watkins, J. & Watkins, H. (2007). *Ego States. Theory and Therapy.* New York, NY: W.W. Norton & Company.

Weege, F. (1976). *Der Tanz in der Antike.* Hildesheim, New York: Georg Olm.

Weizsäcker, V. v. (1940). *Der Gestaltkreis.* Heidelberg: Thieme.

Wells, G.L. & Petty, R. (1980). The Effects of Head Movement on Persuasion. Compatibility and Incompatibility of Responses. *Basic and Applied Social Psychology, 1*(3), 219–230.

Westermann, R. (2000). *Wissenschaftstheorie und Expeimentalmethodik. Ein Lehrbuch zur Psychologischen Methodenlehre.* Göttingen: Hogrefe.

Whitehouse, M. (1979). C.G. Jung and Dance Therapy. Two Major Principles. In P. Lewis Bernstein (Hrsg.), *Eight Theoretical Approaches in Dance-Movement Therapy* (S. 51–70). Dubuque: Kendall/Hunt.

Whitehouse, M. (1987). Physical Movement and Personality. *Contact Quarterly, 12*(1), 16–19.

Whitehouse, M. (2007a). Reflection on a Metamorphosis. In P. Pallaro (Hrsg.), *Authentic Movement. Essays by Mary Starks Whitehouse, Janet Adler and Joan Chodorow* (S. 58–62). London: Jessica Kingsley.

Whitehouse, M. (2007b). The Tao of the Body. In P. Pallaro (Hrsg.), *Authentic Movement. Essays by Mary Starks Whitehouse, Janet Adler and Joan Chodorw* (S. 41–50). London: Jessica Kingsley.

Wigman, M. (1963). *Die Sprache des Tanzes.* Stuttgart: Battenberg.

Wild, M., Hufendiek, R. & Fingerhut, J. (Hrsg.). (2013). *Philosophie der Verkörperung: Grundlagentexte zu einer aktuellen Debatte.* Berlin: Suhrkamp.

Willich, S.N. (2006). Randomisierte kontrollierte Studien: Pragmatische Ansätze erforderlich. *Deutsches Ärzteblatt, 103*(39), A 2524–9.

Willke, C. (1991a). *Komm, tanz mit mir: Trudi Schoop* [Dokumentarfilm]. Hamburg: Willke Film.

Willke, C. (1991b). Tief ins Leben hinein. Die Tänzerin und Tanztherapeutin Trudi Schoop. *DGT Info*, (21), 18–26.

Willke, C. (1992). *Die Eroberung d. Leere: Begegnung mit Trudi Schoop.* [Dokumentarfilm]. Hamburg: Willke Film.

Willke, E. (2007). *Tanztherapie. Theroretische Kontexte und Grundlagen der Intervention.* Bern: Hans Huber.

Willke, E., Hölter, G. & Petzold, H. (Hrsg.). (1992). *Tanztherapie. Theorie und Praxis. Ein Handbuch.* Paderborn: Junfermann.

Wosien, M.-G. (1988). *Sakraler Tanz.* München: Kösel.

Wosien, M.-G. (2004). *Griechenland Tanz und Mythos.* Kindhausen, CH: Metanoia.

Wunderlich, D. (2004). *WageMutige Frauen. 16 Porträts aus drei Jahrhunderten.* Regensburg: Friedrich Pustet.

Yalom, I.D. (2001). *Theorie und Praxis der Gruppenpsychotherapie. Ein Lehrbuch.* Stuttgart: Klett-Cotta.

Yamaguchi, I. (1997). *Ki als leibhaftige Vernunft. Beitrag zur interkulturellen Phänomenologie der Leiblichkeit.* München: Wilhelm Fink.

Young, J.E., Klosko, J.S. & Weis, M.E. (2005). *Schematherapie. Ein praxisorientiertes Handbuch.* Paderborn: Junfermann.

Zeier, H. (1976). *Wörterbuch der Lerntheorien und der Verhaltenstherapie.* München: Kindler.

Zimbardo, P.G. (2008). *Psychologie.* München: Pearson Studium.

Zimmer, R. (2019). *Handbuch Sinneswahrnehmung: Grundlagen einer ganzheitlichen Bildung und Erziehung*. Freiburg i. Br.: Herder.